뉴패러다임 과학과 의학

Science and Medicine of New Paradigm

알려진 미지의 세계

ⓒ김현원

뉴패러다임 과학과 의학
Science and Medicine of New Paradigm

1판 1쇄 : 인쇄 2016년 12월 12일
1판 1쇄 : 발행 2016년 12월 15일

지은이 : 김현원
펴낸이 : 서동영
펴낸곳 : 서영 · 뉴패러다이머출판사

출판등록 : 2010년 11월 26일 제25100-2010-000011호)
주소 : 서울특별시 마포구 서교동 465-4, 광림빌딩 2층 201호
전화 : 070-5101-0524 팩스 : 02-338-7160
이메일 : sdy5608@hanmail.net

디자인 : 이원경

ⓒ김현원 seo young printed in incheon korea
ISBN 978-89-97180-69-1 03510

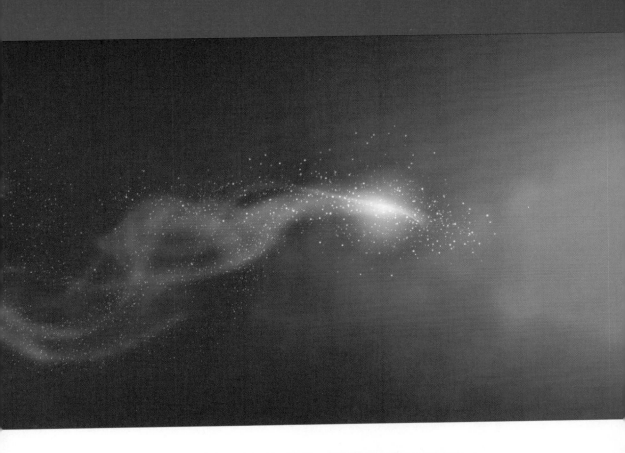

뉴패러다임 과학과 의학
Science and Medicine of New Paradigm

알려진 미지의 세계

2016 · 뉴패러다이머

CONTENTS

—— **2부**_물을 넘어서

—— **4부**_뉴패러다임 과학

프롤로그

누구나 아는 그러나 전문가는 모르는 세계

이 책은 처음 내가 2014년 독일의 램버트 출판사에서 영문으로 출간했던 저서 'Science of New Paradigm'을 우리말로 번역하기 위해서 시작했다. 하지만 내가 쓴 책도 번역하는 일이 쉽지 않았다. 그리고 그동안 새로운 연구들이 진행되었고 이미 이론적으로도 더 많이 발전되어 있었기 때문에, 번역으로 시작했으나 결국 번역서가 아니라 새 책을 출간하게 되었다.

2010년 10월 서울에서 개최된 국제 공간에너지 심포지엄에서 나는 '과학자와 의사만이 모르는 세계'라고 보이지 않는 파동적 영역을 표현한 바 있다. 이 책에서의 파동적 영역은 현대과학의 수준으로 접근이 어렵지만 일반인들에게는 오히려 쉽게 받아들여진다. 우리말의 기(氣)라는 단어는 보이지 않는 파동적 영역을 표현하는 대표적 단어인데 많은 단어에서 아주 친숙하게 자연스럽게 사용되고 있다. 일반인들은 쉽게 보이지 않는 파동적 영역을 인정하고 있기 때문이다. 오히려 전문가들에게 더 어렵게 느껴지는 영역이다.

불과 몇 백 년 전만 해도 무당이 병을 고치는 것*과 자동차가 다니는 것 중 어떤 것이 더 이해하기가 쉬웠을까? 무당이 병을 고치는 것은 당연했고 말이 끌지 않는 자동차가 저절로 다니는 것은 있을 수 없는 일이라고 했을 것이다. 지금은 자동차가 아니라 운동장만한 크기의 비행기가 하늘을 나를 뿐 아니라 수십 층의 빌딩만한

* 현대과학이 설명할 수 없는 신비한 일들이 이 세상에 존재하는 것은 대부분의 일반인들도 체험한다. 여기서는 무당이 병을 고치는 행위의 진위를 떠나서 전 세계의 전통 속에 있었던 친숙한 예를 들었을 뿐이다.

10

우주선이 발사되어 지구궤도를 벗어나 달까지 왕복하는 것도 별로 놀랍지 않은 세상이다.

그런데 이런 현대과학의 수준으로도 아직 무당이 병을 고치는 사실을 설명할 수 없다. 우주선을 달까지 보내는 현대과학의 관점에서 무당이 병을 고치는 것은 이해할 수 없는 일이며 그렇기 때문에 있을 수 없는 비과학적인 것일 수밖에 없다. 하지만 무당이 병을 고치는 일들과 같은 현대과학으로 이해하기 힘든 일들이 재현성 있게 나타난다면 이것은 비과학이 아니라 현대과학의 수준을 넘어서는 미세에너지의 세계에서 일어나는 초과학적 현상이라고 생각해야 할 것이다.

이 책은 달을 왕복하는 우주선을 만드는 현대과학으로도 접근하기 힘든 미세에너지의 영역을 제시한다. 재현성 있게 나타나는 사실(fact)이나 현대과학의 수준으로 설명하기 힘든 미세에너지의 파동적 영역들을 연구함으로써 과학은 그 지평을 넓혀갈 수 있을 것이다.

모든 물질이 고유한 파동을 갖는 것은 이미 100년 전부터 알려져 있는 양자과학의 기본적인 개념이다. 하지만 현재의 과학은 물질의 파동적 영역은 무시하고 모습으로 나타나는 물리적 영역에만 집중하고 있다. 이 책에서는 물질에 내재하는 파동적 영역을 대상으로 하는 뉴패러다임 과학을 제시한다.

21세기에는 보이는 물리적 영역과 공존하면서 끊임없이 영향을 주고 있는 보이지 않는 파동적 영역을 대상으로 하는 뉴패러다임의 과학과 의학을 다루게 될 것이다. 이 책은 완성이 아니라 시작이다. 부족함도 많을 것이다. 이 책이 물질주의라는 우물을 벗어나 우물 안에서는 상상도 못할 넓은 세상을 보는데 조금이라도 공헌할 수 있기를 바란다.

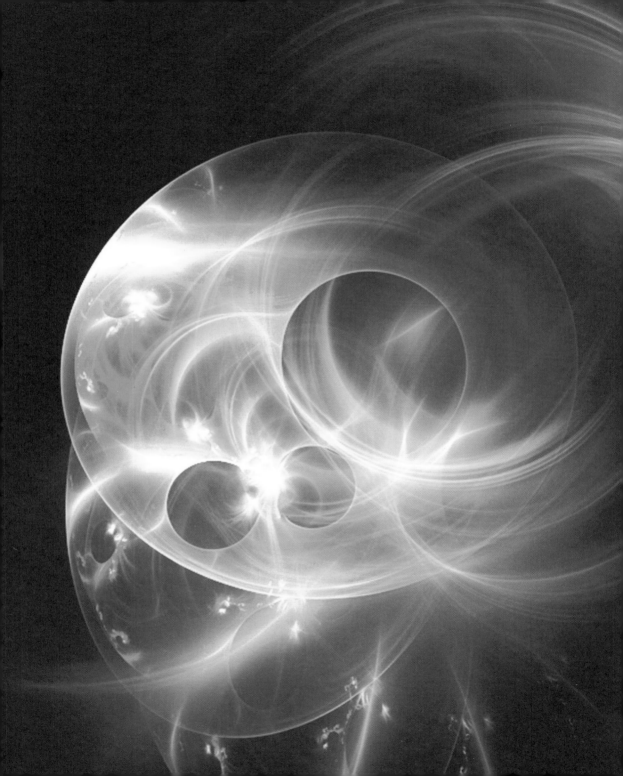

뉴패러다임 과학과 의학

Science and Medicine of New Paradigm

알려진 미지의 세계

1부
물의 기억력으로 시작되는 뉴패러다임 과학

　뉴패러다임 과학에 의하면 물질에 내재하는 3D파동은 빛의 속도에 제한되지 않고 퍼져나가지 않으면서 3차원적 형체와 정보를 유지하는 특성을 갖으며, 실제 생체반응도 물질과 물질의 만남이 아니라 물질에 내재되어 있는 파동간의 3차원적 상호작용에 의해서 일어난다.

　3D파동은 물질로부터 분리되어서도 물질과 같은 역할을 한다. 물질은 3D파동이라는 음식을 담는 그릇에 불과하다고 본다. 물의 기억하는 능력은 현재의 물질주의적 패러다임으로는 전혀 설명할 수 없으나, 뉴패러다임 과학은 3D파동 이론과 허체가설을 이용해서 물의 기억력을 설명한다.

　현대과학과 의학의 물질주의 패러다임으로는 물이 기억하는 원리를 제대로 설명할 수 없기 때문에 비과학적 영역으로 치부하고 있으며 아예 관심을 갖지 않는다. 하지만 이러한 보이지 않는 파동적 영역은 비과학적 세계가 아니라 현대과학의 영역을 넘어서는 초과학적 세계이다. 이 책은 보이지 않는 파동적 영역을 현대과학의 언어로 표현하고자 하는 노력이다.

새 패러다임은 물의 기억하는 능력으로부터 시작된다

* 쿠르드 괴델(1906-1978)은 오스트리아의 수학자로서 1931년 수학 논리학에서 가장 중요한 것으로 여겨지는 불완전성 정리(Incompleteness Theorem)를 발표했다. 제1 불완전성 정리는 어떤 계가 무모순이면 그 안에서 참이면서 증명불가능한 명제가 존재하며 제2 불완전성 정리는 그 명제의 무모순성은 그 체계 안에서 증명할 수 없다는 것이다. 괴델의 불완전성 정리는 인간 인식의 한계를 보여준 것으로 평가된다.

** 흑체(black body)란 외부에서 오는 빛을 모두 흡수하고 반사하지 않는 물질을 말한다. 완전한 흡수체인 흑체에서는 반사광이 나오지 않으므로 흑체에서 나오는 빛은 스스로 내는 빛뿐이다. 19세기 과학자들은 흑체가 내는 빛의 파장과 세기가 물체의 온도에 따라 어떻게 달라지는지를 설명하려고 시도했다. 우리는 일상 경험을 통해 온도가 낮은 물체는 붉은색 빛을 내고 온도가 높아지면 푸른색 계통의 빛을 낸다는 것을 잘 알고 있다. 흑체복사의 문제란 물체의 온도에 따라 왜 다른 색깔의 빛이 나오는지를 설명하는 문제였다. 고전역학은 이 상식을 설명하지 못했다.

과학은 진리를 추구하나 과학의 진리추구는 항상 그 시대의 패러다임이라는 한계 안에서 진행되어 왔다. 과학 뿐 아니라 어떤 진리추구도 마찬가지이다. 종교도 각각의 지역과 시대의 패러다임 안에서 진행되어 왔다. 하지만 패러다임 자체가 진리는 아니기 때문에 새로운 패러다임이 항상 나타나게 되고, 패러다임간의 갈등은 끊임없이 이어져 왔다.

20세기 최고의 수학자라고 일컬어지는 오스트리아의 괴델*은 〈불완전성 정리〉를 통해서 어떤 명제가 참이면서도 참인지의 여부를 그 패러다임 안에서 항상 증명할 수 있지 않다는 것을 수학적으로 이미 증명한 바 있다. 새로운 명제의 진위를 구별하기 위해서는 더 높은 패러다임에서 바라보아야 하는 것이다. 그렇기 때문에 끊임없이 새로운 패러다임이 등장할 수밖에 없는 것이다.

이 책은 물질주의라는 현대과학의 패러다임을 벗어나는 새 패러다임을 제시한다.

과학에서 패러다임의 전환은 현재의 패러다임으로 설명될 수 없으나 재현성 있게 나타나는 사실(fact)로부터 시작된다. 20세기 초, 고전적인 뉴튼역학으로 설명할 수 없는 흑체복사**를 설명하기 위해서 독일의 막스 플랑크(Planck, M)에 의해서 양자(量子, quantum)라는 개념이 도입됨으로써 양자과학이라는 새로운 패러다임이 등장했다. 플랑크가 제안한 새로운 이론의 핵심은 전자기파의 에너지가 양자화 되어 있다는 것이다. 다시 말해 에너지는 연속적으로 존재하는 것이 아니라 일정한 크기의 덩어리 형태로 만 존재하며 주고받을 수 있다는 것이다.

플랑크는 에너지가 양자화 되어 있다는 가설을 적용하여 흑체복사의 문제를 성공적으로 설명하고 그 결과를 1900년 12월 14일 독일 물리학회에서 발표했다.

에너지를 비롯한 물리량이 양자화 되어 있다는 플랑크의 가설은 흑체복사라는 골치 아픈 문제를 해결할 수 있었다. 수식으로 표현하면 진동수가 ν인 전자기파의 에너지는 hν라는 기본단위의 에너지 덩어리로만 방출할 수 있다는 것이다. 여기서 h는 플랑크가 도입한 상수로 6.6×10^{-34} J · sec 이다. 이 값은 측정 불가능한 미세한 에너지이기 때문에 고전물리학에서는 양자라는 개념은 의미가 없고, 미세에너지의 영역에서만 양자과학이 의미를 갖게 된다.

플랑크의 양자가설은 흑체복사를 설명할 수 있었을 뿐 아니라 고전물리학과는 전혀 다른 양자물리학을 태동시켰고 플랑크는 1918년 노벨물리학상을 받게 된다. 하지만 정작 플랑크는 본인의 양자가설을 바탕으로 한 양자물리학을 싫어했던 것으로 알려져 있다. 플랑크뿐 아니라 양자물리학의 형성에 큰 공헌을 했던 아인슈타인(Einstein, A)과 슈뢰딩거(Shrödinger, E)마저도 불확정성원리와 같은 양자물리학의 주요개념에 대해서 반대하였다. 어떻게 보면 20세기의 과학이라고 할 수 있는 양자과학은 아직도 검증되지 않은 여러 가설들의 집합체라고 할 수 있다.

20세기 초 양자과학은 이미 물질이 입자와 동시에 파동적 영역을 갖고 있음을 밝혔다. 하지만 현재의 물리학은 입자에만 치중하고 있다. 현대과학의 패러다임은 모든 것을 입자간의 상호작용으로만 바라보는 물질주의(materialism)라고 할 수 있다.

물의 기억력은 물질주의 관점에서는 설명할 수 없다. 물의 구조는 수소결합에 의해서 유지된다. 수소결합의 수명은 약 1조분의 1초에 불과하기 때문에 물질주의 관점에서 물의 기억력은 1조분의 1초를 넘어갈 수 없다. 하지만 실험적으로 관찰되는 물의 기억력은 한 달이 넘어갈 정도로 길다. 물의 기억력을 설명하기 위해서는 새로운 패러다임의 과학이 필요하다.

21세기는 새로운 패러다임의 과학을 필요로 하고 있다. 새 패러다임은 기존의 패러다임으로 설명할 수 없는 사실로부터 나타난다.

이 책에서는 현재의 물질주의 관점에서는 도저히 설명할 수 없는 물의 기억력으로부터 양자과학을 넘어서는 21세기의 새로운 패러다임의 과학을 시작한다.

동종요법(homeopathy)과 물의 기억력(water memory)

물의 기억력은 동종요법*으로부터 시작된다. 동종요법은 한마디로 독성물질을 이용해서 자연치유력을 강화시켜서 스스로 질병을 치유하도록 도와주는 방법이다.

동종요법은 질병의 증상을 자연치유력이 발현되는 상태라고 보고 정상인에게 질병상태와 유사한 증상을 유발하는 물질을 환자에게 주어서 자연치유력을 강화시켜서(다시 말하면 질병의 증상을 더욱 강화시켜서) 질병을 치료한다. 그런데 정상인에게 질병과 유사한 증상을 유발시키는 물질은 독이라고 할 수 있다.

자연치유력을 강화시키기 위해서라도 독을 바로 쓰게 되면 인체에 생리적으로 또 다른 문제가 생기기 때문에 동종요법은 인체에 해가 없도록 물리적으로 두드려주거나 흔들어주면서(succussion) 독을 희석하는 방법을 개발했다. 그런데 놀랍게도 독성물질이 용액에 한 분자도 남아있지 않을 정도까지 희석을 해도 그 효과는 사라지지 않고 오히려 그 효과가 희석을 거듭하면 더 증가하는 것이 발견되었다.

동종요법은 그렇게 독의 독성은 희석을 통해서 없애고, 독성물질이 나타내는 질병에 대한 자연치유력만을 물속에 기억시켜서 질병을 치유하는 방법이다. 물에 물질의 분자가 하나도 없는 상태에서도 효과를 나타나기 때문에 동종요법은 바로 물의 기억력을 이용한다고 할 수 있다.

* 독일의 의사 사뮤엘 하네만은 말라리아아의 치료제로 사용되는 키니네가 정상인에게 말라리아와 같은 증상을 유발하는 것을 직접 먹어보고 확인한 후, 건강한 사람에게 어떤 특정 증상을 유발하는 약물이 그 증상을 나타내는 환자를 치유할 수 있을 것으로 생각했고 이러한 생각을 바탕으로 동종요법이라는 동종(同種)이 동종을 치유한다는 동종요법이라는 새로운 의학의 원리를 처음으로 시도하였다. 예를 들어서 손을 따뜻하게 하기 위해서 손에 직접 열을 쬐는 방법 외에 찬물에 손을 담근 후 그 반작용으로 손이 따뜻하게 할 수도 있다. 동종요법은 이런 반작용을 자연치유력이라고 보고 치유에 이용한다. 동종요법은 열이 나는 사람에게 해열제를 사용하지 않고 오히려 몸을 따뜻하게 해서 자연치유력을 강화해서 궁극적으로 질병을 치유하는 동양의학의 이열치열과 같은 개념이라고 할 수 있다.

임상적으로 200년이 넘게 사용되어 왔지만 물질 없이 효과를 나타낼 수 있다는 동종요법의 원리에 대해서 현대과학이 제대로 설명할 수 없기 때문에 동종요법은 그동안 정통 의학계에서 무시되어 왔다. 하지만 동종요법은 과학적인 설명이 부족함에도 불구하고 독일과 영국을 비롯한 유럽 각지와 미국에서도 현재도 많이 사용되고 있으며, 지난 10여 년간 거의 300여 차례에 걸쳐 동종요법의 효과에 대한 검증실험이 있었고, 그 중 80%가 위약효과(placebo effect)와는 다른 효과가 있음을 보여주었다 [1].

동종요법이 효과적인 치료법이라면 그것은 물이 독의 성질을 기억해서 자연치유력을 증가시킨 것이었기 때문이라고 할 수 있다. 물이 물질의 파동을 기억하는 것이 일반적인 성질이라면 이러한 물의 기억력은 자연치유력을 증가시키기 위해서 독을 사용하는 동종요법에 한정될 필요는 없을 것이다.

[1], Reilly et al., "The puzzle of homeopathy", Journal of Alternative and complementary medicine, 103-109(2001)

벵베니스트로부터 최초로 시작된 과학적 접근

동종요법에 대해서 전혀 몰랐던 프랑스의 과학자 벵베니스트 (Benveniste, J)는 물의 기억력을 최초로 과학적으로 보여주는 논문을 발표했다[2]. 1988년 벵베니스트에 의해서 세계에서 미국의 〈사이언스〉와 함께 세계에서 가장 권위 있는 과학잡지 영국의 〈네이처〉에 벵베니스트의 「IgE(면역글로불린E)에 대한 항원을 극도로 묽힌 희석액으로 유도한 항원 항체 반응」이라는 제목의 논문이 실리면서 과학계가 발칵 뒤집혔다. 이 논문은 현재 물리 법칙으로는 도저히 설명할 수 없는 내용을 담고 있었기 때문이었다.

혈액 속의 백혈구의 일종인 호염구(basophil)는 다른 세포도 마찬가지이지만 현미경으로 관찰하려면 염색을 해야 한다. 호염구 안에는 히스타민을 비롯한 여러 가지 물질들이 담겨있는 과립(granule)이 있다. 호염구 표면에는 면역글로블린E(IgE)가 있는데 이것이 IgE에 대한 항체, 즉 항면역글로빈(anti-IgE)에 노출되면 세포내부의 과립이 깨지면서 히스타민이 방출되는데, 이렇게 되면 염색이 지워진다. 이 방법을 이용하면 항체의 영향을 쉽게 연구할 수 있다.

당연히 항면역글로빈E를 희석하면 투명해지는 호염기성세포가 줄어들 것으로 예상되었다. 하지만 1985년 벵베니스트의 연구원들은 정반대의 결과를 보고하였다.

항면역글로빈을 물에 분자가 하나도 없을 때까지 고도로(10^{-120}

[2]. Davenase et al., "Human basophil degranulation triggered by very dilute antiserum against IgE" Nature, 333, 816(1988)

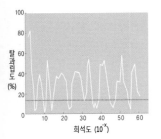

배) 희석하였는데도 세포의 과립이 깨지면서 염색이 지워지는 현상이 나타난 것이다.

이러한 희석은 태평양 전체의 바닷물에 녹차 한 방울을 희석한 것보다 더 희석된 것이라고 할 수 있다. 다시 말하면 물에 분자가 하나도 없을 때까지 희석한 것이다. 그리고 이 반응은 희석할 때마다 격렬하게 흔들어줄 때만 나타났다. 또 다른 이상한 현상은 희석정도에 따라 호염구성세포의 과립이 깨지는 정도가 마치 파동의 모습과 같이 오르락내리락을 반복하는 모습을 보였던 것이다.

벵베니스트도 처음에는 그가 발견한 것을 믿을 수 없었다. 250차례의 반복실험을 통해서 그가 발견한 결과가 진실이라고 확신한 후, 그는 캐나다, 이태리, 이스라엘의 연구팀을 연구에 동참하도록 설득하였다. 다른 연구팀에서도 모두 같은 결과를 얻은 후 이것이 진실이라는 확신을 얻었고 영국의 세계적인 과학잡지 〈네이처〉에 발표했던 것이다.

〈네이처〉는 벵베니스트에 대한 검증실험을 진행한다는 조건으로 논문의 출간을 허락하였다. 논문출간 후 곧 이어 제임스 렌디라는 마술사가 포함된 검증 팀이 벵베니스트의 실험실에 도착하였다. 검증실험 결과 처음 4번 실험에서 벵베니스트의 실험을 입증하는 결과를 얻었으나, 실험조건을 바꾸어 그들이 주도한 실험에서는 다른 결과가 나왔다.

그 검증을 바탕으로 〈네이처〉는 벵베니스트의 실험이 통계처리에 문제가 있었다는 결론을 내렸다. 하지만 그들이 진행하였던 실험방법이 그의 것과 달랐기 때문에 벵베니스트는 논문을 철회

하지 않았다.

이 사건을 통해서 한때 프랑스의 노벨상 수상자로까지 기대되던 벵베니스트의 명예는 실추되었고, 국립보건의료연구원(INSERM)에서도 물러나게 되었으며 모든 연구비지원도 끊겼다. 하지만 그는 민간기업의 연구비를 받아서 물의 기억력에 관한 연구를 지속하였고 많은 관련 논문들을 출간하였다.

물리학자 쉬프(Schiff, M)는 벵베니스트의 초기의 실험내용, 실험결과에 대한 논쟁 및 검증, 그리고 학계의 반응 등에 대해서 상세히 기술한 책을 출간한 바 있다 [3]. 벵베니스트와 같이 논문을 출간했던 보배(Beauvais, F)도 초기의 벵베니스트와 함께 진행되었던 실험과정들과 진행상황, 물의 기억력에 관한 견해, 논문 등을 정리해서 2016년 '분자의 유령-물의 기억력의 경우(Ghosts of molecules-The case of memory of water) 라는 제목의 책을 출간했다 [4].

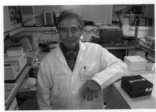

디지털 바이올로지를 태동시킨 고(故) 벵베니스트 박사

[3]. Schiff, M, 'The Memory of Water' Thorsons, London(1994)

[4]. Beauvais, F. 'Ghosts of molecules-The case of memory of water' Coll. Mille Mondes(2016)

많은 논란과 함께 진행된 후속연구들

물질이 없는 가운데 생물학적 반응이 일어난다는 것은 수명이 1조분의 1초에 불과한 수소결합에 의해서 이루어지는 물의 구조로는 설명될 수 없었기 때문에, 벵베니스트의 연구결과는 논란 속에서 다양한 후속연구들로 이어졌다.

가장 주목할 만한 연구는 벨기에의 로버프로이드(Roberfroid, M)를 중심으로 유럽의 4개국에서 각각 독자적으로 이중맹검* 방법에 의해서 진행된 연구라고 할 수 있을 것이다[5].

이들은 과립이 항면역글로빈E에 의해서 깨지면서 히스타민이 방출되고 히스타민이 방출되면 피드백효과에 의해서 과립이 깨지는 것이 억제된다는 사실에 착안하여 이번에는 항면역글로빈E를 희석하는 것이 아니라 히스타민을 희석하면서 호염기 내부의 과립파괴가 억제되는지를 이중맹검 방법으로 실험하였다.

그 결과 4개 팀 모두에서 고도로 희석된 히스타민 용액에 의해서 과립의 파괴가 억제된다는 결과를 얻었다.

이 결과는 애초에 벵베니스트의 실험결과가 잘못되었다는 것을 입증하려는 의도에서 시작되었으나 반대의 결과를 얻었기 때문에 〈네이처〉가 아니라 〈염증의학(Inflammation Research)〉이라는 유럽의 평범한 의학잡지에 발표되는 것으로 마무리되었다.

영국의 신문 〈가디언(the Guardian)〉은 이를 두고 '벵베니스트가 틀렸다는 것을 증명하려다가 덫에 걸린 꼴이 되었다'고 보도했다.

[5]. Cumes et al. , "Histamine dilutions modulate basophil activation", Inflammation Research 53(5), 181(2004)

* 연구자의 편견에 의한 실험의 오류를 방지하기 위해서 환자 뿐 아니라 연구자도 어느 것이 위약인지 알지 못한 상태에서 진행하는 실험. 실제 벵베니스트의 실험실에서도 특정인이 있을 때 실험결과가 제대로 나타나지 않았다.

가디언은 이에 대해서 '벵베니스트의 실험결과가 옳다면 화학반응이나, 생화학, 약학의 작용기전을 설명하는데 지각변동과 같은 일이며 교과서를 다시 써야 하는 일'이라고 논평했다.

벵베니스트는 이 결과에 대해서 '그들은 내가 12년 전에 얻은 결과에 도달하였을 뿐이다'라고 냉담하게 표현하였다 [6].

영국의 연구팀 중 벨파스트 퀸스대학의 에니스(Ennis, M)도 벵베니스트의 실험이 틀렸음을 입증하기 위해서 이 실험에 참가하였다. 하지만 그녀의 실험실에서도 동일한 결과를 얻었으며, 결과에 대해서 그녀는 다음과 같이 표현하였다.

"내가 얻은 결과는 나의 의심을 접게 만들었고, 얻은 결과에 대해서 합당한 이유를 찾기 위한 노력을 시작하도록 만들었다."

[6]. Milgrom, L, "Thanks for the Memory: Experiment have backed what was once a scientific 'heresy' ", The Guardian(3.15, 2001)

20년이 지난 시점에서 물의 기억력에 관한 고찰

2010년 에니스는 〈동종요법(Homeopathy)〉이라는 의학잡지에 그동안 진행되어 왔던 동종요법의 방법대로 희석하여 호염구의 탈과립을 억제하거나 활성화시키는 실험들에 대해서 정리하여 리뷰논문으로 발표하였다[7].

[7]. Ennis, M, Basophil models of homeopathy: a skeptical view, Homeopathy, 99, 51(2010)

이 논문에서 지난 20년간의 시도들에 대해서 에니스는 분명히 물의 기억력을 보여주는 증거들이 있는 것으로 보이나 그 결과들이 얼마나 객관적이고 진실한 것인지에 대해서는 검증할 필요가 있다고 결론을 내렸다.

그녀는 동종요법의 방법에 의한 호염구의 탈과립의 억제를 확인하기 위해서는 여러 실험실에서 공동연구가 진행되어야 할 것으로 보았다.

여태까지의 실험들은 실험실 간에 전혀 표준화되지 않은 조건에서 진행되어 왔었다. 그렇기 때문에 가장 중요한 것은 참여하는 실험실들이 어떻게 실험을 진행할 것인가에 대한 선행논의가 필요하다는 점이다.

여러 실험실에서 표준화된 조건에서의 공동연구에 의해서만 물의 기억력에 대해서 결론을 내릴 수 있을 것이다.

나의 실험실에서 확인한 물의 기억력

물의 기억력은 나의 실험실에서도 다양한 방법으로 시도되었다.

먼저 생체공명 분석방법(BRS, Bio-Resonance System)을 이용해서 동종요법과 유사한 실험을 실시하였다. 다음은 비타민C를 계속 희석하면서 비타민C의 생체공명(bio-resonance)을 측정한 결과이다*.

비타민C를 매번 희석할 때마다 동종요법에서와 같이 격렬하게 흔들어주었다.

비타민C (물질)	1 (타블렛)	10^{-3}	10^{-5}	10^{-7}	10^{-9}	10^{-11}	10^{-13}	10^{-15}	10^{-17}
비타민C (생체공명)	3	3	5	6	1	0	4	2	1

표에서 볼 수 있듯이 물질로서의 비타민C의 농도가 희석되는데도 비타민C의 생체공명 수치는 벵베니스트의 실험에서와 같이 줄어들지 않고 오히려 늘어나다가 최대치에 이른 후 다시 최소치로 감소한 후, 다시 증가하는 모습을 보인다.

물질의 농도가 감소하면 그에 따른 반응은 감소하여야 하는 것이 과학의 상식이다. 1 그램의 비타민C를 10^{-17}배로 희석한 것은 1 나노그램을 일억 배 희석한 것과 같다. 이 농도에서 비타민C는 생리적으로 어떤 효과도 나타내지 못한다.

* 생체공명 분석장치는 물질과 인체간의 상호작용에 의해서 나타나는 자율신경의 변화를 수치로 측정하는 장치로, 수치가 높을수록 의미가 있다. 생체공명 측정은 O링 테스트와 같이 사람의 근육에 나타나는 변화를 측정하는 신체운동학(kinesiology)을 객관화한 장비라 할 수 있다. 생체공명분석은 숙련된 오퍼레이터를 필요로 한다는 단점이 있으나, 숙련된 오퍼레이터의 경우 재현성 있는 결과를 준다. 이 실험을 의뢰한 오퍼레이터는 본인이 이해할 수 없는 결과가 나와서 잘못 측정한 것으로 생각하고 여러 번 반복해서 실험했다고 했다.

벵베니스트의 실험과 함께 이 실험은 물질의 농도와 무관하게 측정되는 물질의 성질이 있음을 보여주고 있다. 앞으로 이 책에서는 물질에 내재하면서 분리되어서도 물질과 같은 성질을 보이는 파동을 3D파동으로 표현한다. 3D파동 이론은 이 책의 4부에서 자세하게 설명한다.

청국장의 3D파동을 담은 물이 염증을 억제하다

그 외 실험실 실험에서도 물의 기억력을 확인할 수 있었다.

청국장 박사로 알려진 호서대의 김한복 교수는 청국장이 염증을 유발하는 물질인 인터루킨6(IL-6)의 생산을 억제하는 것을 밝힌 바 있다.

김한복 교수와 나는 공동연구를 통해서 청국장의 3D파동을 물에 옮긴 후, 그 물로 세포배양을 했다. 청국장의 3D파동을 담은 물로 세포배양을 한 경우에는 다음과 같이 염증유발 물질인 인터루킨6의 양이 일반 물로 배양한 경우에 비해서 줄어듦을 밝힐 수 있었다.

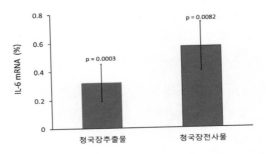

청국장추출물이 인터루킨6의 발현을 약 70% 정도 억제하였고, 청국장추출물을 전사한 물의 경우 약 40%의 억제효과를 보였다. 이 결과는 통계적으로 유의미하였다. 이 실험을 위해서 동종요법의 희석방법 대신 지구공명주파수 7.83Hz*를 이용해서 물질의 3D파동을 증폭해서 물을 비롯한 매체에 옮겨주는 전사장치를 개발해서 사용하였다.

* 지구공명주파수(7.8Hz)는 물리학자 오토 슈만(Otto Schuman)에 의해서 처음 알려졌고, 슈만주파수라고도 불린다. 지구공명주파수는 대지와 전리이온층 사이에서 발생하며 사람의 뇌파 주파수이기도 하다. 지구공명주파수를 단속적으로 전해주면서 형성되는 미약자장에 의해서 물질의 3D파동이 증폭되고, 물이나 매체에 옮겨지며, 사람에게도 직접 전달될 수 있다. 3D파동은 전선이나 인터넷을 통해서 전달되며, 일반적인 신호증폭회로에서도 증폭될 수도 있다.

지구공명주파수를 이용하는 전사장치

전사장치를 사용하면 약리물질의 3D파동을 효율적으로 매체에 옮겨줄 수 있고, 인체에 직접 전달할 수 있다. 다음은 전사장치의 구성을 설명하는 도식도이다. 이 전사장치는 지구공명주파수인 5V, 5mA의 약한 전기를 7.83Hz의 주파수로 흘려준다.

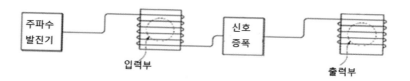

7.83Hz의 주파수의 단속적인 전류가 전달되는 입력부의 코일에 의해서 아주 약한 자장이 형성되면서 입력부의 물질의 3D파동이 증폭되고, 증폭된 3D파동은 전기에 변조되어 전선을 따라서 이동하면서 출력부의 코일에서 형성되는 약한 자장에 의해서 출력부로 옮겨진다.

다음은 전사장치의 사진이다. 전사장치의 입력부의 물질의 3D파동을 출력부의 물로 옮길 뿐 아니라, 출력부를 크게 하면 사람에게도 직접 약리물질의 파동을 전달할 수 있을 뿐 아니라 산업적으로도 응용이 가능할 정도로 큰 공간에도 3D파동을 전해 줄 수 있다.

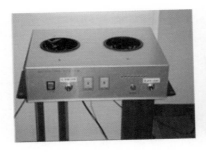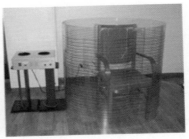

　　3D파동 전사장치는 지구공명주파수(7.83Hz)라는 인체친화적인
저주파 전류를 사용하면서 단속적인 자장을 형성해서 물질의 정
보파동을 활성화한다. 하지만 저주파 외에도 다양한 파동의 영역
에서 물질의 3D파동을 활성화하고 전달하는 것이 가능하다.

물에 담기는 전자파

[8]. Choy et al., "Electrical Sensitivities in Allergy patients", Clinical Ecology, 4, 93(1988); Smith et al., "The diagnosis and therapy of electrical hypersensitivity" Clinical Ecology, 6, 119(1989)

* 이 책의 4부에서 소개하는 궤도 전자고리 이론에 의하면 분자는 분자궤도전자고리를 따라 움직이는 전자의 흐름으로 인해 다양한 길이의 파장을 갖는 전자파의 흡수 및 발진이 가능하다. 다시 말하면 모든 분자물질들은 특정 주파수에 공진할 수 있다. 알레르기 물질과 공진할 수 있는 특정주파수가 알레르기를 유발할 수도 있고, 반대로 상쇄하는 주파수도 있을 수 있다. 알레르기 유발과 같은 복합과정을 유발하는 일과 호르몬과 호르몬 수용체와의 구조적 상호작용은 다르다. 구조적 상호작용은 3D파동에 의해서만 일어날 수 있을 것이다.

벵베니스트 외에도 영국의 스미스(Smith, C)의 연구팀도 매우 흥미 있는 논문들을 발표하였다. 그들은 전자파에 의해서 심한 알레르기를 유발하는 환자들을 대상으로 연구, 알레르기를 유발하는 물질을 동종요법의 방법대로 희석하는 방법 뿐 아니라, 전자파의 주파수를 변경하면서 환자들에 나타나는 반응을 관찰하였다[8].

그들은 극도로 예민한 알레르기 환자의 경우 희석된 알레르기 유발 물질이 들어있는 시험관에 손을 대기만 해도 알레르기 증상을 일으키는 것을 발견하였다. 심지어는 어떤 방에 들어서자마자 알레르기 유발물질이 있는지 없는지도 알아내는 경우마저 있었다.

하지만 알레르기 유발 물질도 희석농도에 따라 오히려 알레르기 반응을 중화하는 성질을 보이는 것을 알게 되었다. 환자들은 알레르기 유발물질의 희석정도에 따라 나타나는 반응의 정도가 상승과 하강을 반복하는 양상을 보였고, 그 반응은 그 자체가 마치 벵베니스트의 실험에서와 같이 파동과 같은 모습을 보였다.

물질을 이용한 알레르기 실험 외에도 스미스 팀은 주파수를 조절할 수 있는 발진기를 사용하여 주파수를 변화시킴으로써 알레르기가 심하게 유발되는 구체적인 마이크로웨이브 영역의 주파수를 찾을 수 있었다*. 알레르기 유발물질의 희석의 정도에 따라 각각 환자가 다른 반응을 보여주듯이, 주파수의 변동에 따라 알레르기 유발 정도도 상승과 하강을 보였다. 그리고 아예 유발된 알레르기 증상을 없애주는 주파수도 있다는 것도 알게 되었다.

더 나아가 연구팀은 그 주파수를 발생하는 코일형태의 전선 내부에 물을 놓아 주파수의 정보를 물에 기억시킬 수 있었다.

환자가 단지 그 물을 마시는 것만으로도 알레르기 증상이 사라지는 것을 관찰할 수 있었고, 물이 알레르기 증상을 없애는 능력은 거의 6주간이나 지속되었다*.

스미스 연구팀은 알레르기 유발 물질 뿐 아니라, 특정 전자파에 의해서 알레르기 질환이 유발될 수 있고, 또, 치료될 수도 있음을 보여주었다. 그뿐 아니라, 물이 전자파와 같은 파동의 정보를 그대로 기억할 수 있으며, 그 물을 마심으로써 환자가 치료될 수도 있다는 것마저 보여주었다. 그들은 알레르기 반응 패턴은 원인이 화학물질이거나 환경인자 또는 음식이나 전자파이건 모두 같다는 것을 보여준 셈이다.

스미스 팀의 연구는 특정파장의 전자파가 질병치료 목적으로도 사용될 수 있다는 것을 보여주었다. 특정주파수의 전자파를 이용한 질병의 치료는 미국의 라이프(Rife, R)에 의해서 다양한 질환에 시도된 바 있다.

전자파가 물에 기억된다는 것은 동시에 전자파에 담겨있는 인체에 해로운 3D파동도 기억된다는 것을 의미한다. 이것은 직류전원을 이용해서 물을 전기분해하는 알칼리환원수기와 교류전원을 이용하는 수소수기 등 전기를 이용해 물을 변화시키는 모든 시스템에 해당된다.

* 물이 특정 주파수의 전자파에 공진하는 것과 특정 분자물질의 3D 구조가 기억되어 물이 분자의 역할을 재현하는 물의 기억력은 다르다. 이 책은 두 번 째의 물의 기억력을 3D파동으로 설명하고 있다.

이렇게 생성되는 물은 당장 질병을 치유하는 효과가 있을지는 몰라도, 물을 장복할 때 전자파에 오래 노출되는 것과 같이 장기적으로 인체의 자율신경의 밸런스가 깨지는 것을 피할 수 없다. 전기를 사용해서 물에 기능을 부여할 때는 전기를 정화하는 일이 선행되어야 한다. 전기에 담기는 3D파동에 대해서 3부에서 자세히 살펴본다.

물에 기억되는 DNA의 3D파동

[9]. Montagnier, L, Aissa, J, Del Giudice, E., Lavallee, C., Tedshi, A., Vitiello, G. DAN wave and water. http://arxiv.org/pdf/1012.5166(2010)
[10]. Montgnier et al., "Transduction of DNA information through water and electromagnetic waved" Electromagnetic Biology and Medicine 34, 106(2015)
[11]. Interview with Luc Montagnier, Science, 330, 1732(2010)

2010년 HIV의 발견으로 노벨의생리학상을 수상한 프랑스의 몽타니에(Montagnier, L)와 그 연구팀은 최근 DNA를 합성하는 DNA 폴리머라제라는 효소가 HIV 바이러스(AIDS를 일으키는 바이러스)의 특정 DNA 염기배열의 3D파동을 인식해서 새로운 DNA를 만든다는 것을 보여주었다.[9-11]

PCR(Polymerase Chain Reaction)*은 특정 DNA의 염기배열을 증폭하는 일반적인 방법이다. PCR을 진행하기 위해서는 원판으로서의 DNA가 반드시 필요하다. 몽타니에 팀은 HIV DNA를 원판으로 사용하지 않고 HIV DNA를 물에 기억시킨 후, 그 물을 DNA 원판 대신 사용하여 PCR을 수행하였다. 놀랍게도 물을 HIV DNA의 원판으로 사용하였는데도 HIV DNA의 증폭이 일어난 것이다. 이 결과는 물에 기억된 DNA의 3D파동이 DNA 폴리머라제에 의해서 인식될 수 있는 물리적 실체라는 것을 보여주고 있다.

몽타니에 팀은 처음 박테리아를 필터로 제거한 물에서 전자파를 측정할 수 있었으며, DNA로부터 전자파가 유발되는 것을 알게 있었다.

그 후 그들은 박테리아나 바이러스가 아니라 박테리아와 바이러스로 추출한 DNA를 직접 동종요법의 방법으로(10^{-7}-10^{-13} 박테리아, 10^{-6}-10^{-10} 바이러스) 고도 희석했을 때도 전자파의 존재를 측정할 수 있었다. 이 보다 덜 희석했을 때는 DNA의 전자파가 측정되지

* PCR은 DNA 원판으로부터 DNA를 복제하는 효소인 DNA 폴러머라제가 DNA 원판을 인식해서 DNA를 2배로 증폭하는 것을 계속 반복하는 방법으로 아주 작은 DNA만 있어도 무한대의 증폭이 가능하기 때문에 현재 생물학에서 쓰이지 않는 곳이 없다고 할 정도로 광범위하게 사용되고 있다. 예를 들어 DNA 복제를 10번 반복하면 1000배가 되고, 20번을 반복하면 백만 배가 된다. 매번 DNA를 합성하기 위해서 이중나선의 DNA 구조를 풀기 위해서 온도를 올려야 하는데 그때마다 DNA 폴리머라제가 파괴되기 때문에 새로 DNA 폴리머라제를 넣어주어야 했으나, 온천에서 발견된 박테리아에서 발견된 열에 안정한 DNA 폴리머라제가 발견된 이후로, 자동적으로 온도를 올렸다 내렸다 를 반복하기만 하면 원판 DNA의 증폭이 이루어지게 되면서 모든 연구실에서 사용하는 일반적인 방법이 되었다. 이 방법을 최초로 발견한 뮬리스(Mullis, K)는 1993년 노벨화학상을 수상하였다. 아이러니컬하게 뮬리스는 HIV바이러스와 AIDS는 관련이 없다고 주장하고 있다.

않았다.

 몽타니에 팀도 나와 같이 물질의 3D파동을 물에 옮길 수 있는 장치를 만들어서 사용하였는데 그들도 지구공명주파수에 가까운 7Hz를 사용하였다. 이 전기적 전사장치를 이용해서 물에 DNA의 파동을 옮겼을 때도 물에서 전자파가 측정되었다. 7Hz 이하의 주파수에서는 물에서 전자파가 형성되지 않았다.

 몽타니에 팀은 내가 만든 전사장치와는 달리 입력부와 출력부 없이, DNA를 담은 튜브와 순수한 물을 담은 튜브를 함께 담은 용기를 코일형태의 전선으로 감싼 후, 7Hz의 단속적인 전류를 흘려주었다. 이렇게 18시간 이상을 전류를 흘려주었을 때 물에서 전자파가 측정되었고, 전자파가 측정된 물을 이용해서 PCR을 진행한 결과 DNA의 증폭이 일어난 것이다.

 그 후 몽타니에 팀은 측정된 DNA의 전자파를 컴퓨터에 저장한 후, 저장된 전자파 파일을 다시 물에 틀어주었고, 그 물에서도 PCR에 의한 DNA의 증폭이 일어났다. 이것은 3D파동이 디지털화된 후 다시 아날로그 형태로 재생되어도 3D파동이 같은 효과를 나타낸다는 것을 의미한다.

현실에서도 관찰되는 물의 기억력

물의 기억력을 이용하는 동종요법은 이미 200년이 넘도록 임상에서 사용되고 있다. 동종요법은 자연치유력을 강화하기 위해서 다양한 독성물질을 물에 기억시켜서 환자 치료에 사용하고 있다.

전통적인 독성물질을 사용하는 동종요법의 약제 외에 다양한 약리물질과 호르몬의 3D파동도 물에 기억시킬 수 있었다. 예를 들어서 당뇨병환자에게 인슐린의 3D파동을 기억시킨 물을 주었을 때, 혈당이 떨어지고, 폐경기 여성에게 여성호르몬의 3D파동을 기억시킨 물을 주었을 때, 폐경기 증세가 사라졌다. 갑상선기능이 저하되어서 물만 마셔도 살이 찌는 환자에게 갑상선호르몬의 3D파동이 담긴 물을 주었을 때 갑상선기능저하의 증세가 사라졌고, 음식을 많이 섭취하는데도 오히려 살이 빠졌으며, 바소프레신(항이뇨호르몬) 결핍으로 콩팥에서 물을 재흡수하지 못해서 고생하는 환자에게 바소프레신의 3D파동을 주었을 때 환자가 정상적인 삶을 살게 되었다[12-16]. 단지 호르몬 뿐 아니라, 약의 3D파동도 물에 기억시킬 수 있었다. 마약성 진통제를 주입할 수밖에 없었던 통증이 심한 말기 암환자의 경우 통증을 제어하는 물을 만들어 줌으로써 암환자의 삶의 질을 향상시킬 수 있었다.

그 외에 알콜의 3D파동을 물에 담을 수도 있다. 알콜의 정보를 담은 물의 경우 사람에 따라서 취기를 느끼기도 한다. 하지만 물

[12]. 김현원, 〈생명의 물 우리 몸을 살린다〉, 고려원북스(2004)
[13]. 김현원, 〈생명의 물, 기적의 물〉, 동아일보출판사(2008).
[14]. 김현원, 〈물파랑새〉, 나무한그루(2009).
[15]. Won H. Kim "Water of Life, A cure for our body", 2005, Bookscom(2005).
[16]. http://cafe.daum.net/khwsupport

[17]. R. Boyd "Reduction of physiological effects of alcohol abuse by substitution of a harmless alcohol surrogate created by application of a spin field" www.rialian.com/rnboyd/spinfield-effects.htm(2004)

질이 아니기 때문에 숙취를 비롯해서 물질로서의 알콜의 해독이 없고, 오히려 알콜중독을 치유하는데 도움을 줄 수 있다[*][17]. 이러한 방법은 금연이나 마약의 금단증상을 없애는데도 사용될 수 있을 것이다.

---

* 독으로써 독을 치유한다는 이독제독은 동종요법의 주요한 개념이라 할 수 있다.

두뇌와 마음에 특히 효과적인 3D파동

어떤 물질의 3D파동도 물에 기억시키는 것이 가능하다. 특별히 두뇌질환 환자나 우울증과 같은 마음의 병의 경우 물의 기억하는 능력이 도움이 될 수 있다. 마음과 두뇌관련 질환의 경우 약이 두뇌혈류장벽(Blood Brain Barrier, BBB)*를 통과하지 못하기 때문에 두뇌혈류장벽을 통과하는 물질을 이용해서 간접적으로 치료할 수밖에 없다.

예를 들어서 파킨슨씨병의 경우, 도파민(dopamine)이 필요하지만 도파민은 두뇌혈류장벽을 통과하지 못하기 때문에 두뇌를 통과할 수 있는 L-도파(L-dopa)를 사용할 수밖에 없다. 두뇌에서 L-도파로부터 도파민이 합성된다.

현재 우울증 시장이 항암제 시장보다 더 크다. 대부분의 현대인이 우울증 증세를 경험하고 있다.

우울증에는 대표적으로 세로토닌(serotonin)이라는 물질이 부족하다. 하지만 세로토닌을 직접 약으로 줄 수 있는 방법은 없다. 세로토닌이 두뇌를 통과하지 못하기 때문이다.

현재 우울증에 가장 많이 사용되는 약인 프로작(prozac)은 세로토닌이 세포에 다시 흡수되어 농도가 줄어드는 것을 억제해서 두뇌 세로토닌의 농도를 유지하는 간접적인 방법을 사용한다**.

프로작은 상대적으로 부작용이 덜 한 것으로 알려져 있지만, 자살충동을 일으키고, 호전성을 증가시키는 부작용이 있음이 이미

* 두뇌혈류장벽은 두뇌를 보호하기 위해서 혈액과 두뇌사이에 물질교환을 제한한다. 대부분의 물질은 두뇌를 통과하지 못한다. 뇌를 지키기 위한 두뇌혈류장벽이 치료를 방해하는 장벽이 되기도 한다.

** 선택적 세로토닌 재흡수 억제제(SSRI, Selective Serotonin Reuptake Inhibitor) 계통의 약인 프로작은 두뇌를 통과하며 세로토닌의 재흡수를 방해한다. SSRI 계통의 약은 효과를 나타내기까지 시간이 걸리며, 효과가 나타날 때 용량이 조금이라도 많으면 자살충동을 일으키거나 폭력적인 성향을 증가시킨다. 그 외 도파민과 노르에피네린 재흡수를 억제하는 계통의 약도 개발되었다.

[18]. https://www.theguardian.com/
science/2000/may/22/drugs.uknews

* 프로작외에도 두뇌관련 치료제
의 부작용의 문제점은 심각하다.
최근 스틸녹스라는 이름으로 가
장 많이 판매되고 있는 수면제 졸
피뎀에 의한 자살충동과 환각상
태에서 교통사고를 일으키거나
성범죄를 지르는 등의 문제점이
대두되고 있다.

의학논문으로 보고되고 있다 [18]. 많은 우울증환자들이 자살하지
만 우울증 때문에 자살하는지 약의 부작용에 의해서 자살하는지
의문이다. 뿐만 아니라 미국에서 가끔 총기난사사건이 보도된다.
범인의 대부분이 우울증 약을 복용하고 있다*.

하지만 세로토닌 3D파동을 담은 물의 경우 이런 제한이 없다.
세로토닌 3D파동을 담은 물은 두뇌혈류장벽을 아무런 문제없이
통과함으로써 우울증 환자들에게 도움을 줄 수 있으며, 물질이 아
니기 때문에 어떤 부작용도 없다.

세로토닌(serotonin)과 도파민(dopamine)에도 두뇌에 영향을 주
는 다양한 생체물질들의 3D파동을 직접 활용할 수 있다. 두뇌
를 활성화시키는 BDNF(Brain Derived Neurotropic Factor), 엔돌핀
(endorphin), 가바(GABA), 렙틴(leptin), 옥시토신(oxytocin), 아세틸콜
린(acetylcholine), 하이포크레틴(hypocretin) 모두 두뇌에 영향을 주
는 정보들이지만 물질 자체는 두뇌를 통과하지 못한다. 하지만
3D파동을 담은 물은 쉽게 두뇌혈류장벽을 통과해서 우울증, 불
면증, 공황장애, 불안, 스트레스, ADHD, 간질, 치매, 파킨슨, 자
폐, 기면증 등 다양한 두뇌질환에 도움이 되는 정보들을 직접 전
달한다.

이렇게 3D파동을 담은 물들은 효과를 나타내지만 물질로서의
부작용이 없다는 점에서 매우 안전하다. 이러한 구체적인 물질의
정보를 담은 물은 많은 돈을 투입하지만 별 성과가 없는 유전자 치
료를 대체할 수도 있을 것으로까지 기대된다.

3D파동을 담는 또 다른 그릇, 자연미네랄

3D파동은 그릇에 담기는 음식이라고 할 수 있다. 음식을 공중에 던져서 전해 줄 수는 없다. 반드시 그릇에 담아서 주어야 한다. 물은 3D파동을 담는 좋은 그릇이다. 하지만 물뿐 아니라 다양한 물질들이 3D파동을 담는 그릇이 될 수 있다.

예를 들어서 자연계의 인체에 이로운 성분*들을 세라믹 볼의 형태로 조합해서 알칼리성의 환원수를 만드는 용도로 만들어진 자연미네랄에도 직접 약리물질의 3D파동을 담을 수도 있다.

이렇게 약리물질의 3D파동을 담은 자연미네랄이 물과 접촉하면서 자연스럽게 알칼리성의 환원수가 만들어짐**과 동시에 물에 약리물질의 3D파동이 간접적으로 옮겨질 수 있다.

자연미네랄의 성분

성분	마그네슘	칼슘	액티바	토르마린	흑운모	자철
무게 %	50	10	10	10	10	10

자연미네랄이 만드는 미네랄 환원수도 인체를 건강하게 해서 스스로 질병을 극복하게 해 주기 때문에 특정질병만을 치료하는 용도로 만들어진 현대의학의 약*과는 달리 다양한 기능성을 보인다.

* 자연미네랄은 인체에 이로운 미네랄 성분 뿐 아니라 인체에 이로운 에너지를 포함하고 있다. 자연미네랄에서 발생되는 회전전자파는 자연계의 결정결합을 이루는 암석 등에서 나타나며, 인체를 건강하게 하며, 암세포의 성장을 억제하며, 유해한 세균의 성장을 억제하며, 수맥이나 전자파와 같은 인체에 해로운 파동을 무해하게 만들어주는 기능을 한다.

** 자연미네랄의 성분 중 마그네슘은 물에 녹으면서 이온화되면서 전자를 발생한다. 이렇게 발생된 전자는 물속의 수소이온과 결합하여 환원력이 있는 수소를 형성하고, 물속의 수소이온(H^+)이 줄어들게 되면 상대적으로 수산이온(OH^-)이 늘어나서 물은 알칼리성을 띄게 된다. 이런 방식으로 자연미네랄은 미네랄이 풍부한 알칼리성의 환원수를 형성한다. 자연미네랄에 의해서 형성된 알칼리성의 환원수는 만병의 근원이며 노화의 원인으로 알려진 활성산소를 제거하는 역할을 한다. 가장 자연스럽고 안전한 항산화제라고 할 수 있다.

* 현대의학은 약을 생체의 단일 메카니즘에 영향을 주는 단일성 분으로 정의한다. 한약과 같은 경우, 효과는 있어도 현대의학에서 약으로 규정하지 않는다. 현대의 학은 한약을 기능성식품으로 바라볼 수밖에 없다. 물도 마찬가지 이다. 사람을 건강하게 하고 질병 을 치료까지 하지만 현대의학이 규정하는 약은 아닌 것이다.

[12]. 김현원, 〈생명의 물 우리 몸을 살린 다〉, 고려원북스(2004)
[13]. 김현원, 〈생명의 물, 기적의 물〉, 동 아일보출판사(2008).
[14]. 김현원, 〈물파랑새〉, 나무한그루 (2009).
[15]. Won H. Kim "Water of Life, A cure for our body", 2005, Bookscom(2005).
[16]. http://cafe.daum.net/khwsupport

현대의학이 약으로서 특정질환을 치료하는 반면에 자연미네랄을 이용한 치료는 동양의 전통의학에 가까운 치료방법이라고 할 수 있겠다. 하지만 이것은 현대의학의 관점에서는 오히려 뉴패러다임 의학이라고도 할 수 있다. 실제로 자연미네랄 환원수는 현대인들이 겪는 만성적 질환에서 오히려 현대의학을 넘어서는 다양한 치유효과를 보이기도 한다[12-16].

** 자연미네랄에 의해서 만들어지 는 물은 알칼리성의 미네랄 환원 수이며 동시에 수소가 500 ppb 이상 포함된 수소수이기도 하다. 수소수를 만드는 다양한 방법들 이 있다. 직류 전기분해에 만들 어지는 전해환원수, 교류성 전기 에 의해서 만들어지는 교류환원 수, 자연미네랄에 의해 만들어지 는 미네랄환원수, 수소가스를 직 접 물에 불어넣은 물, 모두 수소수 라고 할 수 있으며, 활성산소를 제 거하는 환원력을 갖는다.

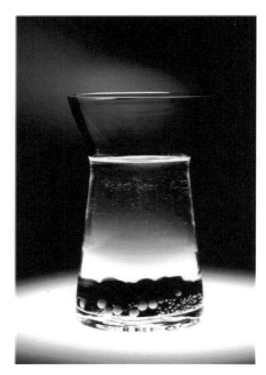

자연미네랄과 물이 접촉해서 수소가 발생하는 모습**

만병통치약, 만병통치물

현대의학에서는 원리적으로 만병통치약이 있을 수 없다. 만약 만병통치약을 찾는다면 그런 약은 현대의학 밖에서 찾아야 할 것이다.

자연미네랄에 의해서 만들어진 알칼리성의 미네랄환원수(ARW, Alkaline Reduced Water)는 의학적으로 만병의 근원이라고 알려져 있는 문제들을 해결해 준다. 실험실에서의 실험결과 자연미네랄은 활성산소를 제거하고, 면역기능을 활성화시켜주며, 혈액순환을 원활하게 하고, 장내에서 유익균들이 잘 자랄 수 있는 환경*을 만들어준다. 활성산소는 만병의 근원이고 노화의 원인으로 알려져 있고, 면역기능이 약해지면 만병이 생길 수 있다. 혈액순환이 원활하지 않고, 장내미생물이 악취를 만들어낸다면 만병이 생길 수밖에 없다. 자연미네랄이 이러한 만병을 일으키는 근원을 해결해주고 있다면 적어도 만병통치약의 원리를 갖고 있다고 할 수 있을 것이다.

하지만 자연미네랄이 모든 병을 치료하는 만병통치약은 아니다. 특정질환을 치료하기 위해서 만든 현대의 약과 다르다는 표현이다. 이것은 항암제가 암을 치료하는 용도로 만들어져있지만 암을 모두 치료하지 못하는 것과 같다고 하겠다.

자연미네랄의 메카니즘이 사람의 자연치유력을 강화시켜서 스스로 질병을 고치도록 해주기 때문에 오히려 역설적으로 만병통치약의 원리를 갖고 있는 것이다. 다시 말하면 약이 아니기 때문에 만병통치약인 것이다.

* 미네랄 환원수는 장내미생물이 음식을 암모니아나 황화수소 등 악취를 발생하는 물질까지 분해하지 않아도 필요한 에너지를 얻을 수 있도록 해 준다. 미네랄 환원수를 마시고 제일 먼저 나타나는 현상이 변에서 악취가 사라지는 것이다. 미생물의 군집은 환경변화에 따라서 달라진다. 이러한 환경변화에 의해서 장내에서 유익미생물 군이 잘 자라게 된다.

활성산소를 제거하는 자연미네랄

　실험용 쥐에서 활성산소의 양을 다음 그래프와 같이 장기별로 측정한 결과 자연미네랄 환원수를 마신 쥐의 경우 간, 폐, 신장의 경우는 활성산소의 양이 일반 식수를 마신 쥐에 비해서 매우 줄었다. 하지만 비장의 경우 오히려 자연미네랄 환원수를 마신 쥐의 활성산소량이 일반 식수를 마신 쥐에 비해서 더 증가했다.

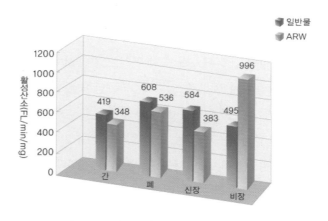

ARW와 일반물을 마신 쥐의 활성산소량을 장기별로 측정한 그래프

　이것은 비장이 면역기능을 담당하는 장기이기 때문인 것으로 보인다. 면역세포에서 활성산소는 외부에 침입하는 적을 격퇴하기 위한 탄환으로도 사용되기 때문에 활성산소의 양이 늘어날 수 있는 것이다.

자연미네랄의 면역기능 상승과 명현반응

　비장에서의 활성산소의 양의 증가는 면역기능의 상승을 예상
하게 해 준다. 자연미네랄 환원수를 마신 쥐의 면역기능을 나타나
는 지표들을 조사해보았다.

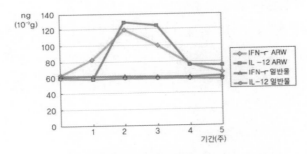

**일반물을 마신 쥐와 ARW를 마신 쥐에서 나타나는
INF-γ와 IL-12의 시간에 따른 변화**

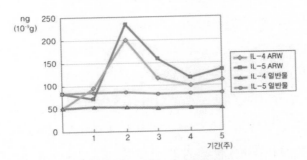

**일반물을 마신 쥐와 ARW를 마신 쥐에서 나타나는
IL-4와 IL-5의 시간에 따른 변화**

　그래프에서 볼 수 있듯이 자연미네랄 환원수를 마신 쥐의 경우
세균을 직접 공격해서 파괴하는 세포성면역을 나타내는 물질인

인터페론 감마(IFN-γ)와 인터루킨 12(IL-12), 그리고 항원·항체반응과 같은 체액성면역을 타나내는 인터루킨(IL-4, IL-5)들이 모두 상승하는 것을 관찰할 수 있었다. 이 결과는 자연미네랄 환원수가 전체적으로 면역기능을 상승시킨다는 것을 의미한다.

그런데 면역기능이 계속 상승하는 것이 아니라 상승상태가 몇 주일 지속되다가 점차적으로 떨어져서 정상보다 약간 높은 상태를 유지해준다.

이러한 면역기능의 변화는 바로 자연치유력이 강화될 때 나타나는 소위 '명현반응'을 설명해주는 것으로 보인다. 자연치유력과 가장 가까운 현대의학의 단어가 바로 면역기능이다. 자연의학에서는 자연치유력이 발동되어서 치유되는 과정에서 질병의 상태가 일시적으로 악화되는 듯한 현상이 나타나고 이러한 현상을 '명현반응' 혹은 '호전반응'이라고 부른다.

이미 살펴보았듯이 동종요법에서는 질병의 증상이 바로 병을 극복하고자 하는 인체의 자연치유력이라고 보고, 질병의 증상을 유발하는 독성물질을 자연치유력을 강화하기 위해서 준다. 자연치유력이 강화될 때 질병의 증상이 오히려 나타날 수밖에 없으며 이러한 현상이 '명현반응'으로 나타나는 것이다.

자연미네랄의 활성산소를 제거하는 능력과 면역기능을 상승시키는 능력이 현대의학의 약과는 다른 자연미네랄의 메카니즘이라고 할 수 있다*. 이제 자연미네랄 환원수의 다양한 기능성을 살펴보겠다.

* 암세포와 일반 세포를 함께 죽이며, 빨리 분열하는 암세포가 먼저 죽는 차이가 있는 1세대 항암제이다. 2세대 항암제는 암세포만을 타겟으로 하는 표적치료제이다. 최근 환자의 면역을 증강시켜 암을 치료하는 개념의 3세대 항암제가 개발되고 있다. 3세대 항암제는 자연의학에서 이미 사용되고 있던 개념이다.

암을 억제하는 자연미네랄

실제로 자연미네랄 환원수는 암에도 당뇨에도 효과를 보인다. 다음 실험에서 보는 바와 같이 자연미네랄 환원수는 동물실험 결과 암세포의 성장과 암세포의 전이억제 효과를 보였다 [19].

[19]. Kim et al. "Anticancer effect of alkaline reduced water", Journal of Information Society of Life Information Science, 22, 2, 302(2004)

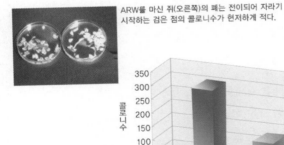

ARW를 마신 쥐(왼쪽)의 경우 일반물을 마신 쥐(오른쪽)에 비해 눈에 띄게 종양의 크기가 작다.

종양크기 (mg)

700
600
580
500
400
300
230
200
100
0

■ 일반물
■ ARW

일반물을 마신 쥐와 ARW를 마신 쥐에게서 유발된 종양의 크기

ARW를 마신 쥐(오른쪽)의 폐는 전이되어 자라기 시작하는 검은 점의 콜로니수가 현저하게 적다.

콜로니수

350
300
250
200
150
100
50
0

■ 일반물
■ ARW

일반물을 마신 쥐와 ARW를 마신 쥐의 암 전이 억제 정도

[20]. Jin et al, , "Anti-diabetic effect of alkaline-reduced water on OLETF Rats" Journal of Bioscience Biotechnology and Biochemistry 70, 31(2006)

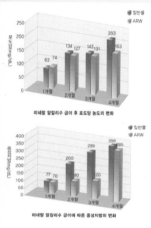

미네랄 알칼리수 급이 후 포도당 농도의 변화

미네랄 알칼리수 급이에 따른 중성지방의 변화

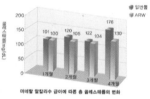

미네랄 알칼리수 급이에 따른 총 콜레스테롤의 변화

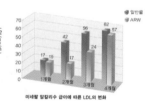

미네랄 알칼리수 급이에 따른 LDL의 변화

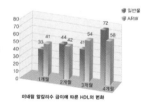

미네랄 알칼리수 급이에 따른 HDL의 변화

혈당, 콜레스테롤, 중성지방을 낮추는 자연미네랄

　자연미네랄 환원수는 유전적으로 당뇨가 유발되는 쥐에서 혈당치는 물론 중성지방과 콜레스테롤 수치까지 현저하게 떨어뜨렸다[20].

　특히 흥미 있는 점은 전체적으로 총 콜레스테롤의 양은 줄어들었지만 체내의 여분의 콜레스테롤을 간으로 옮겨주는 인체에 유익한 고밀도 지단백질(HDL, High Density Lipoprotein)의 경우는 전혀 줄어들지 않았다. 이것은 자연미네랄 환원수가 약과 같이 한 가지의 역할만 하는 것이 아니라 전체적으로 인체에 이로운 방향으로 작용한다는 것을 보여준다고도 하겠다.

　쥐들이 당뇨와 그 합병증을 치료하는 약이 아니라 단지 물만 마셨는데 이러한 변화가 일어났다는 점은 매우 놀랄만한 일이라고 할 수 있겠다. 어떤 항암제도 당뇨에 효과가 있지는 않다.

　실험실 동물뿐 아니라 실제로 많은 사람들이 물을 마시는 것만으로 현대의학이 쉽게 치료할 수 없었던 난치병으로부터 벗어나는 것을 쉽게 볼 수 있다. 이것은 자연미네랄 환원수가 만병통치약의 원리를 갖고 있음을 보여준다.

　자연미네랄 환원수는 일반인에게는 건강을 유지시켜준다. 활성산소를 제거해주면 노화를 방지할 수 있을 것이고, 면역기능을 상승시켜준다면 모든 병으로부터 보호해줄 것이다. 혈액순환이 원활하고, 변에서, 몸에서 악취가 나지 않는다면 삶의 질이 당연히 상승할 것이다.

대사증후군을 해결하는 물

최근 현대의학은 당뇨를 포함하는 대사질환을 대사증후군이라고 표현한다. 혈당, 중성지방, 콜레스테롤(특히 HDL의 농도가 낮은 경우), 비만, 혈압 이 중에 3가지 이상에서 문제가 있는 경우에 의학적으로 대사증후군이라고 정의한다.

동물실험을 통해서 자연미네랄 환원수가 혈당을 내리고, 중성지방과 총 콜레스테롤을 감소시키지만 인체에 이로운 콜레스테롤인 HDL의 농도는 오히려 올리는 것을 확인할 수 있었다.

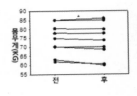

이번에는 미네랄 환원수가 비만에도 영향을 미치는지 약 10명의 사람에게 물을 마시게 하고 살펴보았다. 몸무게는 조금씩 줄어드는 경향은 있지만 큰 차이는 없으나, 체지방의 경우에는 테스트하는 사람, 모두에서 많이 줄어드는 것을 알 수 있다. 체중보다도 체지방이 더 문제가 많기 때문에 이것은 매우 바람직한 현상이라고 할 수 있다.

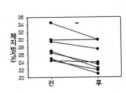

자연미네랄 환원수의 혈압에 미치는 영향에 대해서도 10명의 사람들을 대상으로 테스트해보았다. 물을 마시고 30분, 60분 후에 혈압을 측정한 결과, 자연물을 마신 경우 일반 물을 마신 경우에 비해서 혈압이 더 떨어지는 것을 볼 수 있다.

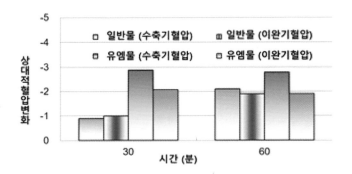

자연미네랄은 살펴보았듯이 대사증후군을 정의하는 혈당, 중성지방, 콜레스테롤, 비만, 혈압에 모두 효과가 있다. 자연미네랄은 전체적으로 인체를 건강하게 해서 스스로 질병을 극복하게 해 준다. 당연히 대사증후군에 효과가 있을 수밖에 없을 것이다.

수용성미네랄과 촉매미네랄

현대인은 만성적인 미네랄 부족에 의한 영양실조 상태라고 할 수 있다. 미네랄은 우리 몸에 불과 4% 정도밖에 차지하지 않지만, 생명현상에 작용하는 역할은 매우 크다.

인체는 다양한 미네랄들을 물과 식품을 통해서 섭취한다. 하지만 식품을 통한 미네랄 섭취는 점점 더 힘들어지고 있다. 대량생산을 위한 현대의 농법에 의한 다량의 화학비료들로 인해 토양은 심각하게 오염되고 산성화되었기 때문이다. 그러한 결과로 미네랄의 순환이 차단된 농산물을 먹을 수밖에 없는 현대인들에게 미네랄 부족이 초래되기 쉽다. 여기에다 마시는 물마저 미네랄을 모두 제거한 역삼투압 정수물이라면 현대인에게 미네랄 부족은 더 말할 나위가 없을 것이다.

과거의 영양실조가 주로 단백질 부족에 의한 것이었다면 현재의 영양실조는 바로 미네랄 부족에 의한 영양실조라고 할 수 있다.

미네랄 부족은 만성적인 질환들의 주요 원인이 된다. 실제로 많은 질병들이 미네랄 부족에 기인하고 미네랄을 보충해주는 것만으로도 질병이 고쳐질 수 있다는 것을 보여주는 많은 논문들과 저서들이 발표된 바 있다.

미네랄부족을 해결하기 위해서 미네랄 영양제를 사용하나 대부분의 미네랄 제제는 몸에 제대로 흡수되지 않는다. 물에 함유되어 있는 미네랄도 흡수되기 쉬운 형태로 이온화되어 있는 것도 있지만 물에 용해되기 어려운 형태로 있기도 한다.

예를 들어서 석회암 지대의 물에는 칼슘이 잘 용해되지 않는 탄산칼슘($CaCO_3$)의 형태로 현탁되어 있어서(suspension) 시간이 지나면 흰색침전전으로 바닥에 가라앉는다. 이러한 물은 그대로 마시면 혈관질환을 일으키는 등 인체에 오히려 해롭다고 할 수 있다.

불행하게도 전 세계의 대부분의 물에 함유된 칼슘은 물에 녹지 않는 탄산칼슘의 형태로 존재한다. 탄산칼슘과 같은 불용성의 미네랄들을 인체에 흡수되기 쉬운 수용성으로 만드는 방법이 꼭 필요하다고 하겠다. 자연미네랄도 인체에 흡수되기 쉬운 미네랄을 제공하지만 미네랄을 공급하는 용도로만 볼 때 부족할 수 있다.

나는 최근 불용성의 칼슘과 마그네슘을 비롯한 미네랄들을 인체에 흡수되기 쉬운 고농도의 수용성 용액으로 제조하는 방법들을 개발할 수 있었다 [21, 22]. 이 방법으로 칼슘, 마그네슘 뿐 아니라 게르마늄과 금과 은 같이 물에 녹지 않는 금속까지 고농도의 수용성 용액으로 만들 수 있었다. 이렇게 만들어진 수용성 미네랄은 기존 미네랄과 완전히 차별화되는 기능성을 보였다.

미네랄 뿐 아니라 자연계의 강한 치유에너지를 담고 있으며 강한 생리활성작용을 하는 화강암을 비롯한 암석물질도 수용액으로 만들 수도 있었다. 이렇게 형성된 암석의 수용성 미네랄은 암석의 기본구조를 그대로 간직하면서 촉매작용을 하기 때문에 일반 미네랄과 구별하기 위해서 촉매미네랄이라 명명했다.

[21]. 최선철, 이근우, 김현원, "고농도 수용성 미네랄의 제조와 그 기능성" 응용미약에너지학회지, 13, 1, 16(2015)

[22]. 최선철, 김현원, "치유미네랄, 유락" 응용미약에너지학회지, 13, 2, 31(2015); 우호, 김현원, "유락미네랄의 질병 치료에 미치는 영향 분석" 응용미약에너지학회지, 13, 2, 41(2015)

촉매미네랄에 의한 물의 정렬

[23]. Kaoru, K "Dissolution of Minerals in Relation with the Origin of Life" Advances in Colloid and Interface Science, 71, 299(1997)

암석의 미네랄은 대부분 규소(Si)를 핵으로 하고 각 꼭지점에 산소가 있는 정사면체의 기본 골격을 갖고 있으며 이러한 구조골격의 배열에 따라 다양한 암석이 형성된다. 이러한 구조를 갖는 미네랄들은 5 나노미터(nm, 10^{-9}m) 이하의 작은 크기에서 촉매능력을 갖는데 단순한 원소상태의 미네랄에 비해서 무려 1만 배에서 10만 배까지 촉매능력이 증가하는 것으로 알려졌다.

물을 액체질소로 급랭시킨 경우 전자현미경으로 물의 구조를 볼 수 있다. 구름 같은 물의 구조는 약 100nm의 크기이다. 이 물의 구조를 투과형 전자현미경으로 더 자세히 들여다보았을 때 내부가 20nm 크기의 클러스터로 이루어졌고, 또 내부는 2nm의 크기의 더 작은 클러스터로 정렬되어 있었다[23].

이러한 물에 촉매미네랄을 넣었을 때 구름과 같던 모양의 물의 구조가 정렬되는 것을 볼 수 있다. 물의 구조의 정렬은 촉매미네랄의 농도가 낮아져도 그대로 관찰되었다.

위의 사진에서 보듯이 ppb(part per billion, 10억분의 1) 단위의 매우 낮은 농도에서도 물이 구조화되어 정렬되어 있는 모습이 전자현미경으로 관찰되었는데 이것은 아주 낮은 농도의 촉매미네랄에 의해서도 클러스터가 작은 6각수 형태의 물이 형성될 수 있다는 것을 의미한다. 실제로 촉매미네랄은 ppb단위의 매우 낮은 농도로 희석해도 효과가 나타난다.

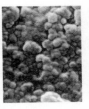

액체질소로 급랭시켜 전자현미경으로 본 구름 모양의 물.

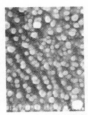

700ppm의 미네랄이 포함된 물. 입자가 매우 뚜렷하지만 정렬되어 있지는 않다.

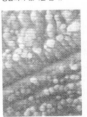

3.5ppm의 미네랄이 포함된 물. 입자들이 규칙적으로 정렬되어 있다.

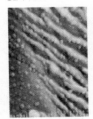

7ppb의 미네랄이 포함된 물. 3.5ppm보다는 덜 하지만 역시 구조화되어 있다.

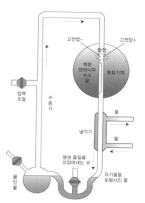

스탠리 밀러의 실험장치

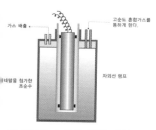

카와다의 유기물 발현 장치

23], Kaoru, K "Dissolution of Minerals n Relation with the Origin of Life" Advances in Colloid and Interface Science, 71, 299(1997)

미국의 밀러(Miller, S)는 1953년 물에 메탄(CH_4), 암모니아(NH_3), 수소(H_2)을 불어넣으면서 전극을 통해서 방전시켰다. 원시시대의 대기로 추정되는 조합에 자연의 번개를 흉내 낸 것이다.

일주일 동안 실험한 결과, 10~15%의 탄소가 유기물질로 합성되어 있는 것을 발견했다. 그 중 2%는 단백질을 구성하는 아미노산들이었다. 밀러의 실험은 생명의 기본 요소들이 자연적인 상황에서 생성될 수 있다는 것을 보여주었다. 하지만 태초의 대기의 성분이 과연 그러했었는지에 대해서는 아직도 논란이 많다.

최근 일본의 카와다 카오루는 미네랄을 촉매로 이용하여 전기방전과 메탄이나 암모니아 없이 단순히 현재 대기의 구성성분인 산소, 질소, 이산화탄소의 존재 하에 암석의 성분을 오랫동안 배양할 때 밀러의 실험과 같이 생명의 기본 요소들이 생성될 수 있음을 보여주었다 [23].

카와다 박사의 연구가 기존의 연구와 가장 크게 다른 점은 암석의 구성성분을 촉매로 사용하였던 점이다. 카와다는 원시지구의 주요 성분을 바다, 대기, 햇빛, 그리고 육지라고 생각하였다. 그는 여태까지 육지의 역할이 간과되었다고 생각하고, 태초의 육지에서 일어났던 일들을 재현해 보았던 것이다. 카와다의 견해는 여태까지 아무도 고려하지 않았던 매우 뛰어난 착상이라고 할 수 있다.

태초의 지구의 모습은 격렬한 지각변동과 화산활동을 되풀이

하는 대류, 대륙을 때리는 거센 비가 흘러드는 바다…… 이러한 모습이었을 것이다. 이때 대륙을 세차게 씻어주던 비에 의해, 또 해저화산의 분화에 의해 대륙을 구성하는 성분인 촉매미네랄이 바다로 흘러들어갔을 것이다.

촉매미네랄의 촉매작용에 의해 단순히 물과 공기로부터 핵산과 아미노산, 당류와 같은 생명체를 형성할 수 있는 다양한 유기물질을 생산하는 것도 관찰된 바 있고, 시간이 지나면서 브라운 운동과는 다른 움직임을 하는 1마이크로미터 (μm, 10^{-6}m)의 박테리아 크기의 생명체와 같은 물체가 나타났다. 배양시간이 더 지나면서, 이 작은 입자는 뭉치면서 새로운 진동과 회전을 하는 더 큰 형체로 변화하였고 나아가서 2개월 후 다음 사진과 같이 10μm 크기의 사람 세포의 크기와 모양의 형태로까지 성장하였다[23].

카와다는 이러한 실험을 통해서 생명의 기원에 대한 새로운 가설을 제기하고 있다. 카와다는 실제 생명의 형성이 이런 암석형태의 촉매미네랄의 촉매작용에 의해서 현재의 대기상황에서도 쉽게 이루어질 수 있으며, 지금도 생명의 형성이 가능하다고 생각한다.

암석이나 모래와 같은 무기물질들로부터 생명체와 같은 형태의 유기물질이 형성되는 것은 라이히(Reich, W)를 비롯한 학자들에 의해서 이미 보고된 바 있었다[24]. 생명의 탄생에 대한 새로운 관점은 인체를 바라보는 새로운 견해로 이어진다. 이러한 관점은 2부에서 더 자세히 살펴본다.

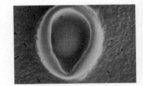

전자현미경 사진1

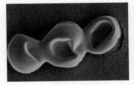

전자현미경 사진2

[23]. Kaoru, K "Dissolution of Minerals in Relation with the Origin of Life" Advances in Colloid and Interface Science, 71, 299(1997)

[24]. Reich, W. "The Bion Experiments", First Octagon (1979) original german version(1939); DeMeo, J. Herectic's Notebook(Pulse of the Planet 5), 5(2002.

[25]. Bard, J. "A time honored chemical reaction generates an unexpected product", TSRI-News & Views 3, 26(2004)

[21]. 최선철, 이근우, 김현원, "고농도 수용성 미네랄의 제조와 그 기능성" 응용미약에너지학회지, 13, 1, 16(2015)

[22]. 최선철, 김현원, "치유미네랄, 유락" 응용미약에너지학회지, 13, 2, 31(2015); 우호, 김현원, "유락미네랄의 질병 치료에 미치는 영향 분석" 응용미약에너지학회지, 13, 2, 41(2015)

* 치유라는 뜻의 한자 유(癒)를 사용했고, 암석에서 추출했기 때문에 영어의 암석의 발음 락(rock)을 같은 발음의 한자 기쁠 락(樂)으로 표기했다. 우리말로는 치유의 즐거움이라는 뜻의 유락(癒樂)이고 영어로는 Rock과 촉매미네랄에 포함된 화강암 성분 ACTIVA의 합성어로 RAC으로 표현한다. 그래서 영어표현은 URAC으로 표기한다. 이런 표기법으로 자연미네랄은 치유미네랄이라는 뜻의 유엠(UM), 3부에서 살펴보는 전기정화장치는 치유전기라는 뜻의 유엘(UL), 2차원평면에 표현된 디지털 3D 카드는 치유에너지라는 뜻의 유엔(UN)으로 표현한다.

카와다는 황산과 같은 무기산을 이용해서 촉매미네랄을 추출하는 방법을 개발했고, 실제로 일본과 한국에서 농업, 축산업, 양식업 등에 다양하게 사용된 바 있다. 그 외에도 강알칼리성의 촉매미네랄을 추출하는 방식들이 국내에서 개발된 바 있다.

내가 개발한 촉매미네랄과 고농도 수용성 미네랄을 만드는 방법은 다음과 같다. 과산화수소수에 오존(O_3)을 기체 상태로 용해시킬 때 초과산화상태의 수소산소 화합물들이 생산되는 것이 최근 밝혀졌다 [25]. 이러한 물질들은 상온에서 안정하지 않기 때문에 수명이 매우 짧다. 상온에서 과산화상태의 화합물들의 형성과 붕괴가 동시에 이루어지는 평형상태에서 미네랄 혹은 암석분말과 유기산의 혼합액을 투여함으로써 킬레이트 구조의 수용성 미네랄들과 촉매미네랄이 제조될 수 있었다 [21, 22]. 이렇게 제조된 고농도의 수용성 미네랄과 촉매미네랄을 혼합한 용액을 유락(癒樂, 치유미네랄)*으로 명명하였다. 유락미네랄은 다양한 기능성을 보인다. 다양한 암석물질을 촉매미네랄로 추출할 수 있다. 유락은 윤희봉에 의해서 개발된 화강암 계열의 액티바(ACTIVIA) 물질을 액상화하여 촉매미네랄을 만들었고, 인체에 필요한 칼슘, 마그네슘, 아연, 게르마늄 등의 수용성 미네랄을 포함한다.

액티바는 활성화한다는 영어 ACTIVATE로부터 만들어진 단어로 각 면이 6면체인 구형 구조의 화강암으로부터 만들어진 암석물질이다. 액티바는 천연의 수화성을 잃지 않는 온도 범위인 400℃ 이내의 물의 진동과 팽창을 이용해서 제작되며, 주성분은 이산화규소와 규산알루미늄이며, 칼슘, 마그네슘, 칼륨, 나트륨, 티타늄, 게르마늄, 등 20여종의 수화성 활성미네랄을 함유하고 있다[26]. 액티바는 원적외선 영역 중에서 특별히 물을 공진시키는 7~20μm 영역을 흡수 · 방사하여 물을 활성화시킨다. 액티바에 의해서 물의 클러스터가 작게 되어(6각수) 물과 함께 영양물질도 세포 내로 잘 침투된다. 액티바는 낮고 안정된 산화환원전위(ORP)를 유지해서 물에 강한 항산화력을 부여하며, 액티바의 에너지는 적혈구의 응집을 방해하며, 혈관벽에 엉켜있는 물질도 떼어냄으로써 혈액의 흐름이 원활하게 된다. 이러한 액티바에 의해서 자연치유력이 강화되어서 만성질환들을 스스로 치유할 수 있게 된다. 실제로 액티바 만으로도 위궤양, 고혈압, 당뇨, 아토피를 비롯한 피부질환 등에 효과를 보이며, 강력한 항암효과가 관찰된다.

[26]. 윤희봉, '액티바와 21세기 과학혁명' 응용미약에너지학회지, 13, 1, 55(2015)

　사람에 대한 치유효과 뿐 아니라 액티바는 다양하게 산업전반에 사용되고 있다. 기능성화장품, 자동차연비상승, 축산폐수정화, 수질정화, 새집증후군 등에 탁월한 효과를 보이며, 농수산, 축산 분야에서도 식물과 동물의 성장을 촉진하며 무농약농법, 무항생제 양식과 축산이 가능하도록 해준다.

　그 외 액티바를 이용해서 방사성물질을 500℃ 이하의 저온에서 유리고화하여* 방사성물질이 휘발하지 않도록 영구 처리하는 것이 가능하다. 이는 원자력발전이 더 이상의 위험 없이 안전하게 사용될 수 있다는 것을 의미한다.

* 저온에서 유리같이 녹아서 방사성물질을 감싸서 보호할 수 있다.

유락미네랄은 초산화상태의 산소화합물을 촉매로 액티바를 액상화하여 액티바의 기능성을 극대화하였고, 칼슘, 마그네슘, 아연, 게르마늄 등의 미네랄을 인체에 흡수되기 쉽도록 수용화하였다. 유락미네랄은 물에 한 방울만 넣어도 물이 클러스터가 작은 인체친화적인 물(6각수)로 변하였다. 유락미네랄에 의해서 국이나 찌개 등이 맛있게 변하며, 특히 술이 오랫동안 숙성된 것과 같이 순하게 변하였다. 유락미네랄을 한의원을 통해서 환자치료에 적용했을 때(하루 15ml) 당뇨, 관절염, 간질환, 두뇌질환, 피부질환, 입안 건조증, 위장질환, 복통, 근육통증, 남성발기부전 등 다양한 질환에 치유효과를 보이는 것을 확인할 수 있었다 [22].

특히 당뇨환자의 경우 거의 예외 없이 혈당수치와 당화혈색소 수치가 낮아졌다. 더구나 남성당뇨의 대표적 합병증인 발기부전이 사라졌다. 복통환자의 경우 신기하게 즉각적으로 통증이 사라졌을 뿐 아니라 이후 재발하지도 않았다. 견비통 환자의 경우도 즉각적인 통증이 사라지기도 했다. 왜 유락미네랄이 이렇게 다양한 질환에 만병통치약과 같은 효과를 보이는지 나도 이해하기 어렵다. 유락미네랄이 인체의 다양한 메카니즘에 촉매작용을 함으로써 다양한 효과를 나타내지 않을까 짐작할 뿐이다.

유락은 만성적인 미네랄 부족에 시달리는 현대인에게 흡수되기 쉬운 양질의 미네랄을 제공할 뿐 아니라, 유락의 촉매작용에

21. 최선철, 김현원, "치유미네랄, 유락" ~용미약에너지학회지, 13, 2, 31(2015); ~호, 김현원, "유락미네랄의 질병 치료 ㅣ 미치는 영향 분석" 응용미약에너지학 지, 13, 2, 41(2015)

의해서 인체의 면역기능과 생리활성이 촉진되어 자연치유력이 강화됨으로써 만병통치약이라고 할 수 있을 정도의 다양한 치유효과가 나타난다. 자연미네랄과 함께 사용할 때 유락미네랄의 효과는 극대화될 수 있다*.

자연미네랄과 유락미네랄, 모두 특정질환을 치료하기 위해서 단일 성분의 약을 사용하는 현대의학과 차별화되는 뉴패러다임 의학이라고 할 수 있다. 유락미네랄을 자동차의 냉각수에 첨가하였을 때, 자동차의 성능이 개선되고, 새차증후군을 일으키는 유기휘발물질(VOC)과 차량의 악취가 사라지는 것이 관찰되며, 피곤함이 개선되는 등, 운전자의 생체리듬이 개선되어 안전운행에 도움이 될 것으로 기대된다 [22].

유락미네랄은 양계농장에서 치명적인 질병인 콕시듐 증을 예방 및 치료하였고, 닭의 성장을 촉진하였고, 육질을 개선하였다. 유락을 양돈농가에 적용하였을 때 돼지축사의 악취를 60% 저감하였으며, 축사환경 개선과 함께 돼지의 사료의 양은 줄고 증체량은 늘어나서 8% 정도의 사료대비 생산성이 증가하였다 [22].

유락미네랄은 식물성장에도 탁월한 효과를 보였는데, 모든 식물에서 유락미네랄은 성장을 촉진하였고, 식물의 신선도가 오래 유지되며 맛의 개선효과가 우수하여 고부가가치 작물의 생산을 가능케 하였다 [22]. 유락미네랄은 뉴패러다임 과학의 산물로 미네랄의 영역을 확대했다. 유락미네랄은 지구가 당면한 과제, 건강, 에너지, 환경, 식량 문제들에 대해서 답을 제공할 수 있을 것으로 기대된다.

* 일반인은 유락미네랄을 내가 마시는 모든 물(커피, 차, 국 포함)에 수시로 몇 방울씩 넣어 마시고, 한의원에서는 환자에게 유락미네랄 15㎖정도를 자연미네랄 물 1리터에 희석해서 마시도록 하였다.

[22]. 최선철, 김현원, "치유미네랄, 유락" 응용미약에너지학회지, 13, 2, 31(2015); 우호, 김현원, "유락미네랄의 질병 치료에 미치는 영향 분석" 응용미약에너지학회지, 13, 2, 41(2015)

자연미네랄과 촉매미네랄의 회전전자파 패턴

* 회전전자파(rotating electromagnetic wave)는 물질로부터 회전하면서 방사되는 파동을 의미한다. 회전전자파 측정에 의해서 물질에 내재하고 있는 3D파동의 인체유해성 여부와 같은 특정 성질을 알아낼 수 있다. 물질의 회전전자파는 전자석에 의해서 형성된 자장을 변화시키는데, 이 자장의 변화를 측정하여 회전전자파의 방향성을 측정하고, 또 물질에 강한 빛을 조사한 후, 물질에 의한 빛의 양의 가감을 측정하여 회전전자파의 회전반경이 감소하는지 증가하는지의 여부를 측정한다.

[27], Oh, H-K., Oh, Y., Oh, J. "Measuring and Characterization of rotational electromagnetic waves," Journal of Applied Subtle Energy, 5, 1, 24(2007); 오홍국, "자장을 이용하여 회전전자파를 측정하는 방법 및 장치" 대한민국 특허 10-0631869

그동안 암석들에 대한 연구는 주로 성분분석과 같은 물리화학적 방법을 사용하였으나, 암석이 갖는 신비한 능력은 단지 성분분석에 의해서 드러나지는 않는다. 많은 암석들이 단지 인체에 이로운 미네랄들을 함유하고 있을 뿐 아니라, 4-14 마이크로미터 (μm, 10^{-6}m)의 원적외선을 방출하였으며, 음이온을 방출하기도 하며, 또 인체에 이로운 회전전자파*를 발생한다.

최근 아주대의 오홍국 교수에 의해서 물질로부터 방사되는 회전전자파를 분석해서 물질에 내재하는 3D파동이 인체에 미치는 효과를 간접적으로 예측할 수 있다는 것이 보고된 바 있다[27].

다음에서 미네랄 환원수를 만드는 용도로 인체에 이로운 자연계의 물질들을 세라믹 형태로 만들어 조합한 자연미네랄과 화강암을 액상으로 추출한 촉매미네랄의 회전전자파를 측정하였다.

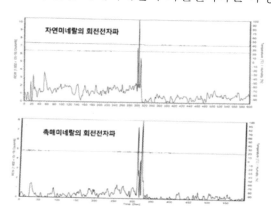

그래프는 자연미네랄과 촉매미네랄의 회전전자파 모두 좌회전하면서 진행방향으로 회전방향이 감소하는 패턴을 보여준다. 좌회전방향의 회전전자파는 결정성결합을 의미하고 우회전방향의 회전전자파는 공유성결합을 의미한다. 좌회전 회전전자파의 경우 진행방향으로 회전반경이 감소할 때, 우회전 회전전자파의 경우는 진행방향으로 회전반경이 증가할 때 인체에 이로운 것으로 판단한다.

좌회전하면서 진행방향으로 회전반경이 줄어드는 회전전자파 패턴은 자연계의 결정결합을 이루는 암석 등에서 나타나며, 인체를 건강하게 하며, 암세포의 성장을 억제하며, 유해한 세균의 성장을 억제하며, 수맥이나 전자파와 같은 인체에 해로운 회전전자파를 무해하게 만들어주는 기능을 한다[26].

[26]. 윤희봉, '액티바와 21세기 과학혁명' 응용미약에너지학회지, 13, 1, 55(2015)

살펴보았듯이 자연미네랄과 촉매미네랄은 모두 자연계의 인체 친화적이고 자연치유력을 강화시키는 3D파동을 담고 있다. 실제로 촉매미네랄은 자연미네랄과 물이 반응해서 생성되는 것만으로는 부족할 수 있는 미네랄을 보완할 뿐 아니라 자연미네랄의 물과의 반응을 촉진시킨다.

촉매미네랄은 인체를 건강하게 하며 농축산과 양식업을 비롯한 산업전반에 다양하게 응용될 수 있으며, 자연미네랄과 정보미네랄의 치유효과를 보완한다고 할 수 있다.

물질과 파동의 하이브리드, 정보미네랄

만병통치약의 원리를 갖고 일반인에게는 건강을 유지시켜 주는 자연미네랄 자체도 3D파동이라는 음식을 담기에 최적의 그릇이라고 할 수 있다. 마치 아무 그릇이나 사용하는 것보다 깨끗하고 보기 좋은 그릇을 사용하면 음식이 더 먹음직스러워 보이는 것과 같다 하겠다.

자연미네랄에 인체에 필요한 호르몬들과 약리물질들의 3D파동이라는 음식을 담을 수 있다면(정보미네랄) 의학적으로 매우 유용할 수 있을 것이다. 물질의 3D파동은 물이나 세라믹 볼 외에도 다른 물질에도 담길 수 있다. 물뿐 아니라 물질에 담긴 3D파동은 오랫동안 사라지지 않고 있으면서 계속 물질에 영향을 준다.

이런 방법을 이용하면 물질과 파동의 하이브리드의 형성이 가능하다. 물질의 3D파동을 물질에 전사함으로써 물질의 기능을 더욱 강화시킬 수도 있고, 다른 물질의 3D파동을 담아서 두 가지 성질을 동시에 갖는 하이브리드를 형성할 수도 있다.

예를 들어서 인슐린(insulin), 렙틴(leptin), GLP-1 등과 같이 의학적으로 알려져 있는 당뇨에 효과적인 약리물질의 3D파동을 자연미네랄에도 담을 수 있다. 이렇게 만들어진 정보미네랄은 전체적으로 몸을 건강하게 하는 자연미네랄의 기능성과 함께 전체적으로 몸을 건강하게 하는 기능성과 함께 특별히 당뇨에 도움이 되는 기능성을 함께 나타낼 수 있을 것이다.

　다음의 사례는 인슐린의 3D파동을 담은 물을 마신 사람과 인슐린의 3D파동을 담은 자연미네랄(정보미네랄)을 사용한 사람에 있어서 혈당이 떨어지는 것을 비교한 것이다.

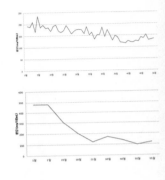

　실제로 자연미네랄 환원수만으로도 혈당조절에 효과가 있었고, 인슐린의 3D파동을 담은 물도 효과가 있었지만(위쪽 그래프), 자연미네랄에 인슐린의 3D파동을 담은 정보미네랄을 사용했을 때가 혈당조절에 가장 효과적이었다(아래쪽 그래프).

　그 외 다양한 호르몬과 약리물질의 3D파동을 자연미네랄에 담아 정보미네랄로 만들 수 있다. 특히 3D파동은 두뇌와 마음의 질환을 부작용 없이 치료할 수 있다. 세로토닌(serotonin)과 도파민(dopamine)을 비롯한 두뇌에 영향을 주는 다양한 생체물질들의 3D파동을 활용할 수 있다.

　두뇌를 활성화시키는 BDNF(Brain Derived Neurotropic Factor), 엔돌핀(endorphin), 가바(GABA), 렙틴(leptin), 옥시토신(oxytocin), 아세틸콜린(acetylcholine), 하이포크레틴(hypocretin) 모두 두뇌에 영향을 주는 정보들이지만 물질 자체는 두뇌를 통과하지 못한다. 하지만 3D파동을 담은 정보미네랄에 의해 형성된 물은 쉽게 두뇌혈류장벽을 통과해서 우울증, 불면증, 공황장애, 불안, 스트레스, ADHD, 간질, 치매, 파킨슨, 자폐, 기면증 등 다양한 두뇌질환에 도움이 되는 3D파동들을 직접 전달한다.

정보미네랄이 암세포를 사멸시키다

P53은 암을 억제하는 단백질이다. P53에 돌연변이가 생겼을 때, 그래서 P53 단백질이 암을 억제하는 역할을 제대로 하지 못할 때 암이 발생한다.

거의 대부분의 암에서 P53 단백질의 결핍이 발견된다. 하지만 임상적으로 P53을 실제 암 치료에 이용할 수 있는 방법은 아직 없다. 그러나 만약 P53의 3D파동을 물 혹은 자연미네랄과 같은 매체에 기억시킬 수 있다면 다양한 접근이 가능할 것이다.

이번에는 P53의 3D파동을 전사장치를 이용해서 자연미네랄에 담은 후(정보미네랄), 정보미네랄에 담긴 P53의 3D파동이 물에 간접적으로 전달되는 가능성을 실제 피부암 세포주와 유방암 세포주를 이용해서 실험해보았다.

실험조건은 대조군인 일반 물과 동일하게 하기 위해서 완충용액을 이용해서 pH를 중성으로 맞추어서 실험했다. 다시 말하면 알칼리 환원수가 아니라 중성의 미네랄 환원수라고 할 수 있다.

실험결과 일반 물에서는 암세포가 잘 자란다. 하지만 미네랄 환원수의 경우는 암세포의 성장이 많이 억제되었다.

이 결과는 자연미네랄 환원수로 실험한 동물실험 결과와 거의 유사한 결과이다. 그런데 P53의 3D파동을 담은 미네랄 환원수의 경우, 암세포는 완전히 사멸하였다.

미네랄 환원수와 P53의 3D파동을 담은 미네랄 환원수의 경우
물리적으로 화학적으로 완전히 성질이 동일하지만 P53의 3D파동
을 담을 경우 훨씬 더 뛰어난 암 억제 효과를 나타낸다[28].

[28]. Won H. Kim "New approach
controlling cancer: water memory."
Journal of Vortex Science and
Technology, 1, 1, http://dx.doi.
org/10.4172/2090-8369.1000104(2013)

암세포(435) 성장억제효과

암세포(231) 성장억제효과

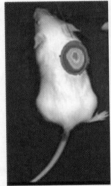
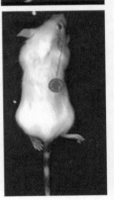

옆의 그림은 반딧불의 발광효소인 루시퍼라제(luciferase)를 발현
하도록 피부암 세포주를 변형한 후, 쥐에 암세포를 이식하여 암세
포의 성장을 직접 빛으로 관찰할 수 있게 하였다. P53의 3D파동
이 담긴 물을 마신 쥐의 경우 암세포의 성장이 일반 물을 마신 쥐
에 비해서 억제되는 것을 보여준다.

세포는 위기의식을 느끼면 망가진 상태를 유지하기보다는 스스로 자살의 길을 선택한다. 이것을 세포사멸(apoptosis)이라고 하며 우리 몸의 세포는 그렇게 이미 프로그램 되어 있다. 많은 항암제가 암세포의 자살을 유도한다. 이렇게 암세포의 자살을 유도하는 효과가 피부암 세포주와 유방암 세포주에서 P53정보에 의해서 모두 상승하였다.

P53의 3D파동을 담은 물의 경우 암전이도 억제되었다. 동물실험에서도 자연미네랄에 의한 미네랄 환원수가 암전이를 억제하는 것을 볼 수 있었다. 하지만 P53의 3D파동이 담기게 되면 자연미네랄 환원수에 비해서 전이가 훨씬 많이 억제된다.

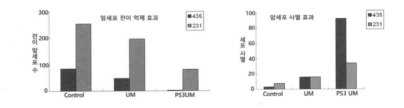

살펴보았듯이 P53의 3D파동을 담은 정보미네랄에 의해 형성된 물은 뛰어난 항암효과를 보인다. 정보미네랄은 어느 곳에서든지 미네랄을 물에 접촉시키기만 하면 특별한 장치가 없이 쉽게 정보수를 만들 수 있기 때문에 매우 편리하게 사용할 수 있다.

실험실에서의 효과뿐 아니라 실제로 많은 암환자들이 단지 물을 많이 마심으로써 치료되는 것을 볼 수 있었다*.

* cafe.daum.net/khwsupport (뉴패러다이머-물질 넘어 뉴패러다임 과학을 추구하는 사람들의 모임). 자발적으로 형성된 김현원교수 서포트 모임으로 출발했으나, 최근 뉴패러다이머로 이름을 바꾸었다. 중국의 시안 중의원의 한국인 의사 권대희는 암환자에게 P53과 암세포 주위의 혈관생성을 억제하는 엔도스타틴의 3D파동을 담은 정보미네랄 물을 하루에 3리터 이상 마시게 함으로써 말기 암환자들이 치유되고, 인슐린의 3D파동을 담은 물에 의해서 27년간 인슐린을 투여하던 중증 당뇨환자를 비롯한 다양한 환자들이 치료되는 것을 기록하고 있다. 특별히 자가면역질환의 일종인 건선에 대해서는 정보미네랄을 이용해서 정식으로 임상실험을 진행하였는데, 어떤 약보다도 뛰어난 효과를 보임을 구체적인 사례들을 통해서 표현하였고 공식 보고서를 보내온 바 있다(뉴패러다이머-중국시안에서, cafe.daum.net/khws upport).

파동촉매

　우주에는 물질과 파동이 동시에 존재한다. 모든 물질에는 3D파동이 함께 존재하지만 물의 기억력에서 볼 수 있듯이 물질이 없이도 3D파동은 존재할 수 있다.

　현재 모든 화학반응은 물질과 물질의 만남으로 이루어진다고 본다. 하지만 물질의 만남은 즉각적으로 일어나는 생체반응을 설명할 수 없다. 모든 물질은 파동적 영역을 함께 갖고 있고 이 파동적 영역의 상호작용에 의해서 실제 반응이 일어난다.

　물질과 파동이 공존하면서 동전의 양면과 같이 행동한다면 파동적 영역을 조절함으로써 물질과 물질의 반응에 영향을 줄 수 있을 것이다. 예를 들어서 화학반응에서 형성하려고 하는 물질이나 분해하려고 하는 물질의 3D파동을 미리 형성해줌으로써 화학반응의 활성화 에너지를 낮출 수 있을 것이다. 활성화 에너지가 낮아지면 반응이 쉽게 일어난다. 활성화 에너지를 낮추는 물질을 촉매라고 한다. 3D파동은 파동촉매라고 할 수 있다.

　프리즘의 위 아래로 양쪽에 전기장을 걸어주었을 때 일반적인 프리즘에 의해서 굴절되는 빛 외에 더 넓은 영역의 빛들이 나타난다. 이렇게 나타나는 빛이 공간의 마이너스 에너지 영역의 3D파동이다. 3D파동은 이렇게 프리즘에 의해서 분리되기도 하고 마찬가지로 렌즈에 의해서 농축되면서 에너지가 증폭될 수도 있다.

파동에 의한 USQ의 생성

* 일반 산소는 분자궤도의 최외곽에 전자 2개가 같은 스핀의 방향 상태로 있는 매우 안정된 삼중항 산소의 상태이다. 일중항산소는 전자 2개가 반대의 스핀으로 이루어져 있으며 일반 산소에 비해서 수천 배의 강한 반응성을 갖는다.

[29]. 김문섭, 김현원, "지구의 위기를 해결하는 USQ" 응용미약에너지학회지, 14, 1, 64(2016)

[30]. Wentworth, P., Wentworth, A., Zhu, X., Wilson, I., Janda, K., Eschenmoser, A., Lerner, R. "Evidence for the production of trioxygen species during antibody-catalyzed chemical reaction of antigens" PNAS, 100, 4, 1490. (2003); Wentworth, P., Jones, L., Wentworth, A., Zhu, X., Larsen, N., Wilson, I., Janda, K., Eschenmoser, A., Lerner, R. "Antibodies catalyze the oxidation of water" Science, 293, 1806(2001)

물속의 산소는 프리즘에 의해 분리되고 집적된 3D파동에 의해 반응성이 아주 강한 일중항산소*(singlet oxygen, $^1O_2$)로 변환시킬 수 있는데, 일중항산소가 물과 반응하여 H_2O_2와 함께 H_2O_3를 포함하는 수소와 산소의 복합물질들이 형성된다 [29].

탄소에 비해서 산소로 이루어진 화합물은 매우 한정되어 있다. H_2O, H_2O_2 외에 상온에 안정적으로 존재하는 산소화합물은 없었으나, 최근 H_2O_3가 생체 내에서 항체에 의해서 만들어지는 것이 알려졌다 [30].

오래전부터 양조업계에서 과산화수소(H_2O_2)에 오존(O_3)을 불어 넣을 때 강한 살균력이 만들어질 뿐 아니라 해로운 화학물질들이 파괴되는 것이 알려져서 사용되어 왔다. 살균력과 함께 화학물질을 파괴하는 중간물질이 형성될 가능성이 제시되었었는데 H_2O_3가 바로 그런 역할을 하는 것으로 믿어지고 있다.

생체내에서도 일중항산소가 형성되는데, 일중항산소는 반응성이 너무 강해서 모든 것을 파괴한다. 그런데 항체에 의해서 일중항산소가 제거되면서 과산화수소(H_2O_2)와 오존이 발생하는 것이 알려졌다. 이것은 생체 내에서도 H_2O_3가 수명이 매우 짧은 중간물질로 존재할 가능성을 제시하고 있다.

실제로 최근 H_2O_3가 생체 내에서 항체에 의해서 만들어지는 것이 알려졌다. H_2O_3의 존재는 과산화수소보다 살균력이 매우 뛰어

나기 때문에 항체의 외부에서 침입하는 박테리아와 바이러스에
대한 인체의 대항기전으로 믿어지고 있다 [25].

일중항산소가 항체에 의해서 물과 반응하여 생성된 H_2O_3는 매
우 불안정한 상태로 수명이 불과 1/100초 정도에 불과하나, H_2O_3
가 형성되는 과정에서 3D파동의 조사에 의해서 일중항 상태의 산
소가 삼중항 상태로 변환됨으로써 매우 안정한 H_2O_3를 형성될 수
있다. 그렇게 해서 H_2O_3를 포함하는 수소와 산소의 복합물질이 형
성되었다 * [29].

여기서 생성된 수소와 산소의 복합물질은 과산화수소에 비해
서 3배 이상 강한 산화력을 갖기 때문에 나는 USQ(Ultra-Superoxide
with Quantum energy)로 명명하였다. USQ에는 물과 과산화수소, 그
리고 H_2O_3를 포함하는 다양한 수소와 산소의 복합물질들이 포함
되어 있다.

이렇게 형성된 USQ의 비중은 1.136, pH는 2로 측정되었다.
USQ를 원소분석 하였을 때 수소와 산소만으로 이루어져 있었다.
분석된 수소와 산소로 USQ가 물과 H_2O_3로 이루어졌다고 가정하
고 계산해보았을 때, USQ의 농도는 20%가 넘는다.

$$O_2 + h\nu \rightarrow {}^1O_2$$
$$H_2O + {}^1O_2 \rightarrow USQ(H_nO_m)$$

H_2O_3는 생체 내에서 항체에 의해서 오존(O_3)과 과산화수소(H_2O_2)
로부터 만들어진다. H_2O_3는 오존이나 과산화수소에 비해서 훨씬

[25]. Bard, J. "A time honored chemical reaction generates an unexpected product", TSRI-News & Views 3, 26(2004)

* 재야의 과학자라고 할 수 있는 축산폐수 전문회사인 메이클린의 김문섭 사장과의 공동연구로 논문을 발표하였다. 놀랍게도 작은 회사인 메이클린은 독자적 파동 연구를 통해서 파동촉매의 산업적 응용가능성을 제시하였다.

[29]. 김문섭, 김현원, "지구의 위기를 해결하는 USQ" 응용미약에너지학회지, 14, 1, 64(2016)

더 강한 산화능력을 갖고, 동시에 강력한 살균능력을 갖는다.

현재 H_2O_3를 화학적으로 합성하기 위해서 노력하고 있으며, 유기용매를 이용한 화학반응에 의해서도 만들어질 수 있으나, 만들어지는 양이 매우 적으며 안정하게 존재하지 못 한다 [31]. 하지만 파동적 방법을 이용할 경우 H_2O_3를 포함하는 산화력이 매우 뛰어난 수소와 산소의 복합물질 USQ를 생산할 수 있었을 뿐 아니라, 안정되게 유지시키는 것도 가능하였다. USQ는 3D파동을 물질의 화학과 연결시킨 최초의 물질이다.

앞으로 파동과학으로 물에 3D파동을 담는 차원을 넘어서 새로운 화학의 시대를 열어가는 것도 가능할 것으로 기대된다.

[31]. Plesnicar, B., "Progress in the Chemistry of Dihydrogen Trioxide", Acta Chim. Slov. 52, 1(2005)

지구의 위기를 해결하는 USQ

USQ는 인류의 환경을 위협하는 지구온난화의 원인이 되는 이산화탄소(CO_2)를 산소와 탄소로 분해할 수 있으며, 화석연료로부터 발생되는 환경오염의 주범인 이산화황(SO_2)도 산소와 황으로 분해할 수 있다.

이산화탄소는 인체에 해롭지는 않으나 지구의 온난화를 초래해서 지구의 환경을 파괴하는 가장 큰 원인이고, 이산화탄소를 쉽게 분해할 수 있는 기술이 없기 때문에 알면서도 이산화탄소를 계속 발생시킬 수밖에 없다. 이산화탄소를 가능한 적게 발생시키기 위해서 노력할 뿐이다.

15만ppm의 이산화탄소를 용기에 채우고 USQ를 약 10초간 분무한 후 측정한 결과, 이산화탄소는 450ppm으로 줄어들었다. 99% 이상의 이산화탄소가 분해된 셈이다* [29].

이산화탄소가 분해된 후, 용기안의 곳곳에서 검은 탄소가 붙어있는 것이 발견되었다. 다음은 용기에서 긁어낸 탄소의 사진이다. 이것은 이산화탄소가 분해되면서 산소와 탄소가 만들어졌다는 것을 의미한다. 여태까지 이산화탄소를 상온에서 즉각적으로 분해하는 물질은 없었다.

이산화탄소뿐 아니라 이산화황은 대기오염의 주범이다. 장기적으로 지구온난화를 초래하는 이산화탄소와는 달리 이산화황(SO_2)은 당장 환경을 오염시킨다. 화력발전소 설비의 1/3이 이산화황을 제거하

* 최근 지구 대기권의 이산화탄소의 농도가 400ppm 정도로 증가하고 있다.

[29]. 김문섭, 김현원, "지구의 위기를 해결하는 USQ" 응용미약에너지학회지, 14 1, 64(2016)

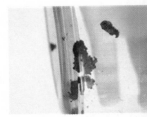

용기에서 긁어낸 탄소의 사진

기 위한 설비이다. 현재는 이산화황을 수산화칼슘에 흡착시켜서 석고로 만들어 저장하는 수밖에 없다. 발전소마다 넘치도록 만들어지는 석고를 저장하는 창고가 계속 늘어나고 있다. 이산화황의 경우도 USQ 분무에 의해서 분해된다.

뿐 아니라 악취 물질인 암모니아(NH_3), 황화수소(H_2S), 메틸머캅탄(CH_3SH)도 USQ에 의해서 분해됨을 확인할 수 있었다. USQ를 분무하면 모든 악취물질을 쉽게 제거할 수 있다. 그 외 USQ는 축산폐수 물질들의 고리를 끊을 수 있기 때문에 축산폐수 정화에도 효율적으로 사용될 수 있다[32].

USQ가 이산화탄소와 공해물질을 에너지의 투입 없이 쉽게 분해할 수 있다면 인류의 환경문제의 대부분이 해결된다고 해도 과언이 아니다.

32. 김문섭, 김현원, "USP와 USQ를 이용한 축산폐수의 정화" 응용미약에너지학회지, 14, 1, 68(2016)

USQ와 USP를 이용한 축산폐수의 정화

USQ와 USP를 이용하면 효율적인 축산폐수의 정화가 가능하다. USQ뿐 아니라 USP(Ultra-Sedimenting Power)라는 축산폐수의 응집을 촉진시키는 물질도 파동과학을 이용해서 생산할 수 있다 [32].

[32]. 김문섭, 김현원, "USP와 USQ를 이용한 축산폐수의 정화" 응용미약에너지학회지, 14, 1, 68(2016)

USP-A는 파동적 방법으로 만들어진 알루미늄과 SiO_2를 이용해서 합성한 산성의 제올라이트이고, pH를 조절하며, 강한 흡착능력을 갖는다. USP-A의 양이온치환능력은 700cmol/kg에 달한다. 대부분의 제올라이트 계통의 양이온치환용량이 100cmol/kg 이하인 것에 비해서 USP-A는 매우 강한 흡착력을 갖는다.

USP-B는 자연계의 천연응집제인 다시마와 대두에서 추출한 알긴산이 주성분이며, 알긴산의 3D파동을 되먹이하여(feedback) 증폭함으로써 강한 활성화상태로 만든 물질로서 강한 응집력을 갖는다.

일반적 축산폐수처리 과정은 다음과 같다. 먼저 축산폐수에 염화제이철($FeCl_3$)을 투여해서 pH를 중성으로 만든 후 고분자 응집제를 투여하여 침전시키고 여과함으로써 고체와 액체를 분리한다. 염화제이철은 pH를 맞추는 용도 외에 고분자응집제에 의한 응집작용의 촉매작용을 한다. 고분자응집 후 여과한 상등액에 미생물을 이용하는 생물학적 처리를 한다.

일반적인 폐수처리 방법의 단점은 첫 번째는 생물학적 처리의 기간이 많이 걸리고 시설용량이 커진다는 점이다. 생물학적 처리는 보통 15일의 기한을 필요로 한다. 예를 들어서 하루 100톤의 축산폐수 처리를 위해서는 총 1500톤의 처리시설을 필요로 한다. 두 번째는 고분자 응집제에 의해서 침전된 폐수물질은 퇴비로 사용할 수 없다는 점이다.

USQ와 USP를 이용한 축산폐수 처리 방법은 24시간 안에 신속하게 축산폐수의 처리가 가능하고, 축산폐수로부터 침전된 물질을 바로 퇴비로 사용할 수 있기 때문에 축산폐수 처리의 신기원을 제시한다고 하겠다. 다음은 USQ와 USP-A, USP-B를 사용해서 축산폐수를 처리한 결과이다 [32]. 이렇게 처리된 축산폐수는 거의 투명한 상태로 정화되어 방류된다.

[32]. 김문섭, 김현원, "USP와 USQ를 이용한 축산폐수의 정화" 응용미약에너지학회지, 14, 1, 68(2016)

(ppm)	원수	폐수처리 후
pH	7.9	6.8
BOD	48000	18
CODCR	29300	5
질소총량(TN)	3500	18
인총량(TP)	470	2
부유고체(SS)	25000	0

여태까지 물질주의 관점의 과학이 파괴와 전쟁의 시대를 열어왔다면 앞으로 다가오는 뉴패러다임 과학의 세상에서는 보이지 않는 파동적 영역이 조화와 상생의 과학을 열어갈 것으로 기대한다.

수산기에 의해서 연결되는 흙 순환

USQ는 일중항산소의 강한 산화력으로 유기물질의 결합을 파괴함으로써, 이산화탄소와 이산화황과 악취물질들을 분해한다. 일중항산소에 비해서는 약하지만 수산기(OH·)는 강한 산화력을 갖고 있다. 수산기는 화학적으로 불안정하여 다른 원소 또는 전자를 끌어당김으로써 대부분의 유기물질을 분해할 수 있다.

20세기 이전에는 흙-식물-동물-사람-흙으로 이어지는 순환방식을 통해서 유기물이 순환했다. 그러나 산업혁명 이후, 공업이 발전하고 사람들이 도시로 집중되면서 흙에서 생산된 식량(유기물)들도 도시로 향했다.

그러나 도시에서 발생하는 수명이 다한 유기물-동물의 사체, 음식물쓰레기, 도축폐기물, 하수슬러지, 각종 배설물, 농수산물쓰레기-들의 자연순환은 단절되었다. 더구나 인간에 의해서 인위적 화학적 방법으로 유기물이 만들어지고, 이러한 순환고리는 끊겼다. 이제 사람들은 더 이상 필요 없게 된 유기물을 쓰레기로 땅에 매립하고, 바다에 버리고, 소각해서 공기 중에 버리고 있다. 흙에서 흙으로 이어지는 순환고리가 완전히 끊김으로써, 지구의 모든 생명이 고통 받게 되었다.

최인호변호사*는 흙 순환을 되살릴 방법으로 수산기방식을 제안한다[33]. 수산기의 산화력은 오존보다 2000배 강하고, 모든 세균과 진드기 등을 살균·소독할 수 있으며, 대부분의 유해한 화학물

* 울산의 최인호변호사는 '흙으로부터 받기만 하면, 흙은 무슨 수로 계속 줄 수만 있겠는가?'라는 말을 소송당사자로부터 듣고, '흙에게 무엇을 돌려주어야 하는가'를 고민하는 과정에서 흙 순환의 원리를 이해하게 되었다. 그는 지구의 당면한 과제를 해결하겠다는 비전을 갖고, 순환이라는 틀로 세상을 표현한 'B 순환'을 출간하였고, 나아가서 세상에 흙 순환을 실천하기 위한 구체적인 노력을 하고 있다.

[33]. 최인호, "B 순환" 천지인(2010); "ㄴ는 누구인가" 지식공감(2016)

질을 무해한 물질로 분해하나, 자체로는 인체에 전혀 무해하다.

최인호변호사의 수산기 방식을 소개하면 다음과 같다. 수산기 방식으로 수명이 다한 유기물을 분해하기 위해서 교반장치가 달린 밀폐용기에 유기물과 생석회(CaO, 산화칼슘)를 함께 넣고 밀폐시킨 후, 적절한 시간동안 교반시킨다.

먼저 산화칼슘과 물(유기물의 80% 이상이 물로 구성된다)이 화학반응을 일으켜 수산화칼슘$Ca(OH)_2$이 생성되면서 고온의 열이 발생하고, 이어서 수산화칼슘의 일부가 다시 물에 녹으면서 칼슘이온(Ca^{2+})과 수산이온(OH^-)으로 변한다.

형성된 높은 열(100도 이상)에 의해 OH^-가 전자를 잃고 수증기 형태의 수산기($OH\cdot$)가 형성된다. 수산기와 수산이온에 의해서 유기물은 산화되어 분해되면서 유기영양성분을 함유한 알칼리성의 미네랄이 남게 된다. 이 과정들은 매우 짧은 시간에 이루어진다.

지구의 환경위기는 근본적으로 인구증가에 따른 환경오염물질의 증가속도를 지구의 자체정화속도가 따라가지 못하기 때문에 발생하고 있다. 순환고리가 끊긴 것이다.

수산기방식은 환경오염물질의 대부분을 차지하는 수명이 다한 유기물을 에너지 투입 없이 분해하며, 분해과정에서 악취와 침출수가 전혀 발생하지 않는다. 더구나 분해시간이 매우 짧기 때문에 대규모 처리시설을 건설할 필요도 없다.

수산기방식의 분해산물로 유기영양성분을 포함하는 알칼리성의 미네랄들이 형성되는데, 이는 지력을 향상시키고 유익미생물이 잘 자라게 하는 최상의 천연비료라고 할 수 있다. 이렇게 형성된 비료들을 통해서 단절된 흙 순환이 연결되게 된다.

수산기방식은 지구의 환경위기를 근본적으로 해결할 수 있는 뉴패러다임 과학이라고 할 수 있다.

원하는 대로 행하는 미생물

* 재야과학자 리재학은 미생물의
거생물 이론을 제시하고 있다. 미생
물은 전체적으로 살아있는 하나의
생명체로 볼 수 있다는 것이다. 거
생물이론 역시 미생물의 특정 기능
을 얼마든지 유도할 수 있다는 것이
다. 이것은 돌연변이를 유도하는 것
과는 다르고, 하나의 미생물이 아니
라 다양한 미생물에 의해서 이루어
지는 후생유전학이라고 할 수 있다.

재야과학자 홍한의는 특정미생물을 분리해서 사용하는 기존의
방식이 아니라 토종미생물의 군집을 원하는 방향으로 유도함으로
써 다양한 분야에 성공적으로 사용하고 있다*.

특히 그는 쓰레기 처리에 필요한 미생물의 기능성들을 부여했
다. 염기를 제거하는 능력, 기름을 제거하는 능력, 뼈를 분해하는
능력, 심지어 비닐을 분해하는 능력을 갖춘 미생물의 군집을 만들
수 있었다. 그는 이런 미생물을 쓰레기 처리 용도로 활용하고 있
는데, 염분과 기름기가 많은 음식쓰레기에서 24시간 만에 염분농
도가 낮아지고 기름이 분해되고, 생선가시와 각종 뼈들도 모두 분
해되며, 심지어 쓰레기를 담은 비닐도 모두 분해되었다.

분해과정에서 악취도 발생하지 않았고 어떤 침출수도 발생하
지 않았다. 더구나 미생물이 열을 발생하기 때문에 온도를 높이
기 위해서 전기료가 들 것도 없다. 분해산물은 모두 염분농도가
낮기 때문에 가축사료로 사용할 수 있고, 농작물의 비료로도 사용
이 가능하다. 옆의 사진은 미생물에 의해서 분해된 음식물 쓰레
기의 모습이다.

현재 연간 500만 톤의 음식쓰레기가 한국에서 발생한다. 염분
이 많은 한국의 음식쓰레기는 기존의 미생물이 제대로 처리하지 못
하고 있다. 하지만 홍한의는 이러한 문제들을 모두 해결하고 있다.

홍한의는 음식물 쓰레기 처리 뿐 아니라 다양한 용도의 미생물

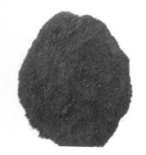

을 개발하였다. 그는 한약재를 첨가하여 미생물을 기르면서 특정
기능성을 유발시켰다.

이렇게 유도된 미생물의 산물은 특정 기능성을 보인다. 예를 들
어 남성기능을 강화시키는 약재들을 첨가하여 미생물을 기름으로
써 특정기능을 유도하는 것이다.

홍한의 역시 위기에 처한 지구의 환경에 뉴패러다임적 대안을
제시하고 있다.

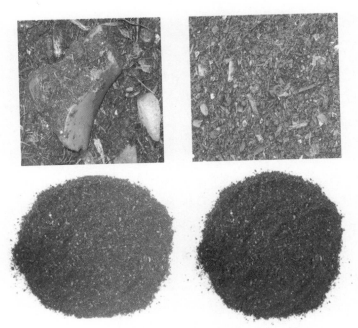

뼈를 포함하는 음식물 쓰레기가 시간에 따라 분해되는 모습

* 사람의 세포는 대장균과 같이 계속 분열하지 못한다. 분열할 때마다 텔로미어(telomere)라고 불리는 염색체의 말단에 있는 DNA들이 조금씩 파괴되고, 일정 수만큼 분열하면 텔로미어를 넘어서 염색체의 유전자들이 파괴되기 때문에 스스로 아포토시스(apoptosis)라고 불리는 죽음의 길을 선택한다. 텔로미라제는 염색체 말단에 존재하며 세포를 보호하는 텔로미어의 길이를 다시 길게 한다. 텔로미라제는 일반 세포에서는 작동하지 않고 암세포와 생식세포에서만 작동한다. 텔로미라제에 의해 암세포는 내재된 수명이 없이 한없이 분열한다.

[34]. Bae et al. "Human zinc fingers as building blocks in the construction of artificial transcription factors", Nature Biotechnology, 266, 275-280. (2003); Kim et al. "Repression of human telomerase reverse transcriptase using artificial zinc finger transcription factor", Molecular cancer research, 7, 2, 246-253 (2010)

나는 오랫동안 징크핑거라는 단백질을 이용해서 암에만 발현되는 텔로미라제(telomerase)라는 효소를 억제해서 결국 암을 억제하는 실험을 진행했다. 징크핑거(zinc finger, 아연손가락)는 특정 DNA를 인식할 수 있는, 가운데 아연이 있고 마치 손가락 같은 형태를 갖는 단백질이다. 한 개의 징크핑거가 3-4개의 DNA를 인식하고, 징크핑거를 3-4개 연결하여 10개가 넘는 특정 DNA 염기배열을 인식해서 유전자를 조절할 수 있다. 징크핑거를 이용하는 방식이 1세대 유전자가위이다. 지금은 크리스퍼(CRISPR-cas9)를 이용하는 3세대 유전자가위가 개발되어서 미래를 여는 유전자기술의 혁명으로 평가받고 있다*.

나는 텔로미라제를 억제해서 약 30-40% 정도 암을 억제할 수 있었다. 이 방법은 단백질을 이용해서 유전자를 조절하는 매우 안전한 항암제의 가능성을 제시한 것이고(단백질은 효과를 나타낸 후 분해되기 때문에), 매우 뛰어난 방법으로 평가받고 있다[34].

내가 그동안 진행했던 징크핑거** 단백질을 이용한 실험은 신약개발의 초기단계에 해당한다고 할 수 있을 것이다. 하지만 현실적으로 사용하게 되려면 시간이 얼마나 걸릴지 모른다.

이미 살펴보았듯이 암을 억제하는 P53의 3D파동이 담긴 물은 탁월한 항암효과를 보인다. 물에 담긴 P53정보에 의해서 암세포는 완전히 사멸했고 암전이도 억제되었다. P53의 3D파동이 담긴 물에는 물질의 부작용이 없고 매우 안전해서 바로 사용이 가능하다. 나는 이미 30여 가지가 넘는 다양한 정보미네랄을 개발한 바 있다.

정보미네랄을 개발하는 과정과 신약개발과정을 비교해 보자. 세계적인 제약회사에서의 신약개발 과정은 무려 10억불이 넘는 비용과 10년 이상의 개발기간이 필요하다. 반면에 항암효과를 나타내는 정보미네랄을 개발하는 과정은 논문들을 탐색하고 현대의학이 밝힌 원인물질을 주문하는데 시간이 걸릴 뿐이지 막상 정보미네랄로 만드는 과정은 며칠이면 가능하다. 이렇게 뉴패러다임 과학에서의 신약개발은 뛰어난 효과를 보이지만 비용과 시간이 거의 들지 않고, 물질이 아니기 때문에 매우 안전하다.

** 나는 1999년 대학 후배였던 서울대 김진수 교수와 징크핑거를 이용한 유전자조절방식을 개발했고, 툴젠이라는 유전자 회사를 공동창업하였다. 나는 그 후 물 연구를 하게 되면서 유전자 연구를 떠났고 뉴패러다임 과학으로 연구가 이어졌다. 김진수 교수는 2세대 유전자가위 연구에도 세계적 수준이었지만, 현재 유전자연구의 혁명을 일으키고 있는 3세대 유전자가위 연구에서 선두를 달리고 있다. 툴젠은 1세대, 2세대, 3세대 유전자가위 기술을 독자적으로 확보하고 있는 전 세계의 유일한 회사로, 현재 3세대 유전자가위 원천기술로 국내특허를 등록하였고, 미국의 MIT와 버클리대학과 3세대 유전자가위 원천기술에 대해서 세계적 특허분쟁을 벌이고 있는 자랑스러운 한국의 회사이다. 크리스퍼 유전자가위 기술은 2015년 세계적 과학잡지 〈사이언스〉에서 과학계의 혁신을 이끈 10대 기술을 선정했는데, 그 중 단연 1위를 차지했다.

의학계의 지각변동

영국의 신문 〈가디언〉은 벵베니스트의 실험결과가 옳다면 이것은 화학반응이나 생화학, 약학의 작용기전을 설명하는데 있어서 지각변동과 같은 일이며 모든 교과서를 다시 써야 하는 일이라고 한 바 있다[6].

하지만 벵베니스트의 실험결과는 이중맹검 실험을 통해서 이미 객관적으로 증명되었고, 노벨의생리학상을 받은 바 있는 몽타니에에 의해서도 물의 기억력은 이미 증명되었다.

살펴보았듯이 나의 실험실에서도 물의 기억력은 증명되었고, 수많은 환자들이 단지 약리물질의 3D파동을 담은 물에 의해서 치유되는 경험을 할 수 있었다. 물의 기억력은 부인할 수 없는 사실이라고 할 수 있다[35].

1997년 한국의 과학기술처에서 연구비를 제공하고 한국과학기술원을 주관연구기관으로 하여 실제로 한국의 과학자들이 세계 각국의 공간에너지 기술을 연구하는 기관들을 방문하면서 진행된 '공간에너지 기술개발을 위한 기획조사연구'의 보고서에서는 물에다가 필요로 하는 기능을 발휘할 수 있도록 정보를 각인하는 기술에 대해서, '이러한 기술이 완전히 정착단계에 들어서게 되는 경우에는 우리 주변에 물과 관련되지 않은 것이 거의 없기 때문에 응용분야가 엄청날 것으로 기대되고[36], 그 시장이 엄청나게 크므

[6]. Milgrom, L, "Thanks for the Memory: Experiment has backed what was once a scientific 'heresy' ", The Guardian(3.15, 2001)

[35]. Won H. Kim, "From Analogue Type 'Water Memory' to Digitized '3D wave'", Journal of Applied and Advanced Physics, 1, 1(2015) http://crescopublications.org/pdf/JAAP/JAAP-1-R003.pdf

[36]. 과학기술처 보고서, "공간에너지 기술개발을 위한 기획조사연구", 한국과학기술연구원(1997)

로 곧바로 연구개발에 착수하는 것이 바람직하다'고 제안하고 있다. 하지만 우리나라 뿐 아니라 세계적으로도 벵베니스트 이후 최근까지도 물의 기억력에 관한 연구는 제대로 이어지지 않고 있다.

현대과학과 의학의 물질주의 패러다임으로는 물이 기억하는 원리를 제대로 설명할 수 없기 때문에 비과학적 영역으로 치부하고 있으며 아예 관심을 갖지 않는다. 하지만 정확하게 표현하면 이러한 보이지 않는 파동적 영역은 비과학적 세계가 아니라 현대과학의 영역을 넘어서는 초과학적 세계이다. 이 책은 보이지 않는 파동적 영역을 현대과학의 언어로 표현하고자 하는 노력이다.

2부
물을 넘어서

　그동안 많은 학자들에 의해서 기존 물질주의 관점의 과학으로 설명할 수 없는 파동적 영역이 연구되어 왔다. 뉴패러다임 과학은 물질의 3D파동을 넘어서 세포간의 커뮤니케이션과 생체의 질서를 유지하는 보이지 않는 파동적 영역과 공간의 질서를 추구한다.

　21세기에는 물질과학이라는 패러다임을 넘어서 보이는 물리적 영역과 공존하면서 끊임없이 영향을 주고 있는 보이지 않는 파동적 영역을 대상으로 하는 뉴패러다임의 과학과 의학의 시대가 전개될 것이다.

유령 DNA(phantom DNA)

러시아의 포포닌(Poponin, A)은 DNA의 3D파동이 물 뿐 아니라 공간에 물리적 실체로서 존재할 수 있다는 것을 소위 유령 DNA 실험을 통해서 보여주었다. 포포닌은 DNA에 레이저 광선을 쪼였을 때 나타나는 DNA의 산란 패턴이 DNA 시료를 제거한 후에도 나타난다는 것을 보여주었다 [1].

[1]. Poponin, V. "The DNA Phattom effect" http://twm.co.nz/ DNAPhantom.htm(2002)

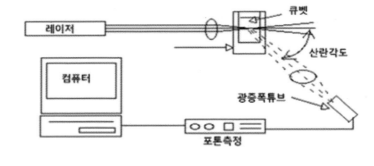

포포닌이 사용했던 레이저산란 측정장치

옆의 사진들은 유령 DNA를 보여준다. 진공을 걸어준 후 레이저를 비추었을 때, DNA가 처음부터 없는 상태에서의 산란 패턴은 백그라운드 잡음을 보여준다. 그러나 DNA 시료가 존재할 때는 DNA의 반복적인 질서를 표현하는 패턴을 보여주었다. 이번에는 DNA를 제거한 상태에서 레이저광선을 비추었다. 놀라운 것은

86

DNA가 없는 가운데에도 백그라운드 잡음과는 확연히 다른 DNA의 반복적인 산란 패턴이 나타났다.

물질로서의 DNA가 없는 공간에서 DNA의 산란 패턴이 나타났기 때문에 이 현상은 유령 DNA로 불리고 있다. 유령 DNA의 산란 패턴은 DNA가 없는 가운데도 거의 한달 간 재현될 수 있었다.

유령 DNA 효과는 유령잎(phantom leaf)* 효과와 함께 물리적 물질이 아니라 물질의 3D파동이 특정 3차원적인 형태의 장(field)을 공간에 형성한다는 것을 시사하고 있다.

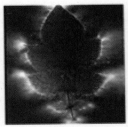

나뭇잎 킬리언 사진

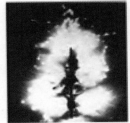

유령잎 효과

* 러시아의 킬리언(Kirlian, S)에 의해서 고압 고주파 방전을 이용해서 물체의 주위에 방전현상을 일으키면 방전현상이 필름에 감광되어 상이 나타나는 것이 발견되었다. 나뭇잎을 절단한 후 방사되는 에너지를 킬리언 사진기로 찍었을 때 비록 나뭇잎은 절단되어 있지만 사진은 원래의 절단되기 이전의 모습을 보여준다.

환상 속의 팔과 다리

사람들은 자신의 손발을 잃은 후에도 대부분 그 손발의 느낌까지 잃지는 않는다. 더 이상 육체적으로 존재하지 않는데도 실제로 거기 있는 것같이 느껴지는 손과 발을 환상지(phantom limb)라고 부른다 [2].

[2]. Lynne McTaggart, 이충호 옮김, "The Field", 무우수(2004); Michael Talbot, 이균형 옮김, "홀로그램 우주", 정신세계사(1999)

절단수술 직후의 환각은 너무 생생해서 어떤 사람들은 떨어져 나간 다리에서 가려움을 느끼고 긁으려고 손을 뻗친다. 절단당한 사람들은 대부분 없어진 손발의 움직임 등을 느낄 뿐 아니라 가려움, 온기, 뒤틀림 같은 다양한 느낌을 경험한다. 또한 이 환상지는 마음 내키는 대로 움직일 수도 있다고 한다.

환상지 현상은 단지 손발 뿐 아니라, 코, 고환, 혀, 유방, 음경, 방광, 직장 같은 신체 부위를 잃었을 경우에도 환각 속에 그것이 존재한다는 느낌으로 나타난다. 예를 들어 유방절제 수술 후 가상의 유방을 느낄 때 젖꼭지도 생생하게 느낀다고 한다. 마찬가지로 어떤 남성들은 음경을 잃은 후에도 가상의 발기를 느낀다. 심지어 몇몇은 가상의 오르가즘도 느낀다고 한다. 그러나 대체적으로 통증을 느끼는 사람들이 많다.

환상지 현상은 단지 손발을 절제한 환자들 뿐 아니라 선천적으로 손발이 없는 사람도 느끼는 경우가 있다. 예를 들어 신경안정제인 탈리도마이드*를 복용한 결과, 수족 하나가 없이 태어난 사람들에게서도 약 10-20%는 그런 환각을 느낀다. 손이 없이 태어난

* 탈리도마이드는 1950년대 후반부터 1960년대까지 임산부들의 입덧 방지용으로 판매된 약이다. 부작용으로 팔 다리가 극단적으로 짧은 기형아들이 태어남에 따라 사용이 금지된 바 있다.

사람이 굽힐 수 있다는 손가락이 있다는 느낌을 경험하는 것이다.

의수와 의족도 환각과 융합될 수 있다. 실제로 인공 보철물에 사람들이 적응해 나가는데 그런 환각이 매우 중요한 역할을 한다. 인공팔다리를 착용하고 있는 사람들은 잠자리에 들기 전 그것을 벗어놓는데, 이때 고통스러운 환각이 밀려온다. 그럴 때 다시 의족을 착용하면 도움이 된다. 하지만 그것을 벗어버리면 이내 다시 환각이 시작된다고 한다.

현대과학의 어떠한 이론도 환상지 현상을 제대로 설명하지 못한다. 현대의학은 환각들은 틀림없이 두뇌 안에 있다고 믿는다. 그러나 정신이 신체 전체로, 그리고 신체를 벗어나 확장될 수 있는 것이라면, 신체 이미지를 두뇌 속이나 신경조직 따위에 국한 시킬 필요는 없다.

환상지는 두뇌 안에 갇힌 게 아니라 잘리고 남은 부분에서 뻗어나가 투영된, 거기 있는 것처럼 느껴지는 바로 그곳에 존재할 수 있다.

영국의 셸드레이크(Sheldrake, L)는 이러한 환상지 현상을 형태형성장(morphogenetic field)으로 설명했다 [3]. 형태형성장은 어느 생명체건 유전적인 형질에 의해 모든 것이 결정되는 것이 아니라 형태를 결정하는 어떤 틀이 있는데, 선천적인 경험과 지식 뿐 아니라, 출생이후 쌓이는 경험과 지식이 형성되면서 계속 바뀐다. 형태형성장은 부분과 전체가 공유되는 홀로그램적 성질을 갖고 있다. 형태형성장에 대해서는 더 자세히 살펴본다.

[3]. Sheldrake, L. "A New Science of Life"(1988); "The Presence of the Past"(1995);. Park Street Press(London)

나뭇잎의 잔상

다시 나뭇잎으로 돌아가 보자. 나뭇잎의 잔상이 킬리언 사진기로 항상 찍히는 것은 아니다. 이것은 매우 드문 현상이다. 같은 방법으로 제작된 킬리언 사진기 중에서도 나뭇잎의 잔상이 찍히는 사진기는 아주 드물게 나타난다. 그리고 그 사진기에서만 잔상이 찍힌다. 그렇기 때문에 나뭇잎의 잔상이 찍히는 이유는 매우 특정한 파동의 공명에 의한 것이라 할 수 있다.

나뭇잎의 잔상이 찍히는 이유는 비록 나뭇잎이 잘라져서 사라졌더라도, 공간에 나뭇잎의 영향이 아직도 남아있다는 것을 의미한다. 다시 말하면, 잘라져서 남아있는 나뭇잎들이 원래의 온전한 나뭇잎의 모습을 기억하고 있는 것이다. 실제로 이 나뭇잎의 잔상은 윗부분과 아랫부분이 다르게 찍히는 삼차원적인 영상임이 입증되었다.

나뭇잎의 잔상 영상은 부분이 전체의 정보를 담고 있는 홀로그램의 성질을 갖고 있다. 나뭇잎의 가운데 동전크기의 구멍을 뚫어놓고, 킬리언 사진기를 이용하여 나뭇잎을 찍었을 때, 그 구멍 안에 나뭇잎의 전체 모습이 나타나는 영상이 찍힌 것이다[4]. 이러한 사실은 환상지 뿐 아니라 유령잎 현상과 같이 킬리언 사진에 나타나는 영상이 홀로그램적 성질을 갖고 있다는 것을 증명하고 있다.

[4]. Gerber, R. "Vibrational Medicine" Bear & Company(1988)

홀로그램 우주

홀로그램이란 피사체를 거쳐 가지 않은 레이저 광선과 피사체를 거쳐 가는 또 다른 레이저 광선이 서로 간섭을 일으키면서 만들어진 상을 말한다. 서로 다른 관점에서 바라보았던 정보가 취합되어 만들어진 상이기 때문에 3차원적 입체 영상을 만들어낸다[2].

놀라운 점은 그렇게 만든 홀로그램 필름은 아무리 작게 잘라도 조각 하나 하나가 전체의 정보를 다 갖고 있다는 점이다. 홀로그램 필름의 작은 조각은 단지 선명도만 떨어질 뿐이다. 홀로그램 속에서는 아무리 작은 부분도 전체의 정보를 갖고 있는 것이다. 예를 들어서 사과를 홀로그램으로 찍었다고 할 때, 잘라진 작은 필름의 경우도 단지 선명도만 떨어질 뿐이지 사과 전체의 영상을 다 담고 있다.

최근 우주 전체가 홀로그램으로 서로 연결되어 있다는 이론이 봄(Bohm, D)을 비롯한 물리학자들에 의해 제기되고 있다.

플라스마 상태에서는 전자와 양이온들이 처음에는 무질서하게 움직이는 것 같지만 곧 살아 있는 생명체와 같은 질서를 보이는 것이 확인된 것이다. 플라스마란 고농도의 전자와 양이온을 품고 있는 가스이다. 전자들이 플라스마 속에 들어오면 개개의 독립체로 있는 것이 아니라, 상호 연결된 전체의 일부가 된 것처럼 행동한다. 플라스마 속에서 3차원적으로 떨어져 제멋대로 움직이는 것처럼 보이지만 입자들은 초공간적으로 연결되어 있는 것이다.

[2]. Lynne McTaggart, 이충호 옮김, "The Field", 무우수(2004); Michael Talbot, 이균형 옮김, "홀로그램 우주", 정신세계사(1999)

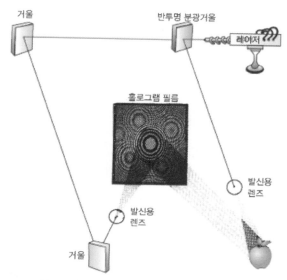

거울

반투명 분광거울

레이저 ???

홀로그램 필름

발신용
렌즈

발신용
렌즈

거울

홀로그램으로 만드는 3차원 입체영상

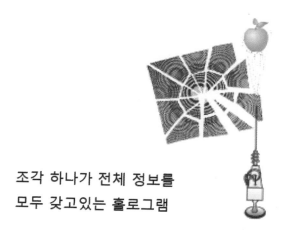

조각 하나가 전체 정보를
모두 갖고있는 홀로그램

봄은 자신이 제시한 물질의 배경에 있는 홀로그램의 세계를 '양자장(quantum field)'이라고 표현했는데, 양자장은 중력과 같이 모든 공간 속에 편재해 있다(delocalized). 봄의 홀로그램은 허수공간으로 확대되는데, 봄은 물질을 넘어 모든 우주의 활성정보(active information)를 간직하고 있는 근원적 홀로그램을 '초양자장(superquantum field)'으로 불렀다.

양자장이 작용하는 차원에서는 위치라는 것이 무의미하다. 공간 속의 모든 지점들은 다른 모든 지점들과 동등해졌으며, 어떤 것이 다른 어떤 것과 서로 분리되어 있다고 말하는 것 자체가 무의미하다(비국소성, non-locality).

봄은 어항 속에서 헤엄치고 있는 한 마리의 물고기를 예로 들어서 비국소성에 의한 두 입자간의 연결을 설명한다. 어항의 물고기를 정면과 측면을 비추고 있는 두 대의 비디오카메라에 비춘다고 생각해보자. 두 대의 TV를 통해 나타나는 화면상의 물고기는 사전 지식이 없다면 별개의 존재로 보일 것이다. 그러나 계속 관찰한다면 서로간의 연결성이 존재함을 알게 된다. 한쪽이 방향을 바꾸면 다른 쪽도 같은 모습은 아니지만 일치되는 방향 전환을 할 것이다. 서로 간에 교신하고 있는 것으로 판단될 수 있다. 그러나 사실은 어떠한 교신도 일어나고 있지 않다. 바로 두 마리로 보이는 물고기가 사실은 한 마리의 다른 모습이기 때문이다.

유전자를 조절하는 3차원 장

생명을 전체적으로 바라볼 때 장(場, field)의 개념이 도입된다. 처음 장의 개념이 도입된 것은 패러데이(Faraday, M)의 전자기장에 의해서이지만 이제 장의 개념은 생명체를 이해하는데 필수적이다. 생명체의 통일성을 이루는 3차원 형태의 장을 먼저 생각해 보자.

나뭇잎의 예를 들어보자. 이미 유령효과에서 살펴보았듯이 나뭇잎을 절단한 후 킬리언 사진기로 찍어 보았을 때, 비록 나뭇잎은 절단되어 있지만 사진은 절단되기 이전의 모습을 보여준다. 이러한 나뭇잎의 잔상이 홀로그램적 성질을 갖고 있음을 킬리언 사진술을 이용해서 확인할 수 있다[4].

[4]. Gerber, R. "Vibrational Medicine" Bear & Company(1988)

도롱뇽의 경우 사지가 절단되어도 8주 정도에 걸쳐서 완벽하게 재생된다. 절단된 사지의 단면에 있는 세포들도 도롱뇽의 나머지 부분에 있는 세포들과 똑 같은 유전자를 갖고 있는데, 어떻게 절단면에 있는 세포들은 공간에 삼차원적으로 떨어져 있는 부분의 정보들을 인식하여 완벽한 다리의 모습을 재생할 수 있을까? 현재 분자생물학의 이론으로 도롱뇽의 절단부위가 다시 원래의 완벽한 모습으로 자라는 모습을 설명하기는 불가능하다.

나뭇잎에서 관찰된 사실을 도롱뇽에게도 적용해본다면, 도롱뇽에서 비록 다리가 절단되어 있지만 도롱뇽의 남아있는 부분들은 원래 다리가 절단되기 이전의 전체의 모습을 기억하고 있다고 볼 수 있다. 그렇다면 도롱뇽 다리의 나머지 부분을 재생하는 정보는 이미 공간에 하나의 장(field)으로 존재하고 있으며, 유전자가 하는 역할은 그 설계도에 맞추어 블록을 쌓아가는 일이라고 해석할 수 있다. 이러한 가설은 유전자를 활성화시키고 억제시키는 정보가 비유전자적인 요소들에 의해서도 결정된다는 사실을 의미한다.

홀로그램에서는 전체와 부분은 서로 조화를 이루고 있다. 부분은 반드시 전체의 부분으로 전체의 지령을 받고 있다. 도롱뇽 다리의 잘라진 부분을 재생하는 정보가 도롱뇽이라는 홀로그램의 부분으로 이미 공간에 존재하면서 하나의 장(場, Field)을 형성하고 있다면, 유전자가 하는 역할은 설계도가 아니라, 홀로그램 설계도에 맞추어 공간에 블록을 쌓아가는 일이라고도 해석할 수 있다.

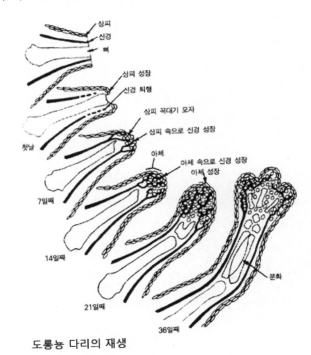

도롱뇽 다리의 재생

생체전자기장과 생명장

1930년대 미국 예일 대학의 버어(Burr, H)는 다양한 종류의 생물에서 전기를 측정하기 시작했다. 그는 곤충, 히드라, 도롱뇽, 인간, 심지어는 곰팡이류까지 다양한 생물의 주변에서 전기장(생체전자기장)을 측정해 냈다. 그는 이 전위의 변화들을 측정하여 그것을 성장, 재생, 최면, 수면, 그리고 암과 같은 질병 등에 관련지었다[5].

버어는 전압계를 동시에 수년 동안 나무들에 고정시켜서 측정한 결과 그것들의 전위가 빛과 습기뿐 아니라 뇌우, 태양의 흑점, 달의 만삭 등에 따라서 변한다는 것을 발견했다. 버어는 생체에서 측정되는 전자기적 에너지를 생명장(life field)이라고 불렀는데, 생명장은 같은 모양을 대량 생산할 수 있는 주형과 같이 생명체의 모양을 간직하고 있다고 생각하였다*.

"우리가 몇 년 동안 한 번도 만난 일이 없는 한 친구를 만났을 때 그의 얼굴에는 이전에 그 얼굴에서 보았던 분자들이 단 하나도 남아 있지 않다. 그러나 생명장의 통제 덕분에 새로운 분자들이 예전의 친숙한 형태로 배열되어 그의 얼굴을 알아볼 수 있는 것이다."

또한 버어는 발생 과정에서 전기장의 변화를 측정하기도 하였는데, 도롱뇽의 수정되지 않은 알에서도 생체에서의 뇌와 중추신경계와 방향이 일치하는 전기적인 축을 발견할 수 있었다. 그는 이러한 미수정란에서의 전기적 축에 의한 방향성이 태아의 세포

* 이 책에서는 통일성을 제공하는 장을 생명장, 형태형성장, 생체광자에 의한 커뮤니케이션, 3D 파동에 의한 허수공간의 질서 등의 단어로 표현하고 있다. 이들은 부분과 전체가 서로 공유하는 홀로그램적 속성을 갖는다. 홀로그램에 의해서 생명은 우주와 조화를 이루고, 생명의 부분은 전체와 조화를 이룬다. 홀로그램은 우주의 근본성질이며 생명의 근본성질이다.

분열과 성장을 유도하는 것으로 생각하였다. 버어는 심지어 발아하는 식물의 씨의 주변에서도 장차 성체의 모양을 하고 있는 전기장을 발견할 수 있었다.

이것은 버어가 측정한 생체전자기장이 킬리언 사진기에 의해서 찍히는 나뭇잎의 잔상과 같은 홀로그램적 성질을 갖는다는 것을 의미한다. 이러한 홀로그램적 장에 의해서 발생과정 혹은 재생과정에서 필요한 유전적 정보들이 작동한다.

젊음을 옮겨주는 장치

중국 태생의 러시아인 장칸젠은 DNA가 실은 생체의 파동정보*가 기록되어 있는 카세트테이프이고, 파동정보에 의해서 그 DNA의 표현양식이 달라질 수 있다고 생각했다. 그는 그러한 역할을 적외선의 바로 바깥에 위치한 마이크로웨이브** 가 할 수 있다는 것을 발견했고, 마이크로웨이브를 조사함으로써 DNA에 기록된 생체의 파동정보를 옮겨줄 수 있는 장치를 개발했다[2].

그는 이 장치를 이용해서 밀과 옥수수의 교배종을 만들었는데, 이렇게 교배된 옥수수의 경우 밀과 같이 이삭이 여러 가닥이 나와서 2배 이상의 수확량을 얻을 수 있었다. 그뿐 아니라 멜론의 새싹의 파동정보를 오이에 옮겨주었을 때 오이가 멜론과 같은 모습을 보였다. 이렇게 획득된 형질은 다음 세대에까지 유전되었다.

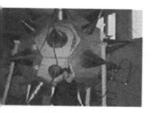

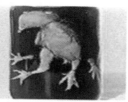

장칸젠은 식물뿐 아니라 동물에서도 파동정보를 옮겨주는 실험을 했는데, 달걀에 오리의 파동정보를 전사시키면서 달걀을 부화시키자 500여개의 달걀 중에서 480마리의 병아리가 나왔는데, 25%는 물갈퀴가 있었고, 80%는 머리 모양이 오리와 같이 납작해졌으며, 70%는 목이 길어졌고, 90%는 오리와 같이 닫힌 귓구멍을 갖고 태어났다. 이렇게 형성된 획득형질은 다음 세대까지 유전되었다.

그 외에도 장칸젠은 토끼들은 암에 걸리지 않는다는 사실에 착안하여 암을 유발시킨 300마리의 쥐를 두 그룹으로 나누어 실험을 했는데, 그 중 한 그룹에 토끼의 파동정보를 전사했을 때, 70%가 살아남았으나, 그렇지 않은 대조군의 경우 모두 죽었다.

장칸젠은 생체를 젊게 하는 것도 가능함을 보여주었다. 그는 늙은 쥐에 싹이 터서 성장을 시작한 여러 식물의 씨앗과 어린 동물의 파동정보를 전사하였다. 그 결과 늙은 쥐에서 성기능 및 생식 능력이 회복되어 새끼를 낳았으며, 동작이 민첩해지고 식욕이 왕성해졌으며, 수명이 연장되었다.

장칸젠은 사람에 대해서도 이 장치를 시험한 결과 암을 비롯한 다양한 질환들을 치료할 수 있었으며, 사람을 젊어보이게 회춘시킬 수도 있었다. 장칸젠의 방법은 1991년 '면역반응 제어법'이라는 제목으로 러시아에서 특허로 등록되었다.

1997년 12월 서울 수운회관에서 열린 장칸젠 초청강연을 통해서 나는 물질을 넘어서는 파동적 영역을 최초로 접하였다.

정전장에 의해서 나타나는 태고의 유전자

[3]. Sheldrake, L. "A New Science of Life"(1988); "The Presence of the Past"(1995);, Park Street Press(London)

이번에는 정전장이 DNA의 표현양식에 미치는 영향을 살펴보자 [3]. 1988년 스위스의 제약회사 시바-가이기(Ciba-Geigy)의 연구원인 에브너(Ebner, G)와 쉬르히(Schürch, H)는 정전장(electrostatic field)으로 밀을 처리하였는데 놀라운 결과가 나타났다. 그 밀은 아주 빨리 자라서 밀의 성장에 보통 7개월이 걸리는데 4주 만에 완전히 자라버렸다. 그리고 한 포기에 달린 이삭은 더 많았다. 봄과 여름이 짧아 보통 밀이 자랄 수 없는 곳에서도 이 밀은 재배가 가능하며 살충제나 제초제를 쓸 필요가 없었다 [7].

[7]. 뷔르긴, "태고의 유전자" 류동수 옮김, 도솔(2008)

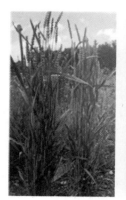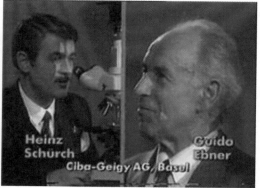

정전장 처리 밀 씨앗 두 개가 비료도 없이 이렇게 덤불로 자랐다.

그 외에도 애벌레고사리의 싹을 한 달 동안 정전장으로 처리한 결과 이번에도 예상치 못한 양상이 나타났다. 싹에서 전혀 다른 종류의 고사리가 자란 것이다. 깃털모양의 잎을 가진 고사리에서, 혀 모양의 잎이 둥글게 둘러서 나는 고사리가 생겨난 것이다.

이러한 고사리의 모습은 석탄 퇴적물 층에서 발견된 고사리 잎 화석과 일치한다. 놀라운 것은 애벌레고사리의 염색체는 36개인 반면, 이 고사리의 염색체는 41개였다.

정전장은 동물에서 사용되어도 같은 결과를 보여주었다. 수정된 무지개 송어 알을 4주간 정전장 안에 놓아둔 후, 눈이 보이기 시작할 때쯤 다른 용기에 옮겨 양식을 했다. 놀랍게도 송어는 전혀 무지개 송어같이 보이지 않았다. 대가리와 몸통의 모양이 훨씬 크고 야생적이었다. 스위스 베른의 물고기 연구소는 이 송어가 150만 년 전 멸종한 송어임을 확인해 주었다.

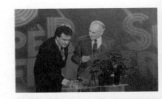

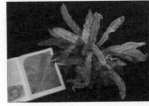

1988년 스위스의 방송프로그램에서 에브너 박사가 보통 고사리와 정전장 처리 고사리를 보여주고 있다.

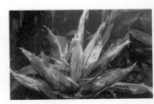

정전장 처리 옥수수. 많아야 세 자루까지 열리는 것이 보통인데 정전장 처리 후 옥수수에서 여섯 자루까지 자란다.

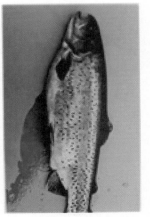 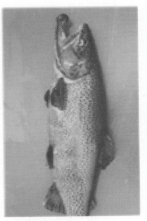

정전장 처리 알로부터 더 큰 야생형 송어가 발달했다(오른쪽).
갈고리 모양의 턱과 뚜렷한 반점, 눈에 띠게 붉은 아가미 등이 특징이다.

* 최근 유전자의 표현양식이 환경
적인 영향에 의해서 달라진다는 개
념이 후생유전학(epigenetics)이라
는 이름으로 정통 학계에서도 연
구되고 있다. 돌연변이가 아니라
도 빛과 전자파, 그리고 정전장을
포함하는 모든 물리적 장 환경과
스트레스와 같은 심리적환경과 식
생활을 비롯한 생활환경과 영양환
경, 환경오염과 같은 외부적 요인
들이 유전자의 표현양식에 영향을
준다. 예를 들어서 일본 교토의 양
파는 매우 크나, 센다이 지방으로
옮겨 키우면, 일년째는 교토와 같은
크기의 몸체가 나오지만, 다음 해부
터는 점점 작아진다. 아무리 양질의
비료를 사용해도 변화를 피할 수 없
다. 주산지가 옮겨짐으로써 식물이
나 동물의 성장패턴이 달라지는 것
을 일본에서는 산지착오라고 표현
한다. 후생유전학을 보여주는 대표
적인 예라고 할 수 있겠다.

** US5048458 // EP0351357
Method of breeding fish

*** kipris.or.kr

혁명적인 이들의 실험 결과는 정전장과 같은 물리적 환경이 유전자의 표현패턴*을 바꿀 수 있다는 것을 입증해주었다. 그들은 이 결과를 특허로 출원하였다**. 하지만 시바-가이기는 1992년 갑자기 이 연구를 중단시켰다. 시바-가이기는 그 후 노바티스 그룹의 일원으로 합병되었다. 노바티스는 이후로 더 이상 정전장 연구에 관심을 기울이지 않고 있으며, 특허는 계속 사장되어 있는 상태이다.

2001년 두 사람 모두 갑자기 사망한 후, 에브너의 아들에 의해 개인적으로 연구가 이어지고 있는 상황이다. 이 특허들의 일부는 국내에도 출원된 상태인데 '전기장을 이용한 식물의 발아상태 실험장치'라는 이름의 특허를 찾아볼 수 있다***.

상해전류와 생체재생

미국의 정형외과의사인 베커(Becker, R)는 아주 미세한 직류전기인 상해전류(current of injury)가 유전자를 조절할 수 있는 구체적인 정보를 담고 있음을 밝혔다 [8].

상해전류는 상처가 났을 때 측정될 수 있는 미세한 크기의 전류인데, 신경세포를 통해서 빠른 속도로 전위가 계속 바뀌면서 전달되는 자극(action potential)과는 달리 신경세포를 싸고 있으며 보호하는 외의 특별한 기능성이 알려지지 않은 글리얼세포(glial cell)와 슈반세포(schwann cell)를 통해서 매우 느리게 전달되는 직류성의 전류이다.

도롱뇽의 경우 절단이후 처음에는 플러스의 전위를 보이다 마이너스의 전위로 극성이 바뀐 후, 원래대로의 재생이 이루어짐에 따라 이 전위는 사라진다.

반면에 재생능력이 부족한 개구리의 경우는 다리를 절단하였을 때, 플러스의 전위를 보이다가 상처가 아물게 됨에 따라 플러스의 전위가 사라지는 단순한 패턴을 보인다.

베커는 개구리에서도 절단 이후 인위적으로 도롱뇽과 같이 마이너스의 전위차를 절단면에 형성해주면 재생이 이루어지지 않을까 생각했다.

실제로 그는 인공적으로 전위차를 만들어 준 결과 개구리의 앞다리가 재생되는 것을 관찰할 수 있었다.

[8]. Robert Becker, 공동철 옮김, "생명과 전기" 정신세계사(1995)' Robert Becker, "Cross Currents" Putnam(1990)

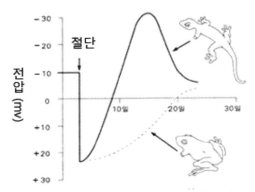

상해전류: 도롱뇽 대 개구리

　베커는 도롱뇽의 절단된 부위를 재생시켜줄 수 있는 정보는 1 나노암페어 단위의 미세한 직류전기(상해전류)에 의해서 생체의 삼차원적인 정보가 공간에 장(場)으로서 표현되며, 이러한 정보가 궁극적으로 유전자의 표현에 구체적인 영향을 준다고 생각하였다.

　그는 상해전류에 해당하는 미세전류를 전달함으로써 오른 쪽 다리가 절개된 쥐에서도 다리를 재생시킬 수 있었다. 포유류에서도 적절한 상해전류를 전달하면 재생이 일어날 수 있는 것이다. 베커는 실제 인체의 골절치유에서도 상해전류를 전달해 줌으로써 생체의 재생을 촉진할 수 있음을 보여주었다. 베커는 경락을 통해서 흐르는 기(氣)가 상해전류의 역할을 한다고 보았다.

내버려두기

    사람에 있어서도 재생능력은 어느 정도는 관찰된다. 1970년대 초 영국의 셰필드 지방에 있는 한 종합병원에서 손가락의 첫째 마디가 절단된 아이가 있었는데, 사무착오로 이 소년은 봉합수술의 시기를 놓치게 되었다. 그런데 놀랍게도 이 아이의 손가락이 점차적으로 완벽하게 재생되는 것이었다. 병원의 외과의사 일링워드(Ilingworth, S)는 아무 치료도 하지 않고 단지 손가락 끝이 살아나는 것을 관찰하기만 했다. 그 후 그녀는 그러한 '내버려두기' 방식으로 다른 어린이들을 치료하기 시작하여, 수백 건의 재성장 사례를 발표했다[9].

[9]. 김현원, "첨단과학으로 밝히는 기의 세계" 서지원(2002)

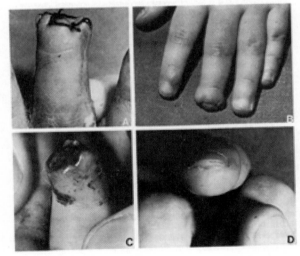

상처를 봉합한 경우 손가락의 재생은 이루어지지 않지만(A, B), 절단된 손가락을 그대로 내버려두었을 때, 손가락은 원래의 모습대로 재생된다(C, D).

재생능력이 뛰어난 아이들의 경우에는 손가락이 첫째 마디 안쪽으로 절단되었을 때 봉합수술을 하지 않아도, 거의 예외가 없이 손가락이 3개월 안에 완벽하게 재생이 된다고 한다. 그런데 절단면의 너덜너덜한 부분을 잘라버리면 재생이 더 효과적인 것이 발견되었다.

이렇게 하면 손상된 부분이 새것처럼 재생되는 반면, 그렇지 않았을 때는 매우 심한 흉터를 남기면서 치료가 되었다. 즉, 상처가 표피로 덮이지 않도록 해야 재생과정이 효과적으로 일어나는 것이었다. 그리고 만약 상처를 꿰맨다든지 하면 재생과정은 전혀 일어나지 않는다. 하지만 이 자연회복 치료법은 극히 일부의 병원에서만 받아들여지고 있는 실정이다*.

하지만 현재 인간에서 그 이상의 재생능력은 관찰되지 않는다. 어떤 이유에서인지 인간을 비롯한 포유동물은 한정된 재생능력만을 갖게 된 것이다.

* 현대의학에서 경제적 이득이 전혀 없는 '내버려두기' 방법은 학문적 대상이 될 수는 있어도 의학적 대상이 되기는 힘들 것이다. 경제적 이유 외에도 적극적 치료를 하지 않았을 때 나타나는 결과에 대해서 의사 개인이 책임질 수 없기 때문이기도 하다.

물질을 넘어서는 파동통신

사냥개는 산을 넘어서 수십 킬로미터나 떨어진 사냥감의 냄새도 감지할 수 있다. 사냥개의 코가 과연 그렇게 예민한 것인가?

북미산 나방의 암컷은 성호르몬의 일종인 페르몬(phermone)을 분비하여 수나방을 유인하는데, 이 페르몬 분자의 농도는 수 킬로미터에 분자 한두 개일 정도로 매우 낮다. 이렇게 낮은 농도를 수나방이 감지해서 방향을 잡아 암나방을 찾아가는 것은 전혀 불가능하다. 그렇다면 분자를 감지하는 것 말고 어떤 다른 방법이 있을까?

미국의 캘러한(Callahan, P)은 수나방이 암나방에게 가는 것은 흔히 생각하듯이 냄새를 맡고 가는 것이 아니라 페르몬에서 방사되는 특유의 미약한 파동을 찾아가는 것이라는 것을 밝혀냈다.

페르몬을 병 속에 넣어 밀봉한 후 적외선이나 가시광선을 쬐이면 수나방이 이 병을 향해 날아오다가, 빛을 쬐이는 것을 중단하면 수나방은 아무 반응도 보이지 않는다. 이는 빛을 쬐이는 것에 의해서 페르몬으로부터 어떤 신호가 방사되고, 수나방은 이를 수신할 수 있는 기능을 갖고 있다고 설명할 수 있을 것이다.

캘러한은 수나방의 안테나가 특정 주파수의 전자파에 대해 공진을 일으키기 때문에, 주변의 잡음이 아무리 많아도 특정 주파수의 미약한 전자파를 수신할 수 있다고 설명하였다[9, 10].

[9]. 김현원, "첨단과학으로 밝히는 기의 세계" 서지원(2002)
[10]. 방건웅, "기가 세상을 움직인다 2부" 예인, 85-103(2005)

자외선도 정보를 옮겨주는 그릇의 역할을 한다

러시아의 과학자들은 마이크로웨이브뿐 아니라 자외선 영역도 생체의 파동을 옮겨주는 그릇이 될 수 있음을 보여주었다.

1932년 러시아의 구르비치(Gurwitch, A)는 양파뿌리에서 채취한 세포가 배양접시에서 분열할 때, 옆에 있는 양파뿌리 세포의 분열도 촉진하며 분열주기가 같아진다는 결과를 보고했다. 그는 이러한 연결이 자외선에 의해서 이루어진다고 생각했고, 이를 세포분열을 촉진하는 광선이라는 뜻으로 미토겐선(mitogenetic radiation)으로 이름 붙였으나, 당시 빛을 증폭하는 기술이 없었기 때문에 직접적 증거를 제시하지는 못했다[11].

그 후 구르비치의 제자인 카즈나제프(Kaznacheyev, V)는 세포를 배양할 때 이를 둘로 나누어 한쪽 배양접시의 세포들을 2-4일에 걸쳐 서서히 죽이면 다른 쪽 배양접시의 세포들도 같이 죽는다는 것을 관찰하였다. 그는 자외선을 차단하는 일반 유리벽을 사이에 놓았을 때는 이러한 연결이 끊어졌으나, 자외선을 투과하는 석영 유리를 사이에 놓았을 때는 다시 배양세포들이 죽는 것을 관찰할 수 있었다[12].

여러 가지 필터를 이용해서 실험한 결과 그는 긴 파장의 약한 자외선(UVA, 320-400nm)이 바로 정보를 연결하는 매개체라는 것을 알게 되었다. 최근 UVA의 인체치유 효과 및 식물성장 효과에 대해서 많이 연구되고 있다[13].

[11]. Gurwitsch, A, "A historical review of the problem of mitogenetic radiation" Experientia, 44, 545(1988)

[12]. Kaznacheyev et al., "Distant intercellular interactions in a system of two cultures" Psychoenergentic systems, 1(3), 141(1976)

[13]. 존 오트, "빛과 건강" 최동완 역, 에 원(1999); Liberman, "Light, Medicine the Future" Bear & Company(1991)

생체광자

1970년 독일 마르부르크 대학의 포프(Popp, A)는 모든 발암물질이 380nm(나노미터, 10⁻⁹m)의 UVA 영역의 빛을 흡수하고, 진동수를 변화시켜서 다시 방출하는 것을 발견했다. 발암물질이 아닌 경우에는 380nm의 빛을 흡수하지 않았다[2].

세포에 자외선을 쬐어서 세포의 DNA를 포함해서 파괴한 후, 같은 파장의 빛을 약하게 주면 거의 하루 만에 손상된 부분이 회복된다. 이것을 광회복(photo-repair)라고 하는데, 380nm의 빛이 광회복에 가장 효과적이었다. 그 사실을 알게 된 포프는 380nm의 UVA 영역의 빛이 인체를 치유하는 빛이고*, 발암물질은 그 빛을 흡수해서 차단하기 때문에 광회복이 일어나지 못하게 하는 것이 아닌가 하고 생각했다.

포프는 이 빛이 원래 인체에서 스스로 발생한다고 생각했고, 루트(Ruth, B)라는 학생과 함께 빛을 증폭하는 장치를 개발해서 빛을 완전히 차단한 암실에서 생체에서 나오는 미세한 빛을 측정할 수 있었다.

포프는 세포의 DNA에 생체광자(biophoton)가 저장되어 있다가 초당 3-4개 정도로 발생하는데, 이 생체광자에 의해서 세포가 회복될 뿐 아니라 세포간의 정보교환(커뮤니케이션)이 일어난다고 생각했다.

생체광자는 화학적 발광현상(chemi-luminescence)에 의해 발생하는

[2]. Lynne McTaggart, 이충호 옮김, "The Field", 무우수(2004); Michael Talbot, 이균형 옮김, "홀로그램 우주", 정신세계사 (1999)

* 380nm는 파장의 길이를 표현하고 있다. 380nm의 UVA의 속도는 일반적 빛의 속도이지만 생체광자의 속도는 입자성을 갖는 보텍스 종파로 빛의 속도보다 느릴 뿐 아니라 오히려 소리의 속도에 더 가까울 것으로 생각된다. 생체광자와 UVA가 주파수를 공유하는 것이 아니라 380nm라는 파장을 공유한다.

[2]. Lynne McTaggart, 이충호 옮김, "The Field", 무우수(2004); Michael Talbot, 이균형 옮김, "홀로그램 우주", 정신세계사(1999)
[10]. 방건웅, "기가 세상을 움직인다 2부", 예인, 85-103(2005)
[14]. Popp et al., "Biophoton emission, New evidence for coherence and DNA as source" 6, 33(1992)

* 자가면역질환은 면역기능이 과도해서 내 몸을 적으로 오인하고 공격하는 것이다. 다발성경화증 외 류마티스, 크론병, 루프스, 쇼그렌, 베체트 등의 질환을 예로 들 수 있다. 갑상선기능 저하와 항진, 1형 당뇨병도 자가면역질환으로 내 몸의 면역기능에 의해서 갑상선, 췌장이 손상되면서 발생한다. 이 결과들은 생체광자와 면역기능의 관련성을 시사한다. 생체광자에 의한 지나친 물의 질서가 생체에 해로운 것이 밝혀진 바 있다. 생체광자에 의해 형성되는 질서도 지나치면 생체에 해로울 수 있다.

빛의 세기에 비해서 10만분의 1 내지는 100만분의 1에 지나지 않을 정도로 매우 약하기 때문에, 이러한 정도의 약한 미약 신호는 당연히 우리 주변에 존재하는 수많은 전자파들을 비롯한 잡음 신호에 파묻힐 수밖에 없을 것이다. 하지만 생체광자의 물리적 특성은 레이저 광선과 같이 동조성이 높은 파동이어서 비록 세기는 미약할지라도 먼 거리까지 효과적으로 전달될 수 있다. 그래서 생체내의 모든 세포들은 세포내의 DNA에서 발진된 특정 주파수 대역의 파동을 이용하여 서로 간에 필요한 정보를 주고받을 수 있다[2, 10, 14].

포프는 암환자의 경우 생체광자가 방출되는 주기적 리듬을 상실했고, 신체 부분간의 동조성도 사라지는 것을 발견했다. 세포간의 정보교환이 뒤죽박죽이 된 것이다. 하지만 다발성경화증과 같은 경우는 반대의 결과가 나왔다.

다발성경화증은 뇌와 척수와 같은 중추신경계에 일어나는 자가면역질환*이다. 다발성경화증의 경우 오히려 질서가 더 정연하였다. 질서가 과도함으로써 오히려 유연성이 부족한 것이다. 인체는 혼돈과 질서 사이에 있다고 할 수 있다. 암환자의 빛이 꺼져가고 있다면 다발성경화증 환자의 경우 오히려 빛에 푹 잠겨있는 것이다. 스트레스를 받는 경우에도 생체광자의 방출이 증가했는데, 이것은 몸을 평형상태로 되돌리는 노력으로 보였다.

포프는 다양한 식품들에서도 생체광자를 측정하였다. 자연환경에서 키운 닭이 낳은 달걀과 인공시설에서 스트레스 상황에서 낳은 달걀을 비교한 결과 자연환경에서 키운 닭의 달걀의 경우 빛이 약하면서도 동조성이 강하였다.

110

그 후 포프는 건강한 생물체 사이에서 서로가 방출한 생체광자를 흡수하는 것을 발견하고 생체광자의 방출이 단지 생체내의 커뮤니케이션을 넘어 생명체 사이의 커뮤니케이션에 사용되고 있는 것이 아닌가 생각하였다. 포프는 물고기 떼나 새 떼가 일사불란한 행동을 하는 것이 바로 생체광자의 커뮤니케이션에 의한 것으로 생각했다.

포프는 많은 식물추출물을 대상으로 암세포에서 방출되는 생체광자의 양에 미치는 영향을 조사했다. 그 결과 실제 암치료에 많이 사용되고 있는 겨우살이* 추출물이 암세포에서 방출되는 생체광자의 양을 다시 정상으로 되돌리는 것을 알게 되었다.

포프는 동종요법의 약제들이 생체광자를 흡수하는 흡수체라고 보았다. 체내에 병적 증상을 유발하는 독성물질을 거의 무한대로 희석한 동종요법의 약제가 병적증상에 해당하는 파동과 공명하게 되어**, 그 파동(생체광자)을 흡수해서 신체의 상태를 정상으로 돌려놓을 수 있다고 본다.

증상을 유발하는 물질과 인체의 증상이라는 현상이 공명한다면 공명하는 파동은 일반적 전자기파와는 다른 3D파동을 의미한다고 할 수 있다. 이것은 셀드레이크(Sheldrake, L)의 형태공명에 가깝다 할 수 있다. 형태공명은 같은 형태가 같은 형태의 형성을 촉진한다는 것을 의미하며 원거리 공간의 같은 형태의 장들 간의 비국소적 상호작용을 말한다. 여기서 파동과 입자(생체광자)의 구별이 무의미함을 볼 수 있다.

포프는 그 전의 연구자와 달리 직접 장치를 제작해서 생체광자

* 겨우살이 추출물이 면역기능을 상승시켜서 항암효과를 보이는 것으로 알려져 있다. 포프에 의하면 겨우살이가 생체광자를 정상적으로 되돌림으로써 항암효과를 보인다고 한다.

** 병적증상과 물질의 3D파동이 공명함으로써 포프의 견해대로 병적증상이 사라지는 방향으로 가는지, 병적증상이 오히려 강화되는 방향으로 가는지는 의문이다. 병적증상과 물질의 3D파동이 공명한다는 것을 포프는 질병의 증상을 해소해서 질병을 치유한다고 보았으나, 전통적인 동종요법은 반대로 질병의 증상을 자연치유력으로 해석하며 질병의 증상을 유발한다. 이독제독, 이열치열과 같은 단어를 연상시킨다.

를 측정함으로써 구체적인 결과를 발표할 수 있었다. 하지만 포프가 연구결과를 발표하기 시작하자 과학계는 적대적 반응을 보이기 시작했다.

학교에서 재임용되지 않는 등 어려운 상황에 처했지만, 자신의 연구가 옳다고 확신한 포프는 계속 연구를 진행했다. 시간이 흐르면서 서서히 많은 학자들이 포프의 연구에 관심을 갖기 시작하고 있다.

경락과 봉한학설

전통적으로 경락은 해부학적 실체는 없고 단지 기(氣)라는 신비한 에너지가 흐르는 자리라고만 알려져 있다. 하지만 1960년대 초반 북한의 김봉한 박사는 경락에 관해 다양한 방법으로 연구하였다. 김봉한은 경락이 해부학적으로 실재하며, 단지 피부뿐 아니라 장부를 포함해서 인체의 곳곳마다 존재한다는 것을 보여주었다[15, 16]. 그는 이렇게 발견된 다양한 새로운 관조직을 봉한관이라고 이름지었으며, 봉한관은 전통적으로 알려진 경락과 동일한 구조를 갖는다.

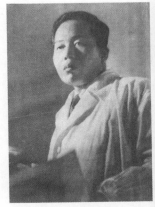

평양의대 김봉한 교수

김봉한은 혈관과 림프관 내부에서 발견되는 경락과 같은 구조의 관조직을 내봉한관, 혈관 밖에서 관찰되는 관조직을 외봉한관, 장부표면에서 관찰되는 관조직을 내외봉한관, 신경계통에서 발견되는 관조직을 신경봉한관으로 명명했으며, 그 특성들을 밝혔다.

김봉한은 경락의 해부학적 실체 뿐 아니라 봉한관 안에 산알*이라는 박테리아 크기의 물질들을 발견하였고, 산알의 특성을 규명했다. 김봉한은 경락계통에서 산알이 뭉쳐서 세포로 변하고 다시 세포가 산알로 변환된다는 산알이론을 제안했다[15, 16].

하지만 어느 날 갑자기 김봉한은 역사의 미스테리 속으로 사라졌고 북한에서 국가적으로 수행되던 경락의 연구 역시 중단되었으며**, 그 후 아무도 연구를 재현하지 못하고 있었다.

[15]. Kim Bong Han "On the Kyungrak System" Pyongyang(1964); Kong, D. & Kim, W. "The Sanal Theory of Bong Han Kim", Herectic's Notebook(Pulse of the Planet 5), 5, 95(2002)
[16]. 김봉한, 경락과학(1966); 등원지, "경락의 대발견", 일월서각(1986)

* 산알은 살아있는 알이라는 뜻의 우리말이다. 김봉한은 산알이 경락 안에서 분열하기도 하고 뭉쳐서 세포로 변환한다고 설명한다. 봉한학설에 의하면 세포분열은 전체적으로 산알의 순환과정의 일부분에 불과할 뿐이다.

** 김소연에 의하면 생체실험을 한 것이 드러나는 것에 두려움을 느낀 북한당국이 봉한학설을 폐기하기로 결정하면서 숙청되었으며, 숙청과정에서 김봉한은 열차이동 중 자살하였다고 한다.

[15]. Kim Bong Han "On the Kyungrak System" Pyongyang(1964); Kong, D. & Kim, W. "The Sanal Theory of Bong Han Kim", Herectic's Notebook(Pulse of the Planet 5), 5, 95(2002)
[16]. 김봉한, 경락과학(1966); 등원지, "경락의 대발견", 일월서각(1986)

[17]. Kim et al., "Unique duct system and the corpuscle-like structures fount on the surface of the liver"; "Different levels of tubular structures exist inside Bonghan duct"; "Histology of unique tubular structures believed to be meridian line"; "Migration of Lipiodol along the meridian line" Journal of Information Society of Life Information Science, 22, 2 (2004)

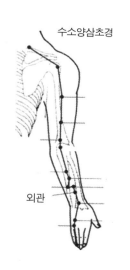

수소양삼초경

외관

1990년대 미국에서 돌아온 후 나는 경락의 실체를 과학적으로 규명하는 연구를 시도했다. 나는 해부학적으로 경락을 확인하기 전에 먼저 방사성 동위원소를 이용해서 경락을 확인하였다. 김봉한도 ^{32}P 동위원소를 이용해서 경락을 통해서 물질이 움직이는 것을 확인한 바 있다[15, 16].

1980년에 프랑스의 베르네쥴(Vernejoul, P)은 방사성 동위원소 테크네슘(Technetium-99m pertechnetate: ^{99m}Tc)을 이용하여 경락을 추적하였다. ^{99m}Tc는 감마선을 방출하면서 안정한 테크네슘(^{99}Tc)으로 변하는데 반감기는 6시간에 불과하기 때문에 의학적 진단방법에 많이 사용되고 있다. 베르네쥴은 ^{99m}Tc가 동양의학 이론에 따른 경락을 따라 움직이는 것을 관찰하고 논문으로 발표하였다[17].

나도 ^{99m}Tc을 이용해서 동일한 실험을 진행하였다. 경락은 손목으로부터 팔을 따라 올라가는 수소양삼초경을 선택하였고, 수소양삼초경에서 실험적으로 확인하기 쉬운 외관이라는 경혈점을 선택해서 외관에 ^{99m}Tc을 주사하였다.

1분간 ^{99m}Tc의 흐름을 추적한 결과 외관에 주사한 ^{99m}Tc이 손목을 따라서 팔의 위쪽으로 올라가는 것을 관찰할 수 있었다(왼쪽). 하지만 경혈점이 아닌 지점에 주사한 ^{99m}Tc는 거의 퍼져나가지 않았다(오른쪽).

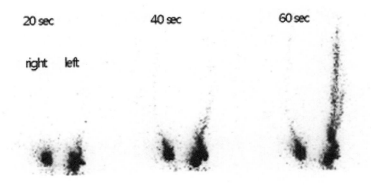

20 sec

right   left

40 sec

60 sec

    방사성 동위원소 ^{99m}Tc외에도 점성이 있는 리피오돌(lipiodol)이라는 기름성분은 X선으로 추적이 가능하기 때문에 혈관조영술에 많이 사용된다. 이번에는 수소양삼초경의 외관에 리피오돌을 주사하고 X선으로 추적하였다. 이번에도 외관에 주사한 리피오돌은 손목을 따라서 팔의 위쪽으로 올라가는 것이 관찰되었고(왼쪽), 경혈점이 아닌 지점에 주사한 경우(오른쪽. 사진에 R로 표시), 리피오돌은 거의 퍼져나가지 않았다. 수소양삼초경을 따라 올라가는 리피오돌의 이동은 ^{99m}Tc에 비해서 매우 늦었다. 이것은 리피오돌의 높은 점성에 기인한다고 본다.

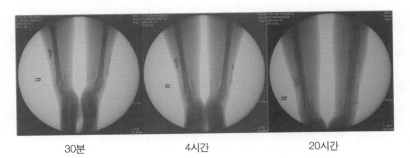

30분   4시간   20시간

^{99m}Tc을 이용한 동위원소 추적, 리피오돌을 이용한 X선 추적 등의 실험들은 수소양삼초경 외에도 모든 경락이 그 안에 물질이 흐를 수 있는 관구조로 이루어져 있을 것이라는 것을 제시하고 있다.

최근 한국에서는 한의원에서 약침을 많이 사용하고 있다. 약침은 한약재를 물로 끓여서 추출한 후 그 성분을 증류하여 그 증류액을 경혈점에 주사하는 것이다. 최근 약침의 탁월한 치료효과가 논문으로 많이 보고되고 있다(대한약침학회, phamacoacupuncture.co.kr). 약침의 효과도 경락이 단지 에너지가 흐르는 구조가 아니라, 구체적으로 물질이 흐르는 관구조라는 것을 증명하여 주고 있다.

해부학적 실체로서의 경락

^{99m}Tc과 리피오돌을 이용한 경락의 존재를 확인하는 외에 다행히 북한의 평양의대에서 김봉한과 함께 경락연구를 진행한 바 있고, 북한의 장수연구소에서 의사로 근무하다, 탈북해서 한국에 온 김소연을 만나게 되었고 함께 경락을 해부학적으로 확인할 수 있었다[17].

아래의 위쪽은 토끼의 피부 바로 아래 근육 사이의 막에서 보이는 경락*의 모습이다(내부막대 100μm). 경락에서 결합조직을 제거해서 더 정제할 수 있었다. 아래 사진은 이렇게 얻은 관의 구조이다. 내부에 작은 관의 다발이 보이는데, 그 안에 기다란 세포가 진행방향으로 들어있는 특이한 모습을 보인다(내부막대 100μm).

[17]. Kim et al., "Unique duct system and the corpuscle-like structures fount on the surface of the liver"; "Different levels of tubular structures exist inside Bonghan duct"; "Histology of unique tubular structures believed to be meridian line"; "Migration of Lipiodol along the meridian line" Journal of Information Society of Life Information Science, 22, 2 (2004)

* 엄밀하게 말하면 전통적인 의미의 경락이라기 보다는 경락을 포함하는 새로운 관 구조라고 할 수 있다. 김봉한의 표현대로 봉한관이라고 하는 것이 더 합당하다고 할 수 있다.

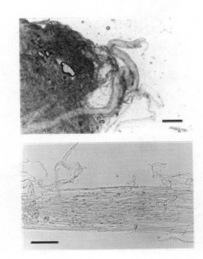

다음은 톨로이딘블루(toluidine blue)로 염색한 후 광학현미경으로 관찰한 봉한관(위쪽)과 형광현미경으로 본 봉한관(가운데)의 모습이다(내부막대 100㎛). 맨 아래 사진은 김봉한의 논문에 보고된 봉한관의 모습이다. 봉한관의 특징인 기다란 모양의 핵을 볼 수 있다.

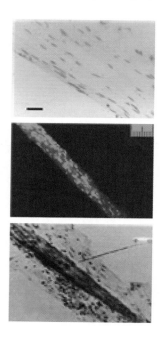

봉한관은 전통적으로 존재하는 것으로 알려져 있는 피하조직 뿐 아니라 혈관의 안팎, 그리고 장기의 표면 등에서 분리할 수 있었다.

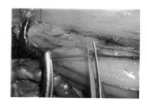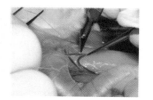

다음은 토끼의 간 표면에서 분리한 봉한관의 구조이다. 내부에 작은 관의 다발이 관찰된다. 박테리아 크기의 작은 과립이(산알) 내부에서 선상을 따라 관찰된다(내부막대 20μm).

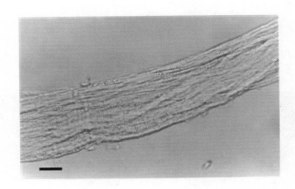

이러한 과립은 경락을 분리하는 과정에서 도처에서 발견되는데, 김봉한은 이렇게 관찰되는 과립을 산알이라고 이름지었다(왼쪽사진, 내부막대 20μm). 산알은 사람의 탯줄 경락에서도 직접 관찰된다. 관의 내부를 산알이 선을 따라 있는 모습도 직접 관찰될 수 있다(오른쪽사진, 내부막대 10μm).

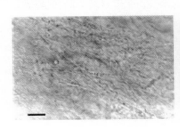 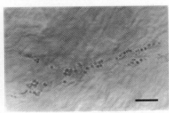

김봉한은 봉한관이 봉한소관으로 이루어져 있음을 밝혔다. 나는 봉한소관보다 더 작은 관구조가 있고, 그 내부에는 산알이 흐

[15]. Kim Bong Han "On the Kyungrak System" Pyongyang(1964); Kong, D. & Kim, W. "The Sanal Theory of Bong Han Kim", Herectic's Notebook(Pulse of the Planet 5), 5, 95(2002)

[16]. 김봉한, 경락과학(1966); 등원지, "경락의 대발견", 일월서각(1986)

르고 있음을 관찰할 수 있었다. 100-150μm 직경의 봉한관은 직경 5-15μm의 봉한소관으로 이루어져 있다 [15, 16].

다음 사진은 핵과 같은 물질이 보이는 봉한소관과 봉한소관으로부터 분리되며 봉한소관보다 훨씬 작은, 그 안에 산알이 흐르는 직경 1-2 μm의 미세한 관구조를 보여준다. 나의 현미경 사진들은 경락이 3가지의 계층구조로 존재한다는 것을 보여준다.

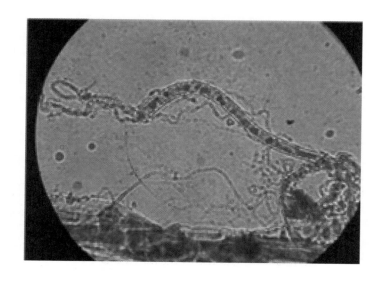

* 방학 때 학생들과 실험하면서 얻은 우리들의 결과에 비해서 소광섭 교수는 훨씬 더 구체적으로 경락연구를 진행했고, 학계에 많은 논문들을 발표한 바 있다.

18]. 김훈기, "물리학자와 떠나는 몸속기 여행", 동아일보(2008)

서울대의 소광섭 교수도 봉한관을 해부학적으로 재현하는 연구를 진행하여 혈관 내부와 림프관 내부에서 봉한관을 발견했고 프리모라고 명명했다*. 소광섭 교수는 이것을 인체의 알려지지 않은 제 3의 순환계로 표현했다. 소광섭 교수는 광통신과 같이 곳곳에 연결된 봉한관을 통해서 생체광자가 전달되면서 인체의 세포 간의, 장부 간의 커뮤니케이션을 담당한다고 본다 [18].

경락과 산알, 세포 커뮤니케이션

봉한소관과 내가 찾은 봉한소관보다 더 작은 미세한 관구조는 세포내의 미세소관(microtuble)을 연상시킨다. 미세소관은 직경 20 나노미터(nm) 정도의 크기(0.02µm)로 내가 발견한 미세한 관구조보다도 훨씬 작다. 하지만 미세소관은 평소에는 해체되어 있다가 세포분열 때 뭉쳐서 두터운 관구조를 형성해서 염색체를 세포의 가운데 배열하고 분리하고 운반하는 역할을 한다. 세포분열 때의 역할뿐 아니라 미세소관은 세포의 섬모와 편모를 형성하는 재료이기도 하다*.

원래 미세소관은 세포의 골격을 유지하는 역할을 한다. 튜불린이라는 단백질이 중합되어 6각형태의 관구조를 형성한다. 미세소관을 지나가는 파동들이 정렬되어 전체적으로 하나와 같이 움직이는 정합성을 보인다. 이 빛이 전체 세포들의 미세소관을 타고 전달되면서 서로 통신하게 된다. 미세소관은 세포내의 인터넷이라고 할 수 있다[10]. 나는 미세소관이 경락을 이루는 기본단위일 가능성이 많다고 본다.

옆의 사진은 토끼의 경락을 투과형 전자현미경(TEM)으로 찍은 사진이다. 직경 2µm 정도의 좁은 관의 구조와 그 안에 산알이 가득 차 있는 것을 보여주고 있다[17].

[10]. 방건웅, "기가 세상을 움직인다 2부", 예인, 85-103(2005)

[17]. Kim et al. , "Unique duct system and the corpuscle-like structures fount on the surface of the liver"; "Different levels of tubular structures exist inside Bonghan duct"; "Histology of unique tubular structures believed to be meridian line"; "Migration of Lipiodol along the meridian line" Journal of Information Society of Life Information Science, 22, 2 (2004)

* 생체내의 미세소관, 콜라겐과 같은 정렬된 단백질로 이루어진 결합조직 등을 통해서 3D파동이 전달되고 허수공간의 에너지와 공명할 수 있다.

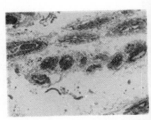

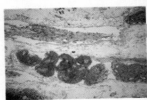

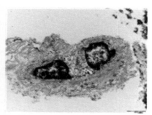

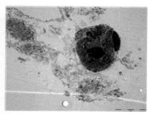

[15]. Kim Bong Han "On the Kyungrak System" Pyongyang(1964); Kong, D. & Kim, W. "The Sanal Theory of Bong Han Kim", Herectic's Notebook(Pulse of the Planet 5), 5, 95(2002)
[16]. 김봉한, 경락과학(1966); 등원지, "경락의 대발견", 일월서각(1986)

옆의 전자현미경 사진도 산알을 찍은 모습인데, 산알이 박테리아와는 달리 핵과 같은 구조를 갖고 있고, 세포벽이 없으며 인체 세포와 같이 세포막에 싸여있는 것을 보여준다.

그뿐 아니라 핵이 두 개인 특이한 모습도 전자현미경으로 찍을 수 있었다. 이것은 산알이 분열하고 있는 과정을 찍은 것으로 추측된다.

김봉한은 산알을 배양해서 증식할 수 있었다. 다음 사진은 김봉한에 의해서 관찰되었던 산알의 모습이다[15, 16]. 산알은 37-38℃ 에서 가장 활발하게 움직이며, 온도가 높거나 낮아지면 움직임이 완만해지고, 50℃ 에서 움직임을 멈춘다.

김봉한에 의하면 산알체는 DNA, 산알형질은 RNA를 다량 함유하고 있으며, 산알은 산알막에 의해 싸여있다. 산알 한 개의 DNA 함유량은 염색체 한 개의 DNA 양과 비슷하다. 산알에는 마그네슘이 가장 많고, 칼슘,아연, 구리, 망간 등의 미네랄이 함유되어 있다.

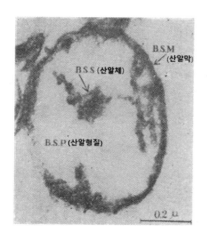

김봉한은 산알이 경락 안에서 분열하기도 하고 뭉쳐서 세포로 변환한다고 설명한다. 세포분열은 전체적으로 산알의 순환과정의 일부분에 불과할 뿐이다.

다음 그림은 산알이 분열한 후, 뭉쳐서 세포를 구성하고, 다시 해체되어 산알로 돌아가는 모습을 표현했다[15, 16].

[15]. Kim Bong Han "On the Kyungrak System" Pyongyang(1964); Kong, D. & Kim, W. "The Sanal Theory of Bong Han Kim", Herectic's Notebook(Pulse of the Planet 5), 5, 95(2002)
[16]. 김봉한, 경락과학(1966); 등원지, "경락의 대발견", 일월서각(1986)

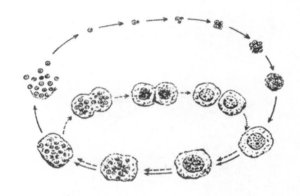

봉한학설은 세포분열이 전체 산알의 순환과정의 일부분에 불과하다고 본다. 현대과학은 세포를 생명의 기본단위로 보고 있다. 산알은 생명의 근원과 질병의 원인에 대해서 새로운 견해를 제시하고 있다.

경락계통과 산알의 존재는 생명에 대해서 완전히 새로운 견해를 제시한다. 의학과 생물학의 뉴패러다임이라고 할 수 있다.

다음에 살펴보겠지만 김봉한 외에 많은 학자들이 경락계통뿐 아니라 혈액이나 조직에서도 산알과 같은 작은 입자의 존재를 발견했고, 그 역할에 대해서 새로운 가능성들을 제시했다.

다음 그림들은 산알에서 다른 산알이 생겨서 자라는 과정과 산
알이 모여서 핵을 형성하고 세포가 되는 과정을 보여주고 있다.

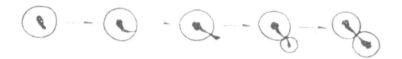

다음 그림은 반대로 세포가 다시 붕괴되어 산알이 되는 과정을
나타보여주고 있다.

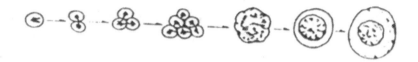

경락계통과 산알의 존재는 생명에 대해서 완전히 새로운 견해
를 제시한다. 의학과 생물학의 뉴패러다임이라고 할 수 있다. 다
음에 살펴보겠지만 김봉한 외에 많은 학자들이 경락계통뿐 아니
라 혈액이나 조직에서도 산알과 같은 작은 입자의 존재를 발견했
고, 그 역할에 대해서 새로운 가능성들을 제시했다.

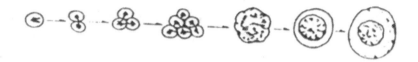

라이히와 오르곤 에너지

오스트리아의 라이히(Reich, W)는 프로이드의 제자로 무의식의 세계를 함께 연구하였으며 프로이드가 주제하고 있는 비엔나 정신분석학클럽의 멤버이기도 했다.

라이히는 임상을 통해서 성적으로 억제되어 있는 환자에게서 그 억제가 풀릴 때 급류와 같이 흐르는 생명에너지의 흐름과 함께 정신적 질환들이 치료되는 것을 발견했다. 그는 오르가즘이 단순히 발기력을 넘어서는 경제적, 경험적, 에너지적인 면을 포함해서 나타나는 종합적 현상이라고 생각했다.

불안현상을 비롯한 정신적 장애도 결국 성에너지의 장애라고 생각했다. 라이히는 성에너지의 장애가 근육의 경직과 같은 형태로 나타나기 때문에 마사지 등을 통해서 성에너지의 흐름을 회복시키는 방법들을 시도했다. 라이히는 이렇게 발견한 성에너지가 자연계의 근본적 생명에너지와 같다고 보았고, 오르곤(Orgone)이라고 명명했다.

라이히의 이런 견해는 프로이드와 갈등을 겪었고, 결국 비엔나 정신분석학클럽을 탈퇴했다[19].

1935년 유태인이었던 라이히는 나치를 피해 노르웨이로 갔다. 노르웨이에서 그는 암석과 같은 무기물질로부터 완전 멸균 상태에서도 생명현상이 일어나는 것을 현미경 관찰을 통해서 목격했다. 그는 이렇게 형성된 스스로 움직이며 팽창과 수축을 반복하는

[19]. 빌헬름 라이히, 윤수종 옮김, "오르가즘의 기능" 도서출판 그린비(2007); DeMeo, J. "On Wilhelm Reich and Orgonomy", Pulse of the Planet, 3(1991)

물질을 바이온(bion)이라고 명명했다.

암석에서 바이온이 형성될 뿐 아니라, 짚을 배양할 때 짚으로부터 바이온과 같은 미생물들이 떨어져 나오는 것도 관찰할 수 있었다. 박테리아와 같은 미생물이 생체 내에 이미 있는 것이다.

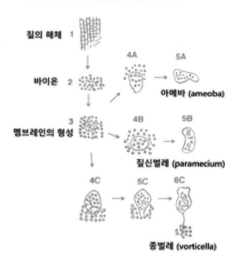

물이 해체되어 바이온이 형성되고
다시 바이온이 원생생물로 변하는 모습

[20]. Reich, W. "The Bion
Experiments", First Octagon(1979);
"Cancer Biopathy" Orgone Institute
Press(1973).

1938년 라이히가 이러한 실험결과를 책으로 출간한 후 [20], 학계의 격렬한 반대에 직면하게 되었다. 라이히의 결과는 파스퇴르(Pasteur, L)로부터 비롯된, 외부에서 침입하는 세균학설을 정면으로 부인한 셈이었기 때문이다.

라이히는 사람의 혈액샘플을 배양하면서도 바이온과 같은 입자를 발견하였는데, 이것이 암과 연관되어 있다고 생각했다.

라이히는 병원에서 무균상태의 암조직을 얻어서 플라스크에 담긴 배양액에 넣었을 때 배양액이 초록색으로 변하는 것을 발견했다. 라이히는 암조직 배양액을 이번에는 배양접시에 접종했을 때, 간균(bacillus)과 같은 모습의 입자들을 발견했고, 이름을 T-바실러스(T-Bacillus, T-간균)라고 명명했다*.

라이히는 1939년 미국으로 이주했다. 미국에서 라이히는 혈액을 관찰하면서 오르곤 에너지가 충만한 건강한 적혈구와 병적인 상태의 적혈구를 구별할 수 있었으며, 생명에너지의 부족을 질병상태로 규정했다. 늙거나 상처를 입었을 때 오르곤 에너지도 줄어들어서 세포는 '바이온 해체(bionous degeneration)'의 과정을 거쳐서 죽음을 향해서 가는데, 이 때 T-바실러스가 나타난다. 라이히는 모든 암조직에서 T-바실러스를 발견하였고, T-바실러스 배양액을 마우스에 접종했을 때, 마우스가 암으로 죽는 것을 관찰할 수 있었다.

세포에서 T-바실러스가 발견될 때, 조직에서 소포(vesicle)**들이 형성되어 팽창하는 것을 볼 수 있었다. 현미경에서 이 소포들은 푸른색을 보였기 때문에, 라이히는 이 소포들을 '푸른 PA 바이온'이라고 명명했다. 라이히가 처음 짚으로부터 바이온을 발견할 때와 같이 바이온이 각자 있는 것이 아니라 패킷(Packet) 형태로 보였기 때문이다.

PA 바이온이 형성되면 세포는 원래의 5각형태의 모양을 잃고 암세포와 같은 형태로 변하였다. 동시에 형성된 소포는 아메바와 같은 원생생물과 같은 모습으로 변했다.

* 간균(bacillus)은 막대와 같이 긴 형태의 박테리아의 총칭이다. 라이히는 이렇게 발견된 간균의 형태를 갖는 물질이 암의 원인이라고 생각해서 독일어의 죽음을 의미하는 Tod의 T와 함께 T-bacillus(T-간균)으로 표현했다.

** 지질로 된 막을 갖는 구형의 형체.

라이히는 암세포는 건강한 세포에 비해서 오르곤 에너지가 적은 것을 발견했다. 오르곤 결핍 상태의 세포는 분해되면서 T-바실러스를 몸에 퍼뜨린다. T-바실러스에 의해서 세포는 다시 암세포로 변한다.

라이히는 암은 T-바실러스에 의해 세포가 부패되면서 죽어가는 것이라고 보았다. T-바실러스는 암이 형성되는 초기에 나타난다. 하지만 암세포가 자랄 때는 암세포는 T-바실러스와 무관하게 직접 자기복제하는 모습을 보였다*.

그는 암환자 뿐 아니라 다른 퇴행성 질환에서도 T-바실러스를 발견할 수 있었고, 일반인의 혈액에서도 T-바실러스를 발견할 수 있었다. 단지 다른 점은 암환자의 경우 T-바실러스가 매우 쉽게 빨리 만들어지고, 건강한 사람일수록 T-바실러스의 수가 매우 적었다.

라이히는 T-바실러스가 많이 생길수록 인체는 부패상태에 가깝고, 동시에 질병상태에 이른다고 생각했다. 라이히는 이러한 관찰들**을 토대로 암은 혈액에서 T-바실러스에 의해 표현되는 부패에 대한 저항력이 없을 때 형성된다고 결론을 내렸다.

이러한 상태는 바로 혈액내의 오르곤 에너지의 작용이 위축된 상태로 보았다. 당연히 오르곤 에너지를 회복시키면 암을 포함하는 다양한 질병들이 치유될 수 있을 것이다[20].

라이히는 미국 해변의 모래를 담은 유리용기로부터 밤에 푸른색의 에너지가 실험실 전체로 방사되는 것을 발견한 후, 공간의 오르곤 에너지를 집적하는 방법을 개발하게 되었다. 그는 안쪽을 금

* 산알과 세포의 순환 사이클과 같이 암세포의 복제는 T-바실러스 순환 사이클의 일부분으로 생각할 수도 있을 것이다. 김봉한이 경락계통의 산알을 생명의 근본이라고 본다면, T-바실러스의 존재는 암과 질병의 시작이라고 할 수 있겠다.

** 의학적 모든 조직검사는 염색해서 죽은 세포를 1000배 이하 배율의 현미경으로 관찰한다. 이런 조건에서는 T-바실러스를 직접 볼 수 없다.

20]. Reich, W. "The Bion Experiments", First Octagon(1979); "Cancer Biopathy" Orgone Institute Press(1973).

속판으로, 바깥쪽을 유기물질로 만들면 공간의 오르곤 에너지가 집적되는 것을 발견했고, 오르곤집적장치(orgone accumulator)를 제작하였다*. 그는 이 장치를 이용해서 오르곤 에너지를 공급해서 환자를 치료할 수 있었다.

오르곤 에너지 집적장치로 씨앗을 처리하였을 때 식물은 빨리 성장하였고, 식품의 부패가 억제되었고, 물에도 오르곤 에너지를 담아서 산업적으로 사용할 수 있었다[21].

라이히는 해로운 오르곤 에너지도 있는 것을 알게 되었고, 해로운 오르곤 에너지를 DOR(Dangerous Orgone)라고 명명했다. 그는 원자력에너지가 DOR인 것을 밝혔다. 물이 오르곤 에너지와 DOR와도 친화성이 있는 것을 이용해서 DOR를 물리치는 용도로 구름격퇴기(cloud buster)**를 만들었다. 그 후 라이히는 구름격퇴기를 이용해서 공간의 오르곤 에너지와 DOR를 조절함으로써 인공강우 실험을 성공적으로 진행하기도 했다[22].

하지만 라이히의 연구는 계속되지 못했다. 1954년 FDA에 의해서 오르곤집적장치가 불법의료장치로 고발되었기 때문이다.

라이히는 FDA의 소환을 거부하였고, 1956년 구속되었고, 3년형을 받았다. 라이히가 구속되자마자 라이히의 모든 서적과 제작물들이 FDA에 의해서 압수되었

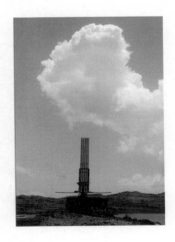

[21]. DeMeo, J. "The Orgone Accumulator Handbook", Natural Energy Works(2002)

[22]. DeMeo, J. Herectic's Notebook(Pulse of the Planet 5), 5(2002)

* 유기물질은 오르곤 에너지를 끌어당겨 흡수하고, 금속은 반사한다. 유기물질과 금속을 교대로 여러 층 배열하여 강하게 오르곤 에너지를 집적할 수 있다. 암환자가 오르곤집적장치 안에서 앉아 있는 것만으로도 암이 치료되는 사례도 보고되었다. 오르곤집적장치는 혼탁한 도시 공간보다는 가능한 에너지가 맑은 공간에서 사용하는 것이 좋다.

** 구름격퇴기는 금속파이프를 계속 흐르는 물의 흐름과 연결하여 먹구름을 향하도록 한다. 물대포를 먹구름의 방향으로 향했더니 금방 먹구름이 사라졌다. 이렇게 물대포에 의해서 공간의 오르곤 에너지나 DOR를 흡수해서 기상을 조절할 수 있다. 먹구름을 끌어 당길 수도 있고 사라지게 할 수도 있다. 1954년 물대포 실험에 의해서 아리조나의 사막에서 최초로 비가 왔고, 실제로 초목이 자라기 시작했다. 라이히의 연구를 뒤이어 진행하는 드메오는 인공강우 실험을 아프리카의 나미비아와 에리트리아에서 성공적으로 진행한 바 있다 .

[19]. 빌헬름 라이히, 윤수종 옮김, "오르가즘의 기능" 도서출판 그린비(2007); DeMeo, J. "On Wilhelm Reich and Orgonomy", Pulse of the Planet, 3(1991)

[23]. DeMeo, J. "Experimental Confirmation of Wilhelm Reich's Life-Energy Research" 공간에너지 국제세미나(2010)

고 소각되었다. 라이히는 얼마 되지 않아서 1957년 감옥에서 사망하였다 [19, 23].

라이히는 정신분석의사로 출발하였지만 세심한 관찰을 통해서 바이온과 오르곤 에너지를 발견하였고, 암에 대한 새로운 패러다임을 제시했고, 공간의 오르곤 에너지를 집적하는 장치를 직접 만들었고, 실제 환자치료, 산업현장, 인공강우 등 다양한 현실 속에서 오르곤 에너지를 사용하였다. 시대를 너무 앞서갔었던 천재라고 할 수 있다.

그 후 미국의 제임스 드메오(DeMeo, J)는 라이히의 연구를 독자적으로 연구하면서 라이히를 계승하고 있다(Orgone Biophysical Research Laboratory, www.orgonelab.org). 나는 드메오를 통해서 라이히의 과학을 접하게 되었다. 2010년 서울에서 열린 공간에너지 심포지움에 드메오를 초청해서 라이히의 과학을 국내에 소개한 바 있다 [23].

[23]. DeMeo, J. "Experimental Confirmation of Wilhelm Reich's Life-Energy Research" 공간에너지 국제세미나(2010)

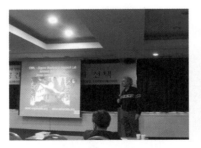
공간에너지 국제 심포지움에서 발표하는 드메오

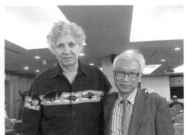
드메오와 함께

생명의 근원과 질병의 원인에 대한 또 다른 견해

1부에서 살펴본 카와다 카오루의 생명의 탄생 실험과 라이히의 바이온 실험은 생명의 근원에 대해서 새로운 견해를 제시하고 있다. 생명체를 구성하는 성분들이 지금도 쉽게 만들어지며, 이 성분들로부터 생명체와 같이 스스로 움직이는 구조도 쉽게 만들어진다.

라이히는 암환자의 혈액에서 외부에서 침입하는 것이 아니라 암세포로부터 직접 분해되는 T-바실러스를 발견했다. 암환자의 혈액과 조직 뿐 아니라 일반인의 혈액과 조직에서도 T-바실러스를 발견할 수 있었다. 단지 다른 점은 암환자의 경우 혈액 속의 T-바실러스가 매우 많았고 조직으로부터 쉽게 빨리 만들어지고, 건강한 사람일수록 혈액 속의 T-바실러스는 매우 적었다. 라이히 뿐 아니라 다른 많은 학자들도 같은 관찰을 보고하고 있다.

프랑스의 베샹(béchamp, A), 독일의 엔더라인(Enderlein, G), 캐나다의 네상스(Nessens, G), 미국의 캔트웰(Cantwell, A), 리빙스턴(Livingston, V), 라이프(Rife, R) 등 많은 학자들이 라이히와 같이 혈액과 조직에서 다양한 박테리아, 혹은 더 작은 형태의 움직이는 물질들의 관찰을 보고했다 [24-29].

이 박테리아와 같은 물질들은 환경에 따라 다른 모습으로 변하는 다형태성을 보인다(pleomorphism). 이 물질들은 정상적인 경우에는 생명을 유지하고 치유를 촉진하는 역할을 하나, 생명력이 무너진 경우, 암을 형성하고 전이를 촉진한다. 캔트웰은 암조직에

[24]. Livingston, V. "Cancer, a New Breakthrough." Production House Publishers(1972)
[25]. Cantwell, A. "The Cancer Microbe" Aries Rising Press(1990)
[26]. Bechamp, A. "The Blood and its Third Anatomic Element" John Ousley(1912)
[27]. Enby, E. "Hidden Killers: the revolutionary medical discoveries of Professor Geunter Enderlein" Bolerium Books Inc.(1990)
[28]. Bird, C. "The Persecution and Trial of Gaston Naessens" H J Kramer Inc.(1991)
[29]. Lynes, B. "Cancer Cure That Worked." Marcus Books.(1987); Bird, C. "What has become of the Rife Microscope?" New Age Journal, 41.(1976)

25]. Cantwell, A. "The Cancer Microbe" Aries Rising Press(1990)

* 수정란은 인체에서 300 종류의 다양한 조직세포로 분화되고, 각 조직세포는 적합한 위치를 차지하고 각자의 역할을 담당한다. 발생과 분화는 현대 생물학에서 가장 이해하기 힘든 영역이다. 현대 의학은 암세포를 정상세포가 돌연변이의 축적에 의해서 변환되어 분화된 세포로서의 기능을 잃고 생체내의 컨트롤을 거부하는 세포라고 바라본다.

** 2010년도 기준 한국인의 1/3이 결핵균 보균자로 추정된다. 한국 뿐 아니라 세계인구의 1/3이 결핵균에 감염되어 있다. 현대의학은 공기감염에 의해서 결핵균에 감염되었다고 바라보지만 이 책의 견해는 결핵균이 인체에서 나타날 수 있는 조건이 유전적인 영양학적인 원인에 의해서 충족되었을 것으로 해석한다. 실제로 결핵균은 결핵환자에서 배양되었을 뿐이지, 공중에서 결핵균이 추출되어 배양된 후 병원성을 보인 적은 없다.

24]. Livingston, V. "Cancer, a New Breakthrough." Production House Publishers(1972)
25]. Cantwell, A. "The Cancer Microbe" Aries Rising Press(1990)

서 발견되는 이러한 존재들을 암 미생물(cancer microbe)*이라고 표현했다[25].

암 미생물은 결핵균**이나 나균 등의 마이코박테리아를 염색하는데 사용하는 항산성염색방법(acid fast staining)에 의해서 붉은 색으로 염색되어 관찰될 수 있다. 암 미생물은 암조직 뿐 아니라 피부경화증, 류마티스 관절염, 루푸스 등의 자가면역질환과 AIDS 환자의 피부조직에서도 관찰될 수 있다[25].

암 미생물은 다형태성을 보이며, 간균의 형태일 때 항산성염색에 의해 관찰된다. 암 미생물이 둥근 형태(cocci)의 작은 모습일 때는 크기가 매우 작아서 거의 바이러스의 크기를 갖기 때문에 (0.2nm) 박테리아를 거를 수 있는 필터를 통과한다.

리빙스턴은 박테리아 필터를 통과한 액체로부터 암 미생물을 배양할 수 있었다. 이렇게 배양된 암 미생물은 동물에 접종했을 때 암을 유발한다. 현대의학의 수술, 항암제, 방사선치료에 의해서 암세포를 파괴하더라도 암 미생물은 제거할 수 없으며, 남아있는 암 미생물에 의해서 암은 재발할 수 있다. 리빙스턴은 암환자의 조직이나 혈액, 소변의 암 미생물로부터 만든 자가백신이 암치료에 효과를 보일 뿐 아니라 결핵에 대한 예방백신인 BCG도 항암효과를 보이는 것을 발견했고(현대의학에서도 방광암 치료에 BCG를 사용한다) 그 이유를 암 미생물과 결핵균이 같은 방선균 계통이기 때문이라고 생각했다[24, 25].

이들 학자들 모두 질병이 외부에서 침입하는 세균에 의한 것이라는 파스퇴르의 세균학설에 의문을 제기하고 있다. 이미 100

여 년 전에 파스퇴르(Pasteur, L)와 동시대에 살았던 프랑스의 베샹(béchamp, A)은 우리가 알고 있는 파스퇴르의 세균학설과는 다른 견해를 제시한 바 있다.

파스퇴르는 모든 세균이 공기로부터 비롯된다고 설명했다. 하지만 베샹은 앞에서 살펴본 라이히와 같이 미생물이 외부의 공기로부터가 아니라 식물이나 동물세포, 심지어 광물로부터 생성되는 것을 관찰할 수 있었고, 그렇게 생성된 미생물이 생명을 이루는 기본단위라고 생각했고, 작은 발효물질이라는 뜻으로 마이크로자이마(microzyma)라고 명명했다[25, 26].

베샹은 인체의 각 조직으로부터 다른 마이크로자이마가 형성되며 젊은 사람의 마이크로자이마와 늙은 사람의 마이크로자이마도 다른 것을 발견했다. 심지어 마이크로자이마는 둥그런 형태로 팽창했다가 몇 개가 연결되어 기다란 형태의 박테리아의 모습으로 변화하는 다형태성을 관찰할 수 있었다*.

이러한 박테리아 같은 형태들은 환경에 따라 다형태성 순환과정의 일부분으로 나타난다.

이러한 환경에 따라 모습을 변화하는 박테리아와 같은 형태의 물질을 베샹의 마이크로자이마외에 엔더라인은 프로티트(protit), 네상스는 소마티드(somatid), 리빙스턴은 크립토사이드(cryptocide)로 표현했다[27, 28].

다음 그림은 네상스에 의해서 인체의 혈액에서 관찰된 소마티드의 순환 사이클이다. 네상스는 스스로 제작한 고배율 암시야(darkfield)현미경을 이용해서 혈액에서 다양한 소마티드의 형체를 관찰하였다[28].

[25]. Cantwell, A. "The Cancer Microbe" Aries Rising Press(1990)
[26]. Bechamp, A. "The Blood and its Third Anatomic Element" John Ousley(1912)

[27]. Enby, E. "Hidden Killers: the revolutionary medical discoveries of Professor Geunter Enderlein" Bolerium Books Inc.(1990)
[28]. Bird, C. "The Persecution and Trial of Gaston Naessens" H J Kramer Inc.(1991)

* 베샹 뿐 아니라 라이히를 비롯한 많은 학자들의 견해이다. 가장 최초로 이런 개념을 밝힌 베샹을 대표적으로 표현했다. 다형태성을 보이는 인체의 박테리아의 경우 일반적 박테리아와는 달리 세포벽이 관찰되지 않는다.
(Mattman, L. Cell Wall Deficient Forms , CRC Press, 1993)
다형태성은 생체의 박테리아와 같은 존재들이 공유하는 일반적인 성질이라고 할 수 있다. 결핵균, 나균 등에서도 다형태성이 관찰되었고, 논문으로 보고되었으나, 대부분의 미생물학자들은 다형태성을 인정하지 않고 있다.

* 혈액은 의학적으로 세균이 없
는 것으로 믿어지고 있다. 하지만
암시야 현미경으로 혈액을 관찰
하면 다양한 박테리아와 같이 움
직이는 물질들을 누구나 쉽게 볼
수 있다. 혈액의 박테리아는 적혈
구 내부에서 형성되며 증식하는
것으로 보인다. 적혈구에는 핵이
없기 때문에 DNA를 구성하는 물
질들(아데닌, 구아닌, 시토신, 티
민)이 없으나, 실제로 DNA 구성
물질들이 적혈구에 흡수되는 것
이 방사성 추적에 의해 보고되었
다. 그 외 박테리아에서만 작동
하는 단백질 합성시스템(16S 리
보솜)의 유전자를 원판으로 해서
PCR로 정상인 혈액 박테리아 물
질의 DNA를 증폭했을 때 녹농균
(pseudomonas) 계열의 DNA들
이 관찰되었다. 인체의 유전자의
10%는 바이러스로부터 유래된
것으로 알려져 있다. 인체의 조직
혈액으로부터 박테리아 같은 형
상의 물질들이 형성된다는 것은
인간의 제놈에 박테리아의 유전
자들도 포함되어 있을 가능성을
의미한다. 이러한 DNA들이 인체
의 유전자에 원래부터 내재하는
것인지, 아니면 외부로부터 감염
되어서 나타나는 것인지, 인체의
건강과 질병과 어떤 관련을 갖는
지에 대한 연구는 앞으로 생명과
학과 의학의 주요과제가 되어야
할 것이다.
(Jensen, G. edited, Pleomorphic
Microbes, Proceedings from the
First International Symposium,
1999)

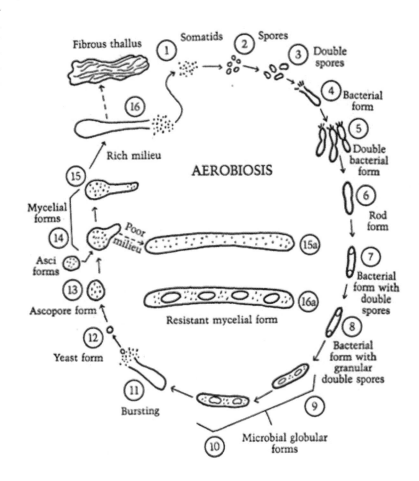

네상스는 소마티드를 배양할 수 있었다. 네상스에 의하면 소마
티드는 동물의 혈액* 뿐 아니라, 식물의 수액 등에서도 관찰된다.
소마티드는 혹독한 조건에서도 살아남는 생명력을 갖는다. 200℃
이상의 고온을 견디며, 산 염기에도 견디며, 강한 방사능 노출에
서도 살아남는다.

134

베샹은 마이크로자이마가 발효를 일으키며, 동시에 질병을 일으키는 근본원인이라고 생각했다. 베샹은 공중에 있는 박테리아도 원래는 생체에 있는 마이크로자이마로부터 비롯되었다고 보았다. 마이크로자이마가 인체의 환경이 좋지 않을 때는 질병을 일으키는 박테리아와 같은 모습으로 변형된다.

베샹에 의하면 박테리아는 질병의 원인이 아니라 질병의 결과라고 할 수 있다*. 질병의 결과로 발생한 박테리아에 의해서도 동일한 질병이 발생할 수도 있을 것이다. 현대의학은 박테리아에 의해서 질병이 발생한다고만 생각하고 있다.

베샹은 마이크로자이마가 인류와 함께 아주 오래전 부터 존재했으며, 유전형질을 전하는 존재라고 생각했다. 예를 들어서 사람의 정자에 사람을 구성하는데 필요한 염색체의 부분들이 마이크로자이마 형태의 과립들로 존재한다. 현대과학의 언어로 표현하면 각각의 마이크로자이마가 염색체의 부분들을 포함한다고 할 수 있을 것이다**.

베샹에 의하면 세포로부터 형성되는 마이크로자이마는 동시에 세포를 이루는 물질이기도 하다. 이러한 베샹의 견해는 경락에서 발견되는 박테리아와 같은 모습의 물질인 산알이 상황에 따라 모여서 세포를 형성하며, 또 세포로부터 다시 산알이 만들어지는 순환구조를 이루는 김봉한의 산알학설을 연상케 한다 [15, 16]. 김봉한에 의하면 우리가 알고 있는 세포분열 과정은 전체적으로 산알 순환과정의 일부분에 불과할 뿐이다.

다음은 김봉한에 의해서 관찰된 경락계통에서 산알로부터 세

* 질병의 원인이 박테리아가 아니라 인체의 환경이라면 새로운 의학의 패러다임이 등장할 수 있다. 활성산소, 면역기능, 혈액순환, 장내미생물, 미네랄 등 만병의 근원이라고 할 수 있는 부분을 해결하는 것이 단지 건강을 유지하는 조건이 아니라, 질병치료의 필수조건이라고 할 수 있다. 1부의 유엠과 유락 등이 다양한 질환에서 현대의학을 넘어서는 만병통치약과 같은 치유효과를 보이고 있는 것을 그 예로 들 수 있다.

** 베샹에 의하면 현재의 동물과 식물이 박테리아로부터 진화한 것이 아니라 식물과 동물에 내재하는 마이크로자이마로부터 박테리아가 형성되었다고 볼 수 있다. 분자생물학적으로 볼 때 생체로부터 분리된 박테리아는 생체 안에서와는 다른 진화의 경로를 밟는 것으로 보인다. 인체의 30억개의 DNA 중 유전자로서 역할을 하면서 단백질을 만드는 정보를 갖는 DNA는 1-2%에 불과하다. 최근 나머지 의미 없는 것으로 알려져 왔던 99%의 DNA의 역할에 대한 학문적 관심이 높아져가고 있다.

[15]. Kim Bong Han "On the Kyungrak System" Pyongyang(1964); Kong, D. & Kim, W. "The Sanal Theory of Bong Han Kim", Herectic's Notebook(Pulse of the Planet 5), 5, 95(2002)
[16]. 김봉한, 경락과학(1966); 등원지, "경락의 대발견", 일월서각(1986)

포가 형성되는 과정(위쪽)과 세포가 산알로 해체되는 과정(아래쪽)
을 찍은 사진들이다.

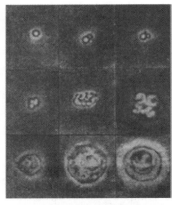

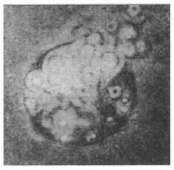

* 1926년 노벨상은 암이 기생충
에서 발생한다는 학설을 주장한
덴마크의 피비거(Fibger, J)에게
주어졌다. 이 노벨상은 가장 잘
못 주어진 노벨상 수상으로 여겨
지고 있다. 하지만 최근 많은 학자
들이 암과 기생충과의 연관을, 관
련성을 연구하고 있다.

　　현대의학은 암을 돌연변이에 의해 발생한다고 본다. 하지만 살
펴보았듯이 많은 학자들은 암이 인체에 내재하는 미생물에 의해
서 발생한다고 생각한다*.
　　경락을 직접 연구했던 생화학자로서 나는 다음과 같은 견해를
갖고 있다. 산알은 유전자의 부분을 갖고 있으며 불리한 환경에서

세포로부터 해체될 수도 있다. 산알로부터 세포가 형성되는 것은 경락계통에서만 일어나는 일이라고 할 수 있으며, 경락계통 외에서 세포는 우리가 알고 있는 일반적인 세포분열로 증식한다. 세포분열 과정은 전체적으로 산알 순환과정의 부분으로 건강한 세포는 이러한 과정을 겪는다. 김봉한에 의해서 경락계통에서 관찰된 산알은 다른 학자들에 의해 관찰된 인체에 내재하는 미생물, 마이크로자이마와 유사하다고 할 수 있다.

현대의학이 밝힌 대로 세포는 돌연변이에 의해서 암세포로 변하기도 한다. 하지만 암이 형성되기 쉬운 환경*에서 세포로부터 암 미생물이 형성되기도 한다. 암세포는 일반세포에 비해서 미생물의 형태로 분해되기 쉽기 때문에 암환자의 혈액 속에서 암 미생물이 많이 관찰된다. 세포가 암 미생물로 해체되는 것은 현대의학에서 주요개념의 하나인 세포자살(apoptosis)과 유사한 모습이라고 할 수 있다. 암세포가 분해된 암 미생물은 돌연변이가 일어난 암세포의 염색체의 부분들을 그대로 갖고 있으며, 배양될 수 있으며, 다른 동물에 접종해서 암을 유발할 수도 있다.

살펴보았듯이 많은 학자들이 암과 감염증 뿐 아니라 모든 염증과 자가면역질환, 신장결석 등을 포함하는 다양한 질환이 세포에 내재하는 미생물에 의해서 발생한다는 가설을 제시하고 있다**. 이 책에서는 마이크로자이마 혹은 산알이 세포를 형성하고, 또 세포가 거대 생물체를 형성하는 일들이 우연에 의한 좌충우돌이 아니라, 허수공간의 질서를 따라서 형성된다고 설명한다. 그 뿐 아니라 미생물도 허수공간의 질서를 따른다***. 허수공간의 질서

* 정신적 물질적 스트레스, 영양 환경, 중금속 등의 환경오염 등을 포함한다.

** 일반적 인체와 미생물의 공생을 넘어서는 관계이다.

*** 물질에서 유래되는 3D파동과는 달리 4D파동으로 표현한다.

* 재야의 과학자 리재학은 미생물
이 전체적인 통일성 속에서 움직
인다는 거생물(巨生物) 이론을 제
시한다. 리재학은 돌연변이가 아
니라 미생물을 원하는 방향으로
유도함으로써 농업, 축산 등에 성
공적으로 사용하고 있다. 1부에
서 소개했던 재야 과학자인 홍한
의 역시 같은 원리 속에서 특정 기
능성을 갖는 미생물을 유도해서
성공적으로 적용하고 있다.

를 따라서 미생물은 꼭 돌연변이가 일어나지 않더라도 주어진 환
경에 적응할 뿐 아니라 원하는 기능을 만들어낼 수 있다*.

현대의학은 파스퇴르로부터 비롯된 세균학설이 지배해왔다.
세균학설에 의하면 공중에 이미 존재하는 세균에 의해서 모든 질
병이 초래된다. 하지만 살펴보았듯이 아직도 생명의 근원과 질병
의 원인에 대해서 많은 학자들이 다른 견해를 갖고 있다.

암 미생물과 라이프

현대의학은 암을 돌연변이에 의해서 발생하는 것으로 본다. 하지만 이미 살펴보았듯이 라이히, 켄트웰*, 리빙스톤과 같은 학자들이 암환자의 혈액과 조직에서 암 미생물을 관찰했고 암 미생물이 암의 원인이라는 견해를 보고한 바 있다 [20, 24, 25].

미국의 라이프(Rife, R)는 1920년대에 거의 바이러스 정도의 작은 형태의 미생물까지 관찰할 수 있는 고배율의 만능현미경(universal microscope)을 제작했다. 염색할 필요도 없고, 전자현미경과 같은 샘플고정도 필요 없이 고배율의 관찰이 가능한 이 광학현미경을 사용해서 라이프는 아주 작은 암 미생물을 직접 관찰할 수 있었다 [29].

라이프는 크리스털을 이용해서 만든 14개의 렌즈와 프리즘을 이용해서 빛을 굴절시키고 편광화하면서 관찰한 결과, 특정 파장의 빛이 시료와 공명해서 시료가 특정 칼라의 빛으로 증폭되어 보이는 것을 알게 되었다. 이런 원리를 이용해서 라이프는 기존 광학현미경에 비해서 무려 10배 이상의 분해능을 갖는 만능현미경을 개발할 수 있었다.

여태까지 볼 수 없었던 영역을 고배율의 만능현미경을 이용해서 관찰한 결과, 라이프는 세포가 생명의 기본 단위가 아니라는 것을 알게 되었다. 세포가 박테리아 혹은 그보다 더 작은 단위의 물질들로 이루어져 있는 것을 발견했다. 사람의 몸 컨디션에 따라서

[20]. Reich, W. "The Bion Experiments", First Octagon(1979); "Cancer Biopathy" Orgone Institute Press(1973)
[24]. Livingston, V. "Cancer, a New Breakthrough." Production House Publishers(1972)
[25]. Cantwell, A. "The Cancer Microbe" Aries Rising Press(1990)

* 다른 학자들이 염색하지 않고 관찰한 반면, 캔트웰과 리빙스턴은 항산염색법(acid-stain)을 사용해서 암 미생물의 특정 상태들을 볼 수 있었다.

[29]. Lynes, B. "Cancer Cure That Worked." Marcus Books.(1987); Bird, C. "What has become of the Rife Microscope?" New Age Journal, 41.(1976)

이 물질들이 질병을 일으키는 병원균으로 변하는 것도 발견하였다. 그는 이러한 관찰을 토대로 박테리아가 질병의 원인이 아니라 결과라고 생각하게 되었다.

일반적으로 박테리아는 먼저 각각의 형태로 분리한 후, 특정 배양용액에서 배양한다. 이렇게 분리 배양된 박테리아는 한 가지의 형태로만 존재하는 것으로 믿어져 왔다(monomorphism). 하지만 라이프가 만능현미경을 개발한 1920년대에 이미 박테리아가 환경에 따라 다양한 형태로 존재한다는 다형태성(pleomorphism)이 여러 학자들에 의해 제안되고 있는 상황이었다.

라이프는 20000개가 넘는 암환자의 샘플을 분석하였지만 처음에는 어떤 형태의 암 미생물(cancer microbe)도 관찰할 수 없었고, 배양할 수도 없었다. 그런데 그가 암조직이 담겨있는 튜브를 아르곤 가스로 충전되어 있는 관에 넣고 5000 볼트의 전압을 걸어준 후 만능현미경으로 관찰하자, 보랏빛에 가까운 붉은 빛을 보이며, 크기가 일반적 박테리아의 1/10 이하이면서 활발하게 움직이는 존재들을 관찰할 수 있었다*.

라이프는 이렇게 발견한 암 미생물을 바실러스 X(BX)라고 명명했다. 아르곤 관에 전압을 걸어준 결과, 자외선 영역의 BX의 성분들이 가시광선 영역에서 빛을 발하게 된 것이다. 이렇게 발견된 BX는 배양이 가능하였다. 그리고 배양된 BX를 400 마리가 넘는 쥐에 접종한 결과, 모두 종양이 형성되었다[29].

라이프는 배양액의 성분을 약간 변형함으로써, BX보다 더 큰 모습의 암 미생물이 형성되는 모습도 볼 수 있었다. 라이프는 BX

* BX는 박테리아를 거르는 필터를 모두 통과하였다.

29]. Lynes, B. "Cancer Cure That Worked." Marcus Books. (1987); Bird, C. "What has become of the Rife Microscope?" New Age Journal, 1. (1976)

보다 큰 암 미생물을 BY라고 명명하였다. BY는 일반적인 현미경에서도 관찰될 수 있는데, 90%가 넘는 암환자의 혈액에서 관찰될 수 있다*.

　라이프는 BY가 배양액에 따라서 더 크게 자라며 효모나 곰팡이와 같은 모습으로까지 변화하는 것을 발견하였다. 그뿐 아니라 이렇게 자란 효모나 곰팡이 형태도 배양액에 따라서 이번에는 반대로 작은 장내 미생물인 대장균과 같은 형태로까지 변화하는 것도 관찰할 수 있었다.

　라이프는 미생물이 특정파동의 빛에 의해서 빛을 발하는 것을 이미 발견한 바 있기 때문에 강도를 강하게 하면 특정파동의 빛이 미생물을 죽일 수도 있겠다고 생각했다. 실제로 1953년 이런 용도로 개발된 헬륨가스를 충전한 관으로부터 특정 주파수의 파동을 발진시킨 결과, 각각의 질병을 일으키는 미생물들이 모두 파괴되는 것을 확인할 수 있었다.

　암의 근본원인이라고 할 수 있는 BX도 같은 방법으로 파괴할 수 있었다. 라이프는 암이 유발된 400마리의 쥐에 파동을 발진한 결과 BX가 사라지는 것을 확인할 수 있었다. 이러한 결과를 보고, 라이프는 사람의 암에 대해서 실험해 보기로 하였다. 결과는 대성공이었다. 16명의 현대의학으로 치료가 불가능한 암환자에게 하루 3분간 특정 주파수의 파동을 발진한 결과, 모두 치료되었고 재발되지도 않았다.

　하지만 라이프의 치료방법은 더 이상 이어지지 않았다. 라이프는 의문의 죽음을 당하고 그의 연구 자료는 모두 압수당했으며, 가

* 라이히, 캔트웰, 리빙스톤 등에 의해 발견되었던 항산염색에 의해 염색되는 암 미생물을 BY라고 할 수 있을 것이다.

[29]. Lynes, B. "Cancer Cure That Worked." Marcus Books.(1987); Bird, C. "What has become of the Rife Microscope?" New Age Journal, 41.(1976)

[30]. Brown, T. "The Lakhovsky Multiple Wave Oscillator Handbook" Borderland Sciences(1994); Priore A, "Appratus for producing radiations penetrating living cells", www. royalrife.com/priorepatent2.pdf

장 중요한 역할을 했던 만능현미경도 사라지고 없다[29].

라이프 외에 러시아 태생의 라흐코프스키(Rakhvsky, J)와 이탈리아의 프리오르(Priore, A)도 파동을 이용해서 암을 비롯한 다양한 질병을 치료할 수 있었다[30]. 라이프와는 달리 이들은 복합파동을 한꺼번에 사람에게 조사하였고, 질병을 일으키는 미생물들이 이 복합 주파수에 의해서 공명하면서 파괴되었다. 그러나 라이프의 방법을 포함해서 현대의학의 패러다임을 벗어나는 이들의 치료방법도 계속 이어지지는 못했다.

암 미생물과 다형태성에 관한 연구는 거의 50년이 넘도록 천문학적 연구비를 투여하면서도 점점 힘들어지고 있는 암 치료에 수술, 방사선치료, 항암제 투여라는 기존의 치료방법들을 넘어서는 뉴패러다임을 제시할 수 있을 것으로 기대된다.

공간에너지 응폭 · 방사장치

물질의 3D파동과는 별도로 허수의 공간에 가득 차 있는 마이너스의 에너지*를 공간에너지라고 표현하기도 한다. 오래전부터 공간에너지를 집약해서 생체를 이롭게 하는 장을 형성하는 다양한 방법들이 시도되어 왔다. 피라미드와 같이 특정 기하학적 3차원적 형체로 공간에너지를 집약하거나 2차원적 기하학적 문양으로 공간에너지를 모으는 방법들을 예로 들 수 있다.

피라미드의 내부에 공간에너지가 집약되어 꽃이 시들지 않고, 부패가 억제된다든지, 심지어 오래 사용한 면도날이 재생된다든지 하는 기능성이 비교적 많이 알려져 있다.

최근 한국에서도 현재 9순이 넘는 이용원 옹에 의해서 3차원적 대칭과 배열을 이용해서 공간에너지를 응폭 · 방사하는 장치가 개발되었다. 이러한 집약된 공간에너지는 공간의 일부분에만 영향을 주는 피라미드보다 공간이용 측면에서 더 효율적이었으며, 능력도 월등하였다 [31].

공간에너지를 처리함으로써 우유와 고기의 부패가 억제되었고, 물에 처리하였을 때 물의 전기전도도와 계면활성이 증가하고 술이 순하게 변하며 맛이 개선되는 등 물성의 변화가 관찰되었다.

공간에너지를 못에 처리하였을 때 못이 거의 녹이 슬지 않았다. 이것은 금속의 물성도 공간에너지에 의해서 변할 수 있다는 것을 보여준다 하겠다.

* 디랙(Dirac, P)은, 진공이 마이너스 에너지의 전자로 가득 차 있으며(진공의 바다), 마이너스 에너지의 전자가 에너지를 받아서 플러스 에너지 전자의 상태로 변환하면, 이 플러스 에너지의 전자가 바로 물리적 공간에서 측정되는 전자이고, 진공의 바다에는 빈 구멍이 생기며 이 빈 구멍이 양전하를 갖는 양전자(positron)로서 나타난다고 예언했다. 디랙에 의하면 공간은 허수의 질량을 갖는 마이너스 에너지의 전자로 가득 차 있고, 현재 우주 모든 물질은 진공의 바다로부터 극히 일부분이 플러스 에너지의 입자로 전환된 것으로 본다. 2부에서 자세히 살펴보겠지만 3D파동도 마이너스 에너지의 파동이다.

[31]. 이은재, "공간의 이상! 기후변화, 그 해법을 위한 모색- 공기풍차" 공간에너지 국제세미나 (2010).; 한국산업진흥원, "생체대사 활성화 기술 연구개발 기획 및 타당성 조사연구- 공간에너지 기반 기술(2011); 이용원, 이은재, 김현원, "공간에너지 응폭 · 방사장치", 응용미약에너지학회, 31, 1, 58(2016); 이용원, 이은재, 김현원, "공간에너지에 한 합성물질의 해독", 응용미약에너지학회, 31, 2, 17(2016)

또 식품의 보존기간이 늘어나고, 꽃이 잘 시들지 않으며, 동·식물의 성장을 촉진시키는 등 생리활성이 증가하였다. 공간에너지에 의해서 새집증후군을 일으키는 휘발성 유기물질(VOC)이 제거되며, 축산악취가 사라졌으며, 퇴비의 형성이 촉진되었다.

공간에너지를 고기에 처리하면 얼렸다 녹여도 처리하기 전같이 조직이 치밀하게 유지되었고, 드립현상이 생기지 않았으며, 색과 맛이 생고기와 같이 그대로 나타났다. 생선회의 경우도 마찬가지였다.

공간에너지 장치로 술을 처리하였을 때 술의 맛이 매우 부드러워질 뿐 아니라, 술에 의한 숙취가 줄어들었으며, 술을 담글 때 술의 숙성기간이 단축되었다. 공간에너지는 술 뿐 아니라 발효와 숙성을 필요로 하는 모든 식품에 응용이 가능하며, 특별히 기능성 물을 다량으로 만들기 위해서도 사용될 수 있다는 것을 보여주고 있다.

실험실 실험에서 공간에너지 처리한 물에 의해서 면역기능이 상승하고, 암세포의 성장이 억제되며, 공간에너지로 처리한 물을 마신 아이들에게서 아토피가 개선되고, 고혈압, 당뇨와 같은 현대인의 만성적인 질환들이 개선되는 것이 관찰되었다.

2007년 태안의 기름유출사건 이후 환경오염을 제거할 수 있는 공간에너지의 가능성을 확인하기 위해서 폐기된 엔진오일에 공간에너지를 처리해 보았다. 그 결과 공간에너지 처리 엔진오일의 경우 다음의 변화가 관찰되었다.

시꺼멓던 폐기 엔진오일의 색이 원래의 엔진오일에 가까운 갈

색으로 변하였고, 전혀 냄새가 나지 않던 폐기 엔진오일이 일반 엔진오일과 같은 냄새를 내기 시작했으며, 심지어 라이터로 불을 붙일 수 있었다. 물론 공간에너지로 처리하지 않은 오일의 경우 불이 전혀 붙지 않았다. 그리고 물에 엔진오일을 몇 방울 떨어뜨린 결과, 공간에너지 처리 엔진오일의 경우 잘게 깨지면서 물과 섞이는 현상이 나타났으나, 처리하지 않은 폐기 엔진오일의 경우 물 위에 큰 기름막을 형성할 뿐이었다.

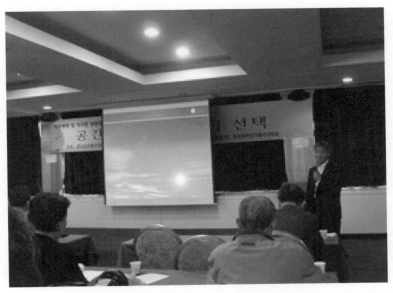

2010년 10월 서울에서 열린 공간에너지 국제 심포지움에서 공간에너지 연구회 이은재 대표가 발표하고 있다. 이은재 대표는 공간에너지 응폭 · 방사장치의 개발자 이용원 옹의 아들로 공간에너지 연구를 계승하고 있다.

공간에너지 처리 오일의 경우 물과 접촉해서 오일이 잘게 쪼개지며, 쉽게 증발되는 성질을 보였기 때문에, 바다에 유출된 원유에 의한 환경오염을 해결하는데 공간에너지가 매우 도움이 될 것으로 생각된다.

그 외에도 여러 가지 가능성을 생각할 수 있을 것이다. 공간에너지로 처리하면 엔진오일의 수명이 연장될 것이고 기능이 향상될 것으로 기대된다. 엔진오일뿐 아니라 가솔린이나 디젤의 경우 자동차 연비와 엔진의 힘이 향상될 것이다. 기름보일러의 경우도 당연히 열효율이 향상될 것이다. 만약 원유에 직접 처리한다면 원유로부터 생산되는 모든 기름제품의 기능이 향상될 것으로 생각된다.

실제로 공간에너지 장치를 차량에 넣고 다녔을 때 연비의 상승과 함께 차의 성능이 바로 개선되는 것이 관찰되었다. 엔진오일과 자동차의 연료가 고품질로 변하였을 것으로 예측된다. 공간에너지에 의해서 자동차의 모든 부품들의 성능이 개선되었을 수도 있다.

살펴보았듯이 공간에너지 응폭·방사장치는 뉴패러다임 과학이 매우 구체적으로 산업적으로도 이용될 수 있다는 것을 보여준다. 물질관점을 벗어날 때 우리의 삶의 질은 더욱 향상될 수 있다.

무한에너지를 향한 도전

　열역학 제1법칙은 에너지보존의 법칙으로 알려져 있다. 에너지는 형태를 바꾸거나 다른 곳으로 전달될 수 있을 뿐 생성되거나 사라질 수 없이 항상 일정하게 유지된다는 뜻이다. 에너지보존의 법칙에 의해서 닫혀있는 시스템에서 에너지가 공짜로 만들어질 수는 없다.

　하지만 에너지보존의 법칙으로부터 벗어나는 시도를 하는 발명가들이 끊임없이 존재하였다. 디랙에 의하면 진공은 마이너스 에너지의 입자로 가득 차 있고, 그 중 그야말로 일부분이 에너지를 받아서 플러스의 입자가 형성되었고, 이 물질우주가 만들어졌다. 많은 발명가들이 공간에 내재되어 있는 에너지를 이용할 때, 에너지보존의 법칙을 벗어날 수 있다고 생각하고 무한에너지를 향한 도전을 멈추지 않고 있다.

　한국에서도 입력에 비해서 출력이 더 많은, 그렇기 때문에 에너지를 창출할 수 있는 다양한 시스템들이 여러 발명가에 의해서 개발되고 있다. 장용웅은 오랫동안 무한에너지를 연구했다. 실제로 나는 장용웅에 의해서 개발된 장치가 에너지원 없이 1kw의 전기를 계속 생산하는 것을 확인할 수 있었다*.

　열역학 제2법칙은 질서가 저절로 형성되지 않는다는 것을 말한다. 무질서도를 의미하는 엔트로피 법칙이라고도 불린다. 질서를 만들기 위해서는 에너지를 투입하여야 한다. 그렇지 않으면 우주

* 장용웅의 초효율 자력회전장치는 특허청에서 직접 시연하는 등 우여곡절 끝에 2009년 대한민국 특허로 등록되었다. 그 후 초효율 자력회전장치는 더욱 발전되어서 외부에너지원 없이 1kw의 전력을 생산한다.

* 전기를 흘리면 한쪽 면은 뜨거워지고 다른 면은 차가워지는 반도체를 말한다.

는 무질서를 향해서 흘러간다. 물에 잉크를 떨어뜨리면 퍼져나가지 다시 모이는 일이 없는 것과 같다. 하지만 엔트로피 법칙을 벗어나 질서로부터 에너지의 창출을 시도하는 회사도 있다.

제너릭스(Generics)라는 한국의 회사(generics.co.kr)는 열전반도체*에서 동시에 생성되는 열과 냉을 효율적으로 이용할 수 있도록 금속판에 미세한 유로를 만들어서 그 안을 물이 지나가면서 열을 전달할 수 있는 MFC(Micro Flow Cooling)라는 시스템을 개발했다. MFC의 2개의 금속판 사이의 유로를 물이 지나가면서 냉각과 가열이 순간적으로 가능하게 된다. MFC를 이용하면 냉매와 컴프레서가 없는 에어컨, 냉장고, 냉온수기, 냉온을 함께 조절하는 것이 가능한 보일러 등이 가능하다**.

** 열전반도체에 유엘 테크놀로지를 적용함으로써 인체친화적인 냉과 온을 생산할 수 있다. 현재 공동으로 연구를 진행 중이다.

그런데 최근 제너릭스는 냉을 활용하면서 동시에 만들어지는 온도 차이를 이용해서 오히려 전기를 생산할 수 있는 가능성을 시뮬레이션을 통해서 제시한 바 있다. 제너릭스의 테크놀로지가 완성되면 텐트에서도 에어컨을 사용할 수 있고, 동시에 전기를 생산할 수도 있을 것이다.

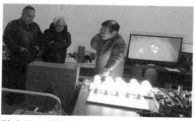
필자 앞에서 무한에너지를 시연하고 있는 모습

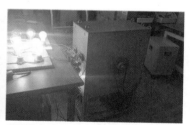
오른쪽의 장치가 외부의 동력원이 없는 가운데 100W 전등 10개를 밝히고 있다.

토션장(torsion field)

토선장은 비틀림장, 혹은 소용돌이장으로도 표현할 수 있다. 1922년 프랑스의 카르탕에 의해서 회전운동과 관련 있는 장이 있음이 밝혀짐에 따라 알려졌다 [9, 10].

원자마다 핵이 있으며 스핀(물리학적으로 전자나 핵의 회전방향을 의미한다)의 방향이 다른데, 원자핵과 전자의 스핀 배열 상태에 따라 특정한 토선장이 만들어진다. 또 원자핵과 전자뿐 아니라 원자의 물리적 회전 방향에 의해서, 단순한 회전이 아닌 나선형의 회전이 만들어지면서 다양한 공간적 구조를 갖는 특정 토선장이 만들어진다.

물질의 각 원자마다 핵과 전자의 스핀과 또 원자의 물리적 회전이 편극화되며, 각각 원자의 토선장들이 중첩되어 물질의 전체적인 토선장이 공간에 표현된다. 즉, 각 물질마다 독특한 토선장이 형성되는 것이다.

그리고 회전하는 물체의 회전 및 스핀의 각 속도가 일정하고 변화하지 않는다면 정적 토선장을 공간에 형성하며, 회전축이 기울어 있을 경우 세차운동을 하면서 강한 동적인 토선장이 형성되며 동시에 전파된다 [9, 10].

정적 토선장은 매우 약해서 측정이 거의 불가능하나 동적 토선장은 전달받는 물체의 스핀에 영향을 미치기 때문에 측정이 가능하다. 토선파는 근본적으로 홀로그램적 특성을 가지며, 홀로그램

[9]. 김현원, "첨단과학으로 밝히는 기의 세계" 서지원(2002).
[10]. 방건웅, "기가 세상을 움직인다 2부", 예인, 85-103(2005)

[9]. 김현원, "첨단과학으로 밝히는 기의 세계" 서지원(2002)
[10]. 방건웅, "기가 세상을 움직인다 2부", 예인, 85-103(2005)

의 위상을 통해서 사방으로 전파된다. 토션파의 전파속도는 광속의 10억 배에 이를 정도로 **빠르**다고 한다.

쉬포프(Shivov, G)는 토션장을 설명하기 위해서 물리적 진공(physical vacuum)구조의 모델을 세웠다 [32]. 물리적 진공은 디랙의 '진공의 바다'와 영점장과 같이 꽉 차 있는 공간을 말한다. 물리적 진공의 공간에서 힘의 균형이 어긋날 때 저절로 일어나는 소용돌이에 의해서 토션장이 형성된다.

[32]. Shivov, G, "A Theory of Physical Vacuum" Moscow University Press(1998)

쉬포프에 의하면 전하는 물리적 진공이 전기적으로 극성화된 상태이고, 질량은 물리적 진공이 종파적으로 진동하는 상태이다.

토션장은 좌선성과 우선성의 회전방향에 따라 성질이 다르다. 좌선성의 토션파에 의해서 형성된 토션장은 서로 밀치고, 우선성의 토션파에 형성된 토션장은 서로 끌어당겨 뭉친다.

우리가 살고 있는 세계는 우선성의 토션장에 의해서 만들어졌다. 하지만 우주 공간은 좌선성의 토션파에 의해서 우주공간에 균일하게 에너지가 펼쳐 있다*.

* 토션이론은 우주의 73%를 차지하는 암흑에너지와 23%를 차지하는 암흑물질이 좌선성의 척력에 의한 토션장에 의해서 형성되었을 것으로 설명한다.

우리가 살고 있는 세계에서는 구심성과 원심성이라는 특성에 따라 토션장의 성질이 달라지고 물질의 에너지 특성도 달라진다. 구심성의 토션장은 수렴하고 질서를 유지하나, 원심성의 토션장은 발산하며 무질서를 향해서 나아간다.

토션장은 자석을 이용해서 발생시킬 수 있고, 자연계의 토션장 발생장치인 암석과 같은 물질을 이용해서 발생시킬 수 있고, 자석이나 물질을 회전시킴으로써 복합 토션장을 발생시킬 수 있고, 피라미드나 원뿔과 같은 기하학적 형상을 이용해서 발생시킬 수도 있다*.

그 외에도 사람이 특정문자나 형상을 만들 때 염력으로 잉크나 먹물의 방향성의 정렬을 바꾸어서 특정 토션장을 형성할 수도 있다[10].

개인이 의식을 특정 형태에 담는 것을 넘어서, 미국의 틸러(Tiller, W)는 명상가들을 대상으로 사람의 구체적 의식을 반도체에 담는 실험을 진행하였다. 사람의 특정의식이 담긴 반도체(IIED: Intention Imprinted Electrical Device)는 물과 접촉하여 물리적 화학적 변화를 일으켰다. 예를 들어서 수소농도의 변화를 일으키는 의식을 담은 IIED는 물의 pH의 변화를, 효소의 활성의 변화를 일으키는 의식을 담은 IIED는 효소 활성의 증가를 일으켰다. 그 뿐 아니라 초파리 유충의 성장기간을 단축시키고 방사성 물질의 붕괴속도를 변화시키는 등의 매우 다양한 의식을 반도체에 담을 수 있었다[33]. 뉴패러다임 과학에서는 물질의 3D파동 뿐 아니라 사람의 의식**도 다양한 용도로 활용할 수 있다.

러시아에서는 토션장에 의해서 코일의 스핀구조가 바뀌면서 미세한 전기저항의 변화가 생기기 때문에 전기저항을 정밀하게 측정하는 휘트스톤 브리지(wheatstone bridge)로 토션장의 변화를 개발했다. 또 다른 측정 장치로 토션장의 영향을 받아서 물리적 과정이 느려지거나 빨라지는 것을 이용하는 검출장치이다.

예를 들어서 수정진동자의 발진주파수의 변화를 측정하는 것이다. 이런 방법들을 통해서 나타나는 토션장의 변화를 측정하는 것이다. 하지만 변화가 측정되더라도 그 의미를 파악하기 위해서는 수많

* 앞에서 소개한 공간에너지 응폭·방사장치는 매우 효율적인 토션장 발생장치라고 할 수 있다.

[10]. 방건웅, "기가 세상을 움직인다 2부", 예인, 85-103(2005)

[33]. Tiller, W. "Science and Human Transformation", PAVIOR(1997)

** 이 책에서는 4D파동으로 설명한다.

[10]. 방건웅, "기가 세상을 움직인다 2 부", 예인, 85-103(2005)

은 데이터의 축적이 선행되어야 할 것이다 [10].

토션파는 3차원적 형태와 기능을 유지해주는 3D파동과는 다르고 3D파동을 담는 그릇이라고 할 수 있다. 하지만 토션파 자체가 방향성을 가지며, 정보를 갖는 그릇이다. 토션파의 방향성에 의해서 같은 3D파동도 그 기능성과 무관하게 인체에 이로운 방향이 될 수도 있고, 인체에 해로운 방향이 될 수도 있다.

우주로 확대되는 형태형성장(morphogenetic field)

형태형성장은 1939년 처음 폴 바이스(Weiss, P)에 의해 태아에 이미 그 개체의 형태와 성질이 담겨져 있다고 제안되었다. 그 후 신비적인 영역에만 머물던 형태형성장 이론은 셸드레이크에 의해 1980년대에 다시 새롭게 태어난다[4].

셸드레이크의 형태형성장을 한마디로 설명한다면 과거의 필드들이 축적되어 현재의 새로운 필드가 형성된다는 것이다. 특정한 형태형성장이 생명체를 비롯한 모든 우주의 존재의 복잡하고 다양한 성질들을 제공하며, 에너지적으로 가능한 여러 형태에 양자역학의 확률의 개념을 넘어서는 일정한 정형성을 부여한다.

예를 들어 식물은 과거에 많은 식물들이 이미 그 식물의 종의 형태를 이루어 자라났기에 현재의 형태로 자라나며, 동물의 본능적인 반응들도 이미 과거에 많은 동물들이 그러한 반응을 반복하였기 때문에 현재에 나타난다. 심지어 복잡한 유기물질이 결정화되는 것도 물리화학적 특별한 이유보다는 과거에 결정화되었던 그 패턴을 단지 따르는 것이라고 설명한다.

그 종(species)의 어떤 개체가 경험한 행동이나 형질의 영향이 형태형성장을 통해 같은 종에 속하는 다른 개체에 작용하는 현상을 형태공명(morphic resonance)이라고 형태형성장 이론은 설명한다. 한 개체의 통일성을 설명하는데 비해 형태형성장은 개체뿐 아니라 종 전체를 하나의 장으로 설명하며, 우주의 모든 물질의 비물

[4]. Sheldrake, L. "A New Science of Life"(1988); "The Presence of the Past"(1995);. Park Street Press(London)

질적 기억능력으로까지 장의 개념을 확대한다.

셀드레이크의 형태형성장은 실험적인 접근이 어느 정도 가능하다는 점에서 그 전에 등장했던 모호했던 개념들과 대조된다. 만약 어떤 동물들이 새로운 패턴의 행동을 반복한다면, 같은 조건에 있는 다른 동물들은 그 새로운 패턴을 처음 동물보다도 빨리 익힐 수 있을 것이다. 동물의 수가 많아지면 많아질수록 그 학습정도가 빨라질 것이라고 예측할 수 있다.

다시 말하면 한국의 쥐가 새로운 재주를 익히면 일본이나 미국의 쥐들도 같은 재주를 더 쉽게 익힐 수 있다는 것이다. 실제로 일본의 후나이 유키이의 〈100마리째 원숭이〉에서 재미있는 사례가 관찰된다. 1950년 미야자키 현의 고지마라는 섬에 원숭이 한 마리가 우연히 바닷물에 고구마를 씻어 먹기 시작했다. 흙을 제거할 수도 있고 또 맛도 있는 새로운 방법이었을 것이다. 그 후 주변의 다른 원숭이들도 따라 하였는데 그 수가 100마리가 넘어가면서부터는 기하급수적으로 바닷물에 고구마를 씻어 먹는 원숭이의 숫자가 늘어났으며, 심지어는 이 방법이 전해질 수 없는 일본의 다른 섬에 있는 원숭이들도 같은 행동을 하는 것이 관찰되었다. 이러한 행동은 형태형성장을 설명하는 대표적인 예로 볼 수 있다.

실험실에서 새로운 화합물을 만들 때 처음에는 어렵게 만들어지지만 그 다음에는 쉽게 만들어지는 경험들을 할 수 있다. 역시 형태형성장이 만들어졌기 때문이라고 생각할 수 있다. 형태형성장은 진화를 이끄는 원동력으로도 설명되고 있다.

형태형성장에서 제안하는 것들은 실제로 실험적으로 증명이 가능하다. 그럼에도 불구하고 이러한 생각은 현대과학의 수준에서 어떤 설명을 제공하기 어려울 뿐 아니라 대부분의 경우 어리석은 짓으로 여겨질 지도 모른다. 하지만 쥐를 이용한 다양한 실험들이 이미 실행되었고 그 타당성이 어느 정도 입증되었다.

1930년 멕도걸(McDougall, W)은 라마르크의 용불용설을 실험용 쥐들을 이용하여 테스트하였다. 그는 올바른 출구와 잘못된 출구를 만들고 올바른 출구는 밝게 조명하고, 잘못된 출구로 나가는 쥐는 전기자극을 이용하여 학습을 시켰다.

올바른 출구와 잘못된 출구는 계속 위치를 바꾸어 위치가 아니라 조명에 의하여 올바른 출구를 찾도록 하였다. 쥐들은 본능적으로 밝은 출구에 대해서 거부감을 보였으며 그 상태는 오랫동안 지속되었다. 하지만 어느 순간부터는 모든 쥐들이 올바른 출구를 찾을 수 있게 되었다[33].

멕도걸은 그 쥐들을 교배시켜서 32세대까지 같은 실험을 행하였다. 학습을 한 쥐의 다음세대들은 그렇지 않은 쥐들보다 빨리 출구를 찾는 것이 분명히 관찰되었다.

처음 8세대의 경우 학습이 될 때까지 실패하는 평균횟수는 56이었고, 각 8세대가 지나감에 따라 그 횟수는 41, 29, 20으로 줄어들었다. 이러한 결과는 라마르크의 용불용설을 지지한다.

하지만 교배할 때 특별히 출구를 잘 찾는 쥐들이 선택되었을 것이라는 비판들을 직면한 후, 그는 다른 종의 쥐들을 이용하여 다음의 실험을 행하였다.

그는 특별히 출구를 잘 찾는 쥐들과 늦게 찾는 쥐들을 각각 선

[33]. McDougall, W. "An experiment for the testing of the hypothesis of Larmarck", British Journal of Psychology, 20, 201(1930); "Forth report on a Larmarckian experiment", British Journal of Psychology, 28, 321(1938)

택하여 교배하였다. 기대했던 대로 출구를 잘 찾는 쥐들의 다음 세대들은 늦게 출구를 찾는 쥐들의 다음 세대들보다 빨리 출구를 잘 찾았다.

놀라운 일은 늦게 출구를 찾는 쥐들의 다음 세대들마저 첫 번 세대보다 출구를 분명히 잘 찾는 것이었다. 이 실험은 용불용설보다는 형태형성장이론을 지지한다고 볼 수 있다.

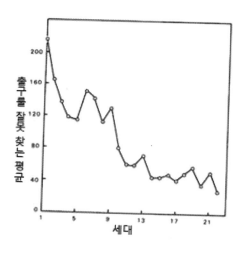

[34]. Agar et al., " Second report on a test of McDougall's Lamarckian experiment on the training of rats." Journal of Experimental Biology, 19, 158(1942); "Forth report on a test of McDougall's Lamarckian experiment on the training of rats." Journal of Experimental Biology, 31, 307(1954)

그 후 1954년 아가(Agar, W)에 의해서 50세대 동안 학습을 한 쥐와 그렇지 않은 쥐에 대해서 경향이 추적되었다. 놀랍게도 학습을 전혀 하지 않은 쥐의 다음 세대들마저도 첫 번 실험을 했던 세대보다 훨씬 빨리 학습하는 것이 확인되었다[34]. 이는 유전적인 연결이 전혀 없다는 점에서 라마르크의 설과는 다르며 형태형성장을 전적으로 뒷받침한다고 볼 수 있다.

형태형성장의 실험적 확인

형태형성장 이론을 확인하기 위하여 영국의 ITV*에서 다음의 두 그림을 특별히 제작하였다**. 그 중의 한 그림이 1983년 8월 31일 2시에 TV에서 방영되었고 그 답을 시청자들에게 알려주는 것으로 기획되었다. 방영직전까지 어느 그림을 TV에서 방영할지는 비밀에 붙였다. 결국 그림B를 TV에서 답과 함께 보여주었고 그림A는 대조군으로 사용하였다 [35].

그림B를 ITV에서 방영하기 며칠 전 그림A와 B를 1분간 다양한 사람들에게 보여준 후 답을 맞히는 수를 기록하였고, 방영 며칠 후 그림A와 B를 역시 1분간 사람들에게 보여준 후 답을 맞히는 수를 기록하였다.

이 실험은 영국의 섬들, 유럽대륙, 아프리카, 그리고 미국 등에 있는 사람 군을 대상으로 광범위하게 이루어졌다. 그 결과는 다음과 같았다.

그림A의 경우 답을 맞히는 숫자가 그림B가 TV에 방영되기 전후의 변화가 거의 없었으나, TV에서 답을 알려준 그림B의 경우는 3.9%에서 6.8%로 증가하였다. 이 숫자는 TV에서 그림을 보았을 가능성이 있는 ITV가 방영이 되고 있는 영국과 북아일랜드사람들을 제외했을 때, 1.2%에서 3.3%로 증가하였다.

이 실험은 처음으로 다수의 사람을 대상으로 행하여진 형태형성장의 존재를 보여주는 고무적인 실험으로 알려져 있다.

* 1955년 개국한 영국의 민간TV 방송국, Independent TV.

** 그림의 답은 이 글의 맨 마지막에서 확인할 수 있다.

[35]. 김현원, 고상백, 김춘배, "형태공명장에 관한 실험적 접근" 응용미약자기에너지학회지 6, 2, 1(2008)

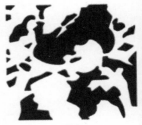

그림A

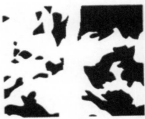

그림B

[35]. 김현원, 고상백, 김춘배, "형태공명장에 관한 실험적 접근" 응용미약자기에너지학회지 6, 2, 1(2008)

필자는 1998년 그림A와 B를 연세대 원주의과대학 1-4학년 학생과 10km 가량 떨어져 있는 연세대학교 매지캠퍼스의 학생들을 대상으로 실험하였다[35].

모든 실험은 그림A를 먼저 보여준 후 답을 맞힌 학생들의 수를 기록하고, 다시 그림B를 보여주고 답을 맞힌 학생들의 수를 기록하였다.

그림A의 경우 답을 맞히는 학생들의 수는 전혀 증가하지 않았다. 영국에서의 실험은 적어도 10만 명 이상의 시청자에게 답을 알려주었고, 10만 명 이상이 답을 알고 있는 상황에서의 답을 맞히는 비율을 비교하였으나, 본 실험에서는 답을 알고 있는 사람의 수는 각 측정치마다 대략 100명씩 증가한다고 볼 수 있다.

형태형성장의 효과가 답을 알고 있는 사람의 숫자에 비례할 가능성이 많다고 할 때, 영국에서의 실험보다 형태형성장의 효과가 약하기 때문에 먼저 그림A를 보여주면서 답을 맞힐 수 있는 요령을 알려준 것이다.

학년	실험날짜	그림 A		그림 B		95% 신뢰구간
		정답/전체	%	정답/전체	% 교차비	
2학년(원주의대)	98.3.28	1/98	1.0	1/98	1.00	
3학년	98.3.28	2/115	1.8	9/115	7.81	0.97~62.8
1학년	98.3.28	0/86	0	8/86	9.43	1.15~77.1*
4학년	98.3.28	1/85	1.2	12/85	15.12	1.92~119.1*
매지캠퍼스	98.3.31	1/163	0.6	11/163	6.60	0.81~52.41

뒤에 보여준 그림B의 경우는 그림의 답을 알고 있는 학생들의 숫자가 증가함에 따라 답을 맞히는 학생들의 숫자가 계속 증가하였다. 이것은 그림A의 답을 보여주는 과정에서 학생들이 요령을

익혔기 때문에 그림B가 상대적으로 쉬운 문제가 되었을 것이며 학생들은 형태공명에 더욱 민감할 수 있었을 것이다.

하지만 연세대 원주의과대학 내에 그림의 답을 알고 있는 사람이 거의 없을 때는 그림A를 통해 요령을 익힌 학생들의 경우에도 그림B의 답을 맞히는 정도가 늘어나지 않았으나, 그림B의 답을 알고 있는 학생의 수가 100명 가까이 되었을 경우 답을 알아맞히는 학생들의 수는 1%에서 7%로 현저하게 늘어났다. 그리고 그 숫자는 답을 알고 있는 학생들의 숫자가 늘어남에 따라 7.8%, 9.3%, 14.1%로 각각 증가하였다.

매지캠퍼스에서 같은 실험을 행하였을 때 그 숫자는 6.7%로 증가하였다. 이러한 증가는 매지캠퍼스를 포함할 때와 그렇지 않을 때 모두 통계적으로 유의성이 있었다. 매지캠퍼스의 경우 의과대학이 있는 일산캠퍼스로부터 거리가 10km이상 떨어져 있음에도 불구하고 숫자는 첫 번 실험을 행하였던 학생들에 비해서 역시 현저하게 늘어났지만 늘어나는 추세가 이어지지는 않았다.

내가 학생들을 통해서 행한 실험은 어느 정도 형태형성장 이론을 뒷받침하는 것으로 나타나나, 결론을 내리기에는 아직 미약하다. 영국에서의 경우와 같이 TV방송국의 협조를 얻어 대대적인 실험을 행할 수 있다면 더 구체적인 결론을 얻을 수 있을 것이다.

형태형성장은 입자로만 보이는 개체가 갖고 있는 파동성을 통해서 패턴이 형성되고, 그 패턴들의 중첩에 의해서 장이 형성되고, 그 장이 다시 새롭게 전달되는 파동의 패턴을 통하여 다시 변화해 나간다고 설명하며, 우주가 결국 하나의 장을 이룬다고 본다.

형태형성장을 현대과학의 수준에서 명확하게 설명할 수는 없다. 하지만 형태형성장이 존재하는지의 여부는 실험적인 접근들을 통해서 판단할 수 있다. 형태형성장의 존재는 진화나 발생 등을 비롯한 근본적인 의문들에 대한 대답을 제공할 수 있을 것으로 기대된다.

　　이 책에서 제시하는 뉴패러다임 과학은 형태형성장을 3D파동에 의한 허체의 질서로 표현한다. 우주의 질서는 처음부터 완성된 것이 아니고 계속 새로운 패턴을 스스로 만들어 나간다.

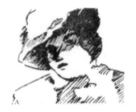
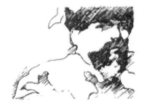

세상을 바꾸는 7가지 실험들

셸드레이크는 우리가 대부분 경험하고 있으나 과학적 설명이 어려운 몇가지 사실들을 구체적으로 연구하는 것을 세상을 바꿀 실험들로 제안한 바 있다 [36].

[36]. 루퍼트 셸드레이크, "세상을 바꿀 일곱가지 실험들" 양문(1995)

애완견을 키우는 사람들은 애완견이 실제로 주인이 언제 올지 알고 미리 현관 앞에서 기다리고 있는 것을 본 적들이 있을 것이다. 애완견이 주인을 기다리기 시작하는 것은 주인이 사무실에서 출발하는 순간부터이다. 다시 말하면 주인이 집으로 돌아가야겠다는 생각을 했을 때부터 애완견들은 반응하는 것이다. 실제로 셸드레이크는 CCTV를 이용해서 사무실에서 주인이 집을 향해 움직일 때부터 애완견이 움직이는 것을 자세히 모니터해서 이것이 사실(fact)임을 증명했다.

애완견이 주인의 마음을 읽은 것은 거리와 무관하였다. 어떤 경우는 수천 킬로 떨어진 곳에서 주인이 집으로 올 준비를 하는 것에 반응하였다. 애완동물을 키우는 모든 사람에게 이런 실험은 재미있는 과학실험 주제가 될 수 있을 것이다.

이사 간 주인을 찾아서 전혀 가보지 않은 길을 수백 킬로를 달려서 주인을 찾아온 진돗개 이야기는 어떻게 설명이 가능할까? 그외 쓰나미나 지진이 일어나기 전에 길거리의 주인 없는 동물들이 도시를 떠나는 것들은 이미 수도 없이 관찰된 바 있다.

비둘기가 수천 킬로를 날아서 자기 둥지를 찾아오는 것은 또 어떻게 설명할 수 있을까? 비둘기가 자기 둥지를 찾아오는 이유에 대한 지구의 자기장을 비롯한 다양한 현대과학의 가설은 모두가 사실이 아닌 것으로 밝혀졌다.

흰 개미들은 높이 2.5미터의 둥지를 만드는 데, 그 안에 여왕개미의 공간을 비롯한 거주공간들이 있고, 잘게 썬 나무에 균류를 배양하는 공간, 통풍과 열을 식히는 작용을 하는 공기 수송관 등이 정교하게 꾸며져 있다. 집이 완성되는 동안 많은 일꾼 흰개미들은 도중에 일생을 마감하기도 한다. 일꾼 흰개미들은 대를 이어 오랜 기간 동안 어떻게 그토록 효과적으로 전체 속에서 부분의 역할을 수행할 수 있을까? 누가 흰개미 둥지의 설계도를 만들었을까? 흰개미들이 마치 하나의 생물인 듯 행동하고 있다.

그 외 셀드레이크는 이 책의 2부에서도 언급한 환상지효과, 눈빛에 의해서 사람이 반응하는 실험* 등을 세상을 바꾸는 실험들로 제안하였다.

플라시보 - 가장 안전하고 효과적인 약

셀드레이크가 제안한 세상을 바꾸는 마지막 실험은 플라시보 (placebo) 효과에 관한 것이다. 플라시보는 가짜 약을 말한다.

모든 약에 대한 임상실험은 가짜 약에 대한 효과도 동시에 측정한다. 어느 것이 진짜 약이고 어느 것이 가짜 약인지 피험자 뿐 아니라, 시술자도 모르게 하는 실험을 이중맹검(double blind test)이라고 한다. 모든 신약은 이중맹검으로 실험한다. 환자에 따라 밀가루로 만든 가짜 약에서 더 뛰어난 효과가 나타나기 때문이다.

가짜 약이 실제로 암 덩어리를 녹여내기도 한다. 클로퍼(Klopfer, B) 라는 심리학자에 의해 보고된 다음의 흥미 있는 사례를 살펴보자 [37].

[37]. 마이클 탤보트, "홀로그램 우주" 이균형 옮김, 정신세계사 (1991); Klopfer, B. "Psychological Variables in Human Cancer", Journal of Prospective Techniques, 31, 331(1957)

"방사선 치료로도 더 이상 고칠 수 없는 라이트라는 림프절 암 말기 환자가 있었다. 라이트는 그 당시 기적적 효과를 보이는 것으로 소문난, 크레오비젠 임상시험에 참여하기를 간청했다. 다행히 임상시험에 참여하게 되어 크레오비젠을 라이트에 주사하였다. 그 결과는 충격적이었다. 의사는 이번 주말을 넘기기 힘들 것으로 생각했던 라이트가 병상에서 일어나 걸어 다니고 있는 것을 월요일 볼 수 있었다. 클로퍼는 '환자의 종양이 뜨거운 난로 위의 눈덩이처럼 녹아 없어졌다'고 표현했다. 10일 만에 라이트는 퇴원했고, 2달 동안 건강하게 살았다. 그런데 크레오비젠이 림프절 암에 아무런 효과가 없다는 기사가 신문에 실리기 시작했다.

라이트는 뉴스를 보고 맥이 풀려서 암이 재발 되었고 다시 입원했다. 이번에 크레오비젠을 다시 쓸 수 없었던 그의 의사가 한 가지 실험을 해 보기로 했다. 이번 약은 지난번 약에 비해 고농축된 신약이라 설명하고 증류수를 주사하였다. 이번에도 결과는 극적이었다. 종양덩어리가 녹아내리고 복수도 사라졌다. 그는 두 달 동안 완전히 회복될 수 있었다. 그런데 이번에는 미국의사협회에서 크레오비젠이 암 치료에 아무런 효과가 없어서 퇴출될 예정이라고 발표했다. 이번에는 라이트의 신앙이 완전히 무너졌다. 그의 암은 새롭게 발생했고 이틀 후 그는 죽었다."

크레오비젠의 경우 개인적인 관찰이었지만 플라시보가 집단적으로 나타나는 사례도 있다. 시스플라틴(cisplatin)이라는 항암제가 있다*. 시스플라틴이 처음 나왔을 때 기적의 항암제로 세상의 주목을 받았다. 처음 시스플라틴을 투여받은 사람의 95%가 치료효과를 보았다. 하지만 최초의 흥분이 지나가고 시스플라틴이 더 일반화되자 그 효과는 25-30%로 떨어졌다. 이것은 집단적인 플라시보 효과라고 할 수 있을 것이다.

감기바이러스를 퇴치하는 약은 없다. 감기약은 대증요법으로 증상을 완화할 뿐이다. 바이러스 질환인 감기치료에 항생제는 특별한 경우 아니면 의미가 없다. 그런데 한국에서는 병원에서 항생제가 포함된 감기약을 처방받고 쉽게 감기가 치료된다. 역시 집단적인 플라시보 효과라고 할 수 있을 것이다.

플라시보는 물질의 부작용도 없고 단지 효과만 있다**. 때에 따

* 백금원자에 염소와 암모니아가 배위된 화합물이다. 시스플라틴은 DNA에 끼어들어서 세포분열을 억제한다. 암세포 뿐 아니라 모든 세포의 세포분열을 억제하며, 시스플라틴 자체가 발암물질이며 강한 신장 독성을 보인다. 암세포와 일반 세포를 함께 죽이며, 빨리 분열하는 암세포가 먼저 죽는 차이가 있는 1세대 항암제이다. 2세대 항암제는 암세포만을 타겟으로 하는 표적치료제이다. 최근 환자의 면역을 증강시켜 암을 치료하는 개념의 3세대 항암제가 개발되었다. 3세대 항암제는 자연의학에서 이미 사용되고 있던 개념이다.

** 물의 기억력의 경우 효과만 있고 물질의 부작용은 없다. 디지털화된 3D 파동도 마찬가지로 효과만 나타내고 물질의 부작용은 없다. 플라시보는 3D파동에 의한 물질의 효과와는 다르다. 플라시보는 모든 사람이 갖고 있는 마음의 힘이다. 뉴패러다임 과학의 첫걸음은 물질관점을 벗어나는 것이다.

라서는 어떤 약보다도 뛰어난 효과를 보인다. 끊임없이 물질신약
을 개발하기보다는 플라시보를 2배 강화시킬 수만 있다면 만병통
치약이 될 수도 있을 것이다.

플라시보 효과는 마음이 신체에 미치는 힘을 통해서, 우리 몸의
주인이 현대의학이 생각하는 것 같이 물질이 아니라는 것을 보여
주고 있다. 당연히 질병치료도 물질 패러다임을 넘어서는 뉴패러
다임 의학이 필요할 수밖에 없다.

다중인격장애는 한 사람의 육체에 여러 다중인격이 나타나는
것을 말한다. 다중인격에서 각 인격마다 약에 대한 반응성이 바
뀐다. 5mg의 진정제에 잠이 드는 사람이 다른 인격으로 변하면
100mg에도 전혀 반응이 없었던 사례들이 보고되었다. 땅콩 알레
르기가 있는 사람이 다른 인격으로 변하면 알레르기가 사라진다.
마취약에 대한 인격마다 다른 반응성도 보고된 바 있다. 다중인격
은 마음의 육체에 대한 지배력을 입증하고 있다.

노세보와 통증전염

플라시보는 나쁜 방면으로도 작용할 수 있다. 독의 위약은 실제로 독이 아닌데도 독의 효과를 나타낸다. 이러한 효과는 노세보(nocebo)라고 불린다. 1부의 벵베니스트의 실험에서 특정 연구자가 있을 때 물의 기억력이 전혀 나타나지 않았던 것도 노세보라고 표현할 수 있을 것이다.

이 책이 마무리될 무렵 통증도 전염된다는 논문이 출간되었다. 미국의 오래곤보건과학 대학의 리아비닌(Ryabinin, A) 연구팀은 알콜중독의 금단증상으로 통증에 민감하게 된 쥐와 같은 방에 있는 쥐는 통증에 대한 민감도가 다른 방에 있는 쥐에 비해서 68%나 높게 나왔다고 밝혔다. 두 우리의 간격은 1.5 미터 정도이며, 각각의 우리에 들어간 쥐는 다른 우리에 들어간 쥐를 볼 수 없다.

리아비닌은 통증을 유발하는 물질이 후각을 통해서 전염된 것으로 추정했다. 하지만 이 책의 뉴패러다임 과학은 개체의 마음으로 비롯된 4D파동에 의해 형성된 장에 의해서 통증과 같은 병적 증상도 서로 연결되는 것으로 해석한다.

어쨌든 많은 동물실험에서 아픈 쥐와 정상 쥐를 같은 방에 두고 실험하기 때문에 기존 동물을 이용한 실험결과들에 대해서 재조사할 필요성이 있을 것이다.

4D파동과 홀로그램

셸드레이크는 애완견이 주인을 기다리는 것, 비둘기가 둥지를 찾아가는 것, 사람의 눈빛에 반응하는 것, 환상지효과와 흰 개미들이 3차원 형태의 복잡한 집을 짓는 것들을 형태형성장으로 설명을 시도하였다.

이 책의 뉴패러다임 과학으로 이런 현상들에 대한 설명을 시도해보자. 애완견과 주인 사이에도, 비둘기와 둥지 사이에도 장(場)이 형성된다. 형태형성장과 나의 3D파동이 물질로 비롯된 3차원 공간에서의 형태를 관점으로 형성되었다고 할 수 있다. 하지만 애완견과 주인 사이에, 비둘기와 둥지에 형성된 장은 관계를 바탕으로 형성되는 장이고, 하나의 홀로그램을 형성한다. 이렇게 관계에 의해서 형성되는 장을 3차원 공간을 넘어서 4차원 시공간에 홀로그램을 형성하기 때문에 4차원 시공간의 장이라고 할 수 있다. 나는 마음에 의해서 형성되는 장을 물질로부터 비롯된 3차원 공간의 장인 3D파동을 넘어서 4D파동이라고 명명한다.

홀로그램에서는 부분은 전체를 공유하고, 부분과 부분도 서로 공유한다. 애완견은 주인과 함께 형성한 4D파동의 홀로그램 시공간에서 부분으로 전체를 인식하는 것이다.

4D파동은 다양한 상황에서 사랑이나 집착, 원한과 같은 관계에 의해서 형성될 수 있다. 비둘기와 둥지와 같이 무생물과의 관계에 의해서도 4D파동은 형성될 수 있다. 4D파동은 3D파동과 연

* 유엠, 유엔, 유엘은 모두 물질의 3D파동과 함께, 자연치유력을 강화시키고 인체의 밸런스를 유지해주는 4D파동을 담고 있다. 토션장은 방향성을 제시한다는 점에서 4D파동과 유사한 속성을 갖는다 할 수 있다.

** 무작위로 0과 1의 숫자를 만들어내는 기계(RNG, Random Number Generator)가 있다. 당연히 0과 1은 같은 숫자가 나온다. 하지만 많은 사람들의 의식이 집중될 때 RNG에서 우연을 벗어나는 특정질서가 나타난다. 예를 들어서 2억 명이 지켜보는 미식축구 결승전인 수퍼볼, 10억 명이 지켜보는 아카데미상 수상식, 30억 명이 지켜보는 올림픽 개막식 등에서 예외 없이 우연을 벗어나는 확률이 나타나는 것이 관찰되었다. 이것은 많은 사람들의 의식의 집중에 의해서 형성된 동조성에 의한 4D파동이 시공간에 영향을 주는 것을 증명한다 하겠다(의식의 세계, 딘 라딘, 유상구, 전재용 옮김, 양문, 1999).

*** 칼 융의 집단무의식과도 유사한 관점이라고 할 수 있다. 융은 무의식의 영역에서 개인무의식을 넘는 집단, 민족, 인류의 마음에 보편적으로 존재하는 원형(archetype)을 찾아냈다. 개인 꿈이나 공상에 나타나는 이미지가 다른 시대의 다른 민족의 신화에도 공통으로 존재한다. 이러한 민족이나 인류에게 공통되는 무의식의 영역을 융은 집단무의식이라고 표현했다.

결되어 3D파동의 방향성을 제시할 수 있다. 4D파동과의 연결에 의해서 3D파동도 단지 물질의 기능성을 전달하는 차원을 넘어가게 된다*.

시공간에 형성된 4D파동은 부분들을 연결해준다. 나에 의해 만들어진 4D파동이 시공간에 형성되어 오랫동안 스스로 생명력을 유지하며 오히려 주인 역할을 할 때도 있다. 이렇게 형성된 4D파동이 사람의 건강에도 영향을 주기도 한다.

4D파동은 사람들이 함께 형성하기도 한다. 개인이 모여서 집단을 이루게 되면 집단의식이 생겨난다. 집단이 어떠한 사물에 주의력을 기울이면 집단의 동조성이 생긴다**. 과거의 다른 사람들에 의해서 형성된 4D파동을 함께 같이 공유하기도 한다***.

형태형성장과 3D파동과 같이 4D파동 역시 허수공간에서 형성되는 질서를 말한다. 4D파동은 3차원 공간에 한정되는 형체를 넘어서 시공간으로 확대되는 홀로그램이라고 할 수 있다.

뉴패러다임 죽음

2016년 7월, 나는 문화재청장을 지냈던 고려대 변영섭 교수와 매년 반구대 암각화의 사진을 찍어온 수묵화가 김호석 교수를 비롯한 다양한 문화예술계의 인사들과 바이칼호수와 알타이의 칼박타시 지방의 암각화를 탐사했다.

칼박타시 지방은 전체가 수천 개의 암각화로 이루어진 박물관이었다. 수도 없이 이어지는 암각화들에 입을 다물 수 없었다. 동시에 한편으로 가슴이 뿌듯해지는 것을 느꼈다. 바로 연전에 울산 반구대 암각화를 직접 볼 수 있었기 때문이다. 칼박타시의 어느 암각화도 반구대 암각화와 같은 문화적 역사적 예술적 가치를 지니고 있지는 않았다. 칼박타시의 암각화들을 보고 감동하면서 반구대 암각화를 새긴 분들의 시대를 초월한 예술성을 오히려 확인한 셈이다.

알타이 팀에 비구니 스님 두 분이 계셨는데, 수환스님과 능인스님이다. 두 분은 울산에서 정토마을자재요양병원(이하 정토마을)을 운영하고 계셨다. 출판사에서 이 책의 교정을 보고 있을 무렵인 2016년 9월 알타이에 같이 갔던 분들과 함께 반구대 암각화를 방문하고* 정토마을을 방문했다.

* 반구대 암각화는 현재 죽어가고 있다. 반구대 암각화가 현재 처해 있는 상황에 대해서 이 책의 부록에서 자세히 표현했다.

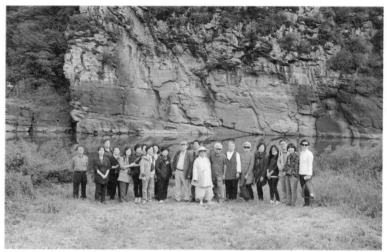

뒷 배경이 암각화가 새겨져 있는 반구대이다. 지금은 갈수기라서 암각화가 모습을 드러 내고 있다.

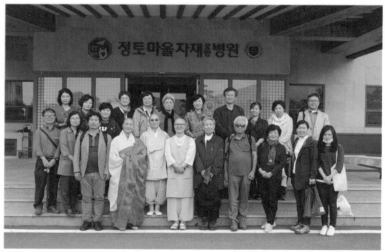

가운데 스님이 수환스님, 왼쪽 스님이 능행스님, 오른쪽 스님이 능인스님. 능행스님과 능 인스님은 수환스님의 상좌스님들이시다. 그 오른쪽 분이 변영섭 교수, 그 옆이 필자, 필 자의 뒤가 김호석 교수이다. 변영섭 교수와 김호석 교수께서 부록에 반구대 암각화를 위 한 글을 써 주셨다.

정토마을은 요양병원으로도 운영되지만 특별히 호스피스병동을 운영하고 있었다. 능인스님과 정토마을을 운영하고 계시는 능행스님의 안내로 호스피스 병동을 살피고, 호스피스 병동에서 죽음을 준비하는 상황들에 대해서 설명을 들었다.

현대과학과 의학은 물질이라는 패러다임 관점에서 진행되고 있다. 이 책은 물질을 벗어나는 뉴패러다임 과학과 의학을 제시하고 있다. 물질관점에서 우리의 죽음은 단순하다. 물질로 이루어진 질서와 통일성이 파괴되는 것이다. 현대과학에서의 죽음은 병원에서 마지막까지 죽음을 벗어나기 위해서 노력하는 모습이다. 마지막에 중환자실*에서도 산소호흡기와 링거를 통해서 생명의 연장을 끝까지 시도하다가 정신없이 죽음을 맞이하고 만다**.

두 분 스님을 통해서 물질 패러다임을 벗어나는 일은 삶 뿐 아니라 죽음에서도 필요하다는 것을 알게 되었다. 물질관점을 벗어나면 뉴패다임 죽음이 가능하다. 여태까지 삶에 대해서 얘기했다. 사람은 누구나 죽음을 피할 수 없다. 누구나 한번은 맞이해야 할 죽음, 뉴패러다임 죽음을 이 책의 마지막으로 추가해 보았다***.

다음은 능인스님이 설명하는 정토마을에서의 죽음을 맞이하는 과정이다.

정토마을에서는 임종증상이 나타나면**** 임종실로 모시고 임종을 준비한다.

임종증상 이후 환자의 아름다운 마무리를 위한 준비를 위해 먼저 화해와 용서의 시간을 갖고, 의식이 분명하지 않더라도 의료진들의 도움으로 가족들과 함께 영적 돌봄을 한다.

* 중환자실은 임종의 장소가 아니라 집중치료실(intensive care unit)이다.

** 숨을 몰아쉬는 환자에게 산소호흡기는 임종의 순간을 길게 할 뿐이다. 원래 임종증상이 나타나면서 통증도 사라진다. 하지만 링거를 통한 영양공급에 의해서 오히려 통증이 유지될 수 있다.

*** 뉴패러다임 죽음은 우리가 물질로만 이루어져 있지 않다는 것을 전제로 한다. 이것은 이 책의 주제이기도 하다. 뉴패러다임 죽음은 인간이 물질로만 이루어져 있다고 생각하지 않았던 조상들의 전통적 죽음을 맞이하는 방식에 오히려 더 가깝다고도 할 수 있다. 뉴패러다임 죽음이라기 보다는 올드패러다임 죽음이라고도 할 수 있을 것이다.

**** 죽음이 임박했을 때 장기의 기능이 무너짐으로서 나타나는 현상들을 말한다. 가장 대표적인 것이 음식을 더 이상 섭취하지 못하고, 찬물을 찾는다. 잠이 늘고 반응이 없고, 소변량이 줄면서 소변색이 짙어지고, 피부가 차가워지고, 피부의 청색증 등이 나타나고, 마지막에는 거의 대부분 숨을 크게 몰아쉬게 된다.

사람은 육체만으로 만들어진 존재가 아니기 때문에 육체를 떠난 영이 이해하기 쉽도록, 그리고 육체를 떠난 후에 대해서 당황하지 않도록 교육한다.

죽어가는 분은 아주 작은 무게도 힘들어 하기 때문에 아주 가벼운 실크이불을 사용한다.

기력이 없어서 사람에게서 나오는 에너지도 힘들어하기 때문에 마지막 임종 때가 아니면 많은 사람들이 환자 주위에 있어도 안 된다.

임종 직후 차크라를 순서대로 눌러주면서 사망시간을 알려주고 임종자가 죽음을 경험하고 있다는 것을 안내한다. 임종시에도 죽음을 직시할 수 있도록 도와야 임종자가 원하는 곳으로 갈 수 있다. 그래서 조력자가 꼭 필요하다.

임종 후에는 바로 냉장실로 옮기지 않고 적어도 8시간을 임종실에서 가족들이 죽음의 상황을 충분히 경험하도록 한다. 그렇게 했을 때 가족들도 상실의 슬픔을 쉽게 이겨낸다.

나도 죽음을 병원의 중환자실에서 전쟁하듯이 맞고 싶지 않다. 정토마을에서와 같이 나도 품위 있는 마지막을 맞이하고 싶은 마음이 들었다. 능인스님은 내가 전해 준 카드들이 말기 환자들에게 여러 가지 도움이 되며, 임종환자에게 좋은 영향을 끼친다고 말씀하셨다. 삶이 아니라 죽음을 위한 또 다른 연구과제가 주어진 셈이다.

확률센서

3D파동의 파동적 영역을 측정할 수 없는 이유는 모습을 드러내는 에너지의 크기가 아주 작아서 현대과학의 방법으로 직접 측정할 수 없기 때문이다. 다시 말하면 3D파동의 영역은 현대과학의 측정 한계를 넘어서는 영역을 말한다.

그렇다면 현대과학의 입장에서 파동적 영역을 어떻게 접근해야 할 것인가?

첫 번째는 확률 속에서 판단하는 것이다. 확률 속에서 진실이 나타나기 때문이다. 예를 들어서 이승엽 선수가 그날 네 번의 타석에서 모두 삼진아웃 되었다고 그가 형편없는 선수가 아닌 것이다. 이승엽 선수를 판단할 때는 일 년을 두고 그의 홈런수와 타율과 타점을 보아야 한다.

순간을 캡처(capture)했을 때의 그 모습이 진실을 표현하지 못한다는 것은 누구나 다 안다. 하지만 오랫동안 기다리면서 진실을 판단할 수 없기 때문에 현대인은 순간순간 변하는 모습 속에서 진실을 판단할 수밖에 없다*. 이러한 인간의 한계로부터 현대의 갈등과 모순이 시작된다고 볼 수 있다.

과학에서도 마찬가지이다. '3D파동의 영역'은 신호(signal)의 크기가 잡음(noise)보다 크지 않기 때문에 잡음으로부터 신호를 분리할 방법이 없고, 따라서 측정하지 못하는 것이다. 독일의 마일은 잡음을 보텍스 파동(vortex wave)으로 해석한다[38]. 3D파동을 전달

* 진실은 판단하지 않고 바라볼 때 나타난다. 판단하는 순간 다른 가능성을 포기하게 되기 때문이다. 노자의 도덕경의 '도가도 비상도(道可道 非常道)-도가 표현되었을 때, 그 표현된 도는 구체적으로 표현된 만큼 진실에서 벗어날 수 있다'를 연상케 한다.

[38]. Meyl, K, "Self-consistent Electrodynamics", INDEL GmbH, Verlagsabteilung(2010)

하는 보텍스 파동이 잡음 속에 숨어 있는 것이다.

그렇다면 어떻게 해야 할까? 가장 확실한 정답은 같은 측정을 계속 반복하는 것이다. 잡음은 무작위적이기 때문에 측정이 겹쳐질 때 서로 상쇄된다. 하지만 신호는 계속 그 자리에서 나타나기 때문에 측정이 거듭될 때마다 중첩되면서 그 신호는 점차적으로 커진다. 다시 말하면 한번 측정에서는 나타나지 않는 신호가 100번 측정할 때는 잡음으로부터 그 모습을 드러내는 것이다. 측정횟수가 많아질수록 신호의 모습은 더 명확해진다. 하지만 여러 번 측정하는 것도 현실적으로는 시간이 많이 걸리기 때문에 적용이 쉽지 않다.

여러 번의 측정이 아니라 한 번에 많은 신호를 주고 출력에서 나타나는 모습으로부터 의미를 판단하는 것이 더 현실적일 것이다.

예를 들어 넓은 영역의 많은 신호가 입력되면 출력에서는 정규본포의 형태로 고르게 나타날 것이다. 확률센서는 일반적으로 기대되는 정규분포의 확률을 벗어나는 사건에 의미를 부여할 것이다.

생체필터

파동적 영역에 접근하는 두 번째 방법은 잡음을 제거하는 필터를 사용하는 것이다. 이것은 현대과학의 방법과 같은 접근이다.

예를 들어서 오디오에는 신호로부터 잡음을 제거하는 다양한 필터들이 있다. 하지만 이러한 필터들은 신호와 잡음의 크기와 모습이 서로 구별되지 않는다면 사용할 수 없다. 신호와 잡음의 크기가 구별되지 않는 파동적 영역을 추구할 때 이러한 현대과학의 필터는 무용지물이다. 그래서 첫 번째 방법인 확률을 이용하는 새로운 접근방법을 제안한 것이다.

그렇다면 필터를 이용하는 방법은 불가능한 것인가? 그러한 필터는 아직 현대과학의 수준에서는 만들지 못한다. 하지만 우리는 주위에 그런 필터의 존재를 많이 보고 있다. 그 존재는 바로 살아 있는 생명체이다.

생명체는 아주 미세한 에너지를 감지할 수 있을 뿐 아니라 잡음을 제거하고 신호만 잡아내는 뛰어난 필터능력을 갖고 있는 센서이다. 생체가 갖고 있는 이러한 능력은 특별히 본능이 뛰어난 동물들에서 쉽게 볼 수 있다. 예를 들어서 지진이나 쓰나미를 먼저 예측하고 대피하는 동물들의 능력은 이미 학계에도 보고된 사실이다.

사람의 경우 동물에 비해 이런 능력은 많이 퇴화되어 있지만 사람에 따라서는 특별한 센서로서의 능력을 간직하고 있기도 한다.

태어날 때부터 능력을 갖는 사람들도 있고, 또 수련을 통해서 이런 능력을 갖게 된 사람도 있다.

오래 전에 토션장을 연구하는 세계적인 학자들인 러시아의 아키모프와 슈미리노프를 학교로 초대한 적이 있었다. 그들도 보이지 않는 세계에 접근할 수 있는 센서가 없다는 것이 가장 큰 문제점이며, 자기들도 어쩔 수 없이 많은 부분을 사람의 능력에 의존한다고 하였다. 아키모프는 본인이 항상 L-로드를 들고 다니면서 보이지 않는 세계를 측정하였고, 슈미리노프는 타고난 예민한 기감을 갖고 있었다.

20세기 이전의 학자들은 이러한 접근을 이용해서 파동적 영역을 연구하였다. 하지만 현대과학이 발전하면서 현대과학의 수준으로 측정할 수 없는 세계를 비과학으로 규정하면서, 그리고 사람의 센서로서의 능력을 사용하지 않으면서 현대과학으로 측정되지 않는 파동적 영역은 과학의 영역으로부터 멀어졌다.

살펴보았듯이 비록 현대과학의 방법으로 직접 측정이 어렵더라도, 호르몬과 약리물질들의 3D파동에 의한 생물학적 변화나 인체의 변화는 쉽게 측정 가능하였다. 물리적 변화는 측정하지 못하는데 생체에서의 변화가 나타난다는 사실은 생체센서의 가능성을 의미한다.

생체센서를 이용한 파동적 영역의 접근

물리적 영역과 동시에 존재하는 파동적 영역은 특별한 경우에 사람의 능력에 의해서 관찰되기도 한다. 미국의 스탠은 보이지 않는 파동적 영역을 일반 필름을 이용한 사진기로도 찍을 수 있었다. 스탠이 사용하던 사진기를 일반인이 사용해서 찍어도 몇 시간 동안은 파동적 영역이 찍힌다. 이렇게 스탠이 찍은 다음 사진에서 보면 파동이 남자의 몸을 투사해서 뒷부분의 칠판이 그대로 보인다[39].

[39]. Tiller, W. "Science and Human Transformation", PAVIOR(1997)

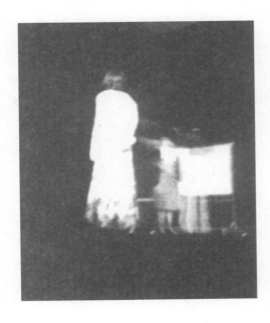

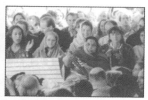

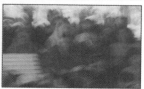

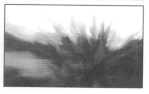

[40]. Akimov, A. "토션필드의 응용기기와 의식의 토션방사" 제 4회 취산국제신과학심포지움 강연록, 68(2000)

* 질서를 유지하기 위해서는 에너지를 투입해야 한다. 3D파동은 에너지 투입없이 질서를 유지해준다.

다음 사진들은 미국의 영적인 집회에서 찍은 사진들인데, 모두 같은 장면을 찍은 사진이다. 물질의 입자성은 사라지고 모든 것이 파동으로 보인다. 옆에 있는 벤치의 모습이 이 사진들이 같은 장면을 찍은 것이라는 것을 보여 준다[40].

현대과학의 수준으로는 잡음 속에 숨어 있는 파동적 영역의 존재를 직접 측정할 수 없다. 하지만 사람의 센서로서의 능력은 파동적 영역을 접근할 수 있게 해 준다.

3D파동은 아직 현대과학의 수준을 넘어서는 파동적 영역에 있지만, 이 세상과 동시에 존재하며 물리적 영역의 공간에 장을 형성해서 구체적인 영향을 주기 때문에 실험적 접근은 가능하다.

4부에서 살펴보겠지만 파동적 영역의 3D파동은 일반적 파동과 달리 직진하지 않으며, 엔트로피가 증가하지 않고 오히려 감소하기 때문에 스스로 질서를 유지한다*.

파동적 영역과 3D파동에 대한 연구는 언젠가 기존 물리학에 혁명을 가져다 줄 것이다. 뉴패러다임 과학은 물리적 영역을 넘어서는 파동적 영역을 추구한다. 뉴패러다임 과학을 통해서 외양을 넘어서는 본질의 과학으로 나아갈 수 있을 것이다.

자석의 3D파동과 자기홀극(magnetic monopole)

20세기 이전의 학자들은 인간의 센서로서의 능력을 이용해서 파동적 영역을 연구하였다. 하지만 현대과학이 발전하면서 과학으로 측정할 수 없는 세계를 비과학으로 규정함과 동시에 사람의 센서로서의 능력을 사용하지 않으면서 파동적 영역은 과학의 영역으로부터 멀어졌다.

틸러(Tiller, W)는 허수공간의 파동적 영역을 물리적 영역과 다른 에테르적 영역*이라고 표현했다 [39]. 여기서 사람의 센서로서의 능력을 이용했던 과거의 관찰된 결과들의 의미에 대해서 다시 생각해본다.

19세기의 화학자였던 독일의 라이헨바흐(Reichenbach, C) 남작의 경우 매우 흥미 있는 연구결과를 보고하였다 [41]. 그는 자석의 극에서 나오는 3D파동을 볼 수 있는 초능력자들을 이용하여 자석들의 상호작용에서 벌어지는 다양한 현상들을 다음과 같이 그림으로 표현했다.

[39]. Tiller, W. "Science and Human Transformation", PAVIOR(1997)

[41]. Meyle, K. "Scalar Wave", INDEL GmbH, Verlagsabteilung(2003)

* 에테르는 빛나는 공기의 상층을 뜻하는 그리스어로 빛이 진행하기 위해서 필수적으로 있어야할 것으로 기대되는 매질을 말한다. 에테르라는 매질이 우주를 채우고 있을 것으로 기대되었는데 실제로 빛의 속도를 정밀 측정한 결과 에테르가 존재하지 않는 것으로 밝혀졌다. 여기서 에테르는 우주를 채우는 가상의 물질로 오히려 디랙의 진공의 바다와 영점장과 같은 개념이라고 할 수 있다. 틸러는 인도의 전통의학의 견해를 따라서 에테르라는 측정되지 않는 장이 인체를 감싸고 있으며 영향을 준다고 보고 있다. 에테르체는 인체와 연결되어 있으며, 인체에 질병이 발생하기 이전에 에테르체의 변화가 먼저 선행된다.

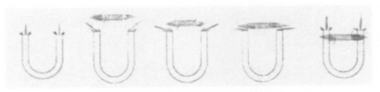

라이헨바크에 의해서 관찰된 자석의 3D파동

자석의 N극은 푸른색의 촛불의 형태와 같은 빛을 보이고, 자석의 S극은 붉은 빛을 보인다. N극과 S극의 빛은 우리가 알고 있는 자석의 에너지장과 같이 하나로 연결되지 않았다. N극과 S극의 빛은 실제로 촛불과 같이 물질을 가까이 할 때 방향이 휘어지기도 했고 바람에 의해서 일시적으로 흩어지는 성질을 보이기도 했다. 자석의 극성을 나타내는 빛도 렌즈에 의해서 모이기도 했고, 사진의 인화물질인 요오드 은을 변화시키기 때문에 사진에 인화될 수도 있었다.

자기홀극은 N극과 S극이 서로 연결되지 않고 홀로 존재하는 것을 말한다. 전기홀극(양전하와 음전하)은 존재하나, 자기홀극은 어디에도 보이지 않는다. 하지만 디랙을 비롯한 많은 물리학자들은 자기홀극의 존재를 예측하고 있다.

라이헨바흐의 관찰에 의하면 물리적 영역과는 달리 파동적 영역에서는 N극의 3D파동과 S극의 3D파동이 서로 연결되지 않고 스스로 존재하는 것처럼 보인다.

실제로 자석의 N극과 S극은 다른 성질을 갖는다. N극은 성장을 억제하고 침착하게 하고, S극은 성장을 촉진하고 활성화시킨다. N극은 암의 성장도 억제하기 때문에 암환자에게는 N극이 도움이 된다. 염증과 통증을 줄여주며 사람을 침착하게 하기 때문에 대부분의 두뇌질환의 경우에도 N극이 도움이 된다. 반면에 S극은 식물이나 동물성장을 촉진하며 활력을 주는 성질을 갖고 있다.

이러한 자석의 모습은 현재 과학적으로 알려져 있는 자석의 에너지 장과는 다른 모습이다. 이 실험은 자석에서도 물리적 영역의 에너지장과 파동적 영역의 3D파동이 동시에 같은 공간에 존재한다는 것을 의미한다.

3부의 디지털 3D파동을 만드는 방법으로 N극과 S극의 디지털 3D파동을 각각 카드의 형태로 만들어서 사람에게 사용해본 결과, 각각 자석의 N극과 S극으로부터 예측되는 다른 특성들을 보였다. 나는 3D파동의 관점에서 접근할 때, 자기홀극의 존재에 대해서 결론을 내릴 수 있을 것으로 생각한다. 자기홀극은 마이너스 에너지의 파동적 영역에서 찾을 수 있을 것으로 기대된다.

프리즘에 의해서 굴절되는 3D파동

틸러는 프리즘의 위 아래로 양쪽에 전기장을 걸어주었을 때 일반적인 프리즘에 의해서 굴절되는 빛 외에 더 넓은 영역의 빛들이 나타나는 것을 발견했다. 이 새로운 영역에서 나타나는 빛은 보통 사람의 눈에는 보이지 않고 특별한 능력을 갖는 사람들에게서만 관찰되었다. 틸러는 마침 특수한 능력을 갖고 있는 아이들을 연구하고 있었기 때문에 이러한 관찰이 가능하였다[39].

[39]. Tiller, W. "Science and Human Transformation", PAVIOR(1997)

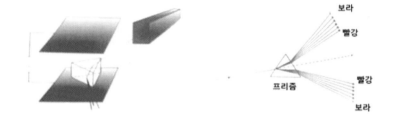

이 아이들은 일반적인 영역의 굴절된 빛의 영역 외에 다른 영역들에서 무지개 빛을 볼 수 있었다. 틸러에 의하면 우리가 볼 수 있는 물리적 영역의 빛과 함께 오는 파동(3D파동)이 있는데, 이 파동은 프리즘에서 오히려 더 속도가 빨라져서 물리적 영역의 빛의 반대편에서 모습을 보인다.

이렇게 물리적 영역의 빛 반대편에 나타나는 빛의 무지개 패턴은 한 개의 영역이 아니라 3개의 영역에서 나타났는데, 3D파동의 입장에서는 프리즘이 마치 양자과학에서의 실틈(slit)과 같은 역할을 하는 셈이다*. 틸러는 이렇게 관찰된 빛이 바로 공간의 마이너스 에너지 영역의 파동이라고 생각했다. 다시 말하면 물리적 영역의 빛이 프리즘을 통과하면서 굴절됨과 동시에, 함께 있던 파동적 영역의 빛은 프리즘에서 굴절되면서 분리되어 나타난다.

물질의 3D파동은 이렇게 프리즘에 의해서 분리되기도 하고, 자석의 파동에서와 마찬가지로 렌즈에 의해서 농축되면서 에너지가 증폭될 수도 있다. 1부에서 소개한 USQ는 3D파동을 이용해서 새로운 물질이 만들어진 최초의 사례라고 할 수 있다. 앞으로 물의 기억력으로 불리는 물에 담기는 3D파동을 넘어서 3D파동과 물질화학이 연결되는 뉴패러다임 화학의 시대가 도래할 것으로 기대된다.

* 틸러에 의하면 물질의 3D파동은 실틈을 통과할 때 푸리에변환에 의해서 물리적 영역의 파동으로 모습을 나타낸다.

3부
디지털 3D파동

　물질의 3D파동은 디지털화되어 컴퓨터에 이미지로 저장될 수 있다. 컴퓨터로부터 다시 2차원평면에 표현된 디지털 3D파동은 홀로그램을 통해서 공간에 장(場)으로 표현되어서 약리물질과 같이 작용하기 때문에 실제 질병을 치료하는 도구로 사용될 수 있다.

　약리물질의 디지털 3D파동을 전기에 담게 되면 휴대폰이나 컴퓨터, TV, 전기담요, 전등 등 모든 전기기구가 해로운 전자파를 발생하는 것이 아니라 인체를 건강하게 하며 동시에 3D파동의 발생장치가 되어 치료의 도구로도 사용될 수 있다.

물질가설로 설명할 수 없는 빠른 생체반응

분자의 크기를 약 10Å(10⁻⁹m)이라고 한다면 세포의 크기는 약 $10\mu m$ (10⁻⁵m) 정도이다. 다시 쉽게 표현하면 서울시 크기의 세포에 사람 크기의 분자가 있는 셈이다. 더구나 세포가 3차원적이라는 것을 고려하면 세포의 공간은 서울시 보다는 지구 전체와 비교될 수 있을 정도로 커진다. 지구 전체에서 사람들이 움직이다 만날 확률이 얼마나 될까?

생체반응은 즉각적이라고 할 수 있을 정도로 **빠르다**. 그러나 현재 과학은 오직 분자와 분자가 물질로서 서로 우연히 만나는 일에서만 생체반응이 일어나는 것으로만 설명하고 있다. 하지만 이러한 물질가설*은 즉각적으로 일어나는 실제 생체반응을 설명할 수 없다.

현대과학과 의학은 그럼에도 불구하고 물질가설을 한 치도 벗어나지 않고 있다.

나를 포함하는 많은 학자들은 세포내에서 분자는 실제로 만나는 것이 아니라 물질에 내재하는 파동이 서로 공진함으로써 반응이 일어난다고 생각한다. 벵베니스트는 분자에 내재하는 고유한 파동이 있고, 분자의 고유한 파동이 물을 통해서 세포의 수용체에 전달될 때 세포의 수용체를 공진시켜서 세포 내의 신호전달을 유발한다고 생각했으며, 이를 디지털 바이올로지라는 개념으로 발전시켰다.

* 현대과학과 의학의 틀을 이루는 생체내의 모든 반응을 물질에 의한 것이라고 보는 물질주의 관점은 증명되지 않은 가설에 불과할 뿐이다.

뉴패러다임 과학과 의학은 생체 내에서의 모든 반응이 사실은 물질과 물질의 만남에 의해서 일어나는 것이 아니라 물질에 내재되어 있는 파동 간의 상호작용에 의해서 일어나는 것으로 바라본다.

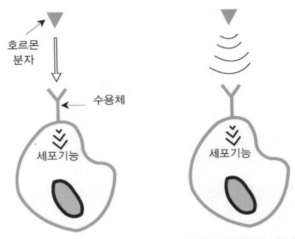

기존 이론(왼쪽)과 벵베니스트의 디지털 바이올로지 이론(오른쪽) 비교

디지털 바이올로지

[1]. Benveniste et al. "Digital Biology: Specificity of the digitized signal" FASEB,10. A1497(1998)

[2]. Benveniste et al. "Specificity of the digitized signal" FASEB, 10. A1497(1998)

[3]. Aissa et al. "Molecular signaling at high dilution or by means of electronic circuitry", Journal of Immunology 150, 146A(1993)

[4]. Aissa et al. "Electronic transmission of the cholinergic signal", FASEB, 5. A683(1995)

[5]. Benveniste et al. "Digital recording/transmission of the cholinergic signal," FASEB, 10. A1479(2000)

* 빛의 혼합이 백색으로 나타나는 것과 같이 여러 소리의 혼합을 백색잡음으로 표현한다.

** 실제 벵베니스트의 실험실에서도 특정인의 존재가 실험에 영향을 주는 경우가 있었다.

벵베니스트는 논란이 많았던 〈네이처〉 논문 발표 이후 국립의학연구소에서 축출되었고, 그 후 물의 기억력을 포함하는 자신의 이론을 '디지털 바이올로지'라는 이름으로 발전시켰다 [1-5].

벵베니스트는 구리통에 물질분자의 수용액을 담고 한쪽 면에서 백색잡음*을 보낸 후, 반대편에서 20-20000 Hz의 음파를 기록할 수 있는 마이크를 이용해서 백색잡음을 컴퓨터의 사운드블러스터 카드에 녹음하여 컴퓨터에 디지털화된 형태로 저장하였다.

컴퓨터에 저장된 백색잡음을 이번에는 트랜스듀서로 진동모드로 바꾸어 순수한 물을 물리적으로 진동시켰다. 놀랍게도 이렇게 진동된 물도 원래 분자의 수용액과 같은 기능을 보임을 확인할 수 있었다. 벵베니스트는 이러한 과정을 혹시 있을 수 있는 사람에 의한 영향을 최소화하기 위해서 자동화하였다**.

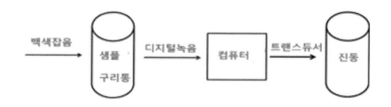

나아가서 컴퓨터에 디지털화되어 저장된 백색잡음은 이메일을 통해서 어느 곳에든 전달되고 다시 재현될 수 있었다. 이 실험은 다음과 같이 진행되었다.

미국 시카고에서 호르몬을 비롯한 29가지의 생리물질들을 벵 베니스트의 장치를 이용해서 분자물질의 파동을 음파(백색잡음)에 담은 후 컴퓨터에 디지털파일로 저장하였다. 저장된 파일은 이메일을 통해서 파리에 있는 벵베니스트의 연구 팀에 보냈다. 벵베니스트 연구 팀에서는 백색잡음 파일을 트랜스듀서를 이용해서 진동모드로 변환해서 물을 진동시켰고, 이 물의 생리적 효과를 측정하였다. 시카코 팀과 코드번호를 비교한 결과, 물에 분자물질과 같은 효능이 담겨 있음을 검증할 수 있었다 [6].

물질의 3D파동이 디지털화된 이후에도 물질과 같은 생리적 효과를 재현할 수 있다는 디지털 바이올로지의 개념은 벵베니스트의 실험실 외에 이미 살펴본 바와 같이 몽타니에의 실험실 [7, 8]과 나의 실험실에서도 재현될 수 있었다.

[6]. Benveniste et al. "Transatlantic transfer of digitized antigen signal by telephone link, Journal of allergy and clinical immunology, 99, S175(1997)

[7]. Montagnier, L, Aissa, J, Del Giudice, E., Lavallee, C., Tedshi, A., Vitiello, G. DAN wave and water. http://arxiv.org/pdf/1012.5166(2010)
[8]. Montgnier et al., "Transduction of DNA information through water and electromagnetic waved" Electromagnetic Biology and Medicine, 34, 106(2015)

소리와 빛에도 담기는 3D파동

물질에서 분리된 3D파동은 현대과학의 수준으로 직접 측정할 수 없다*. 드브로이의 물질파도 회절현상이 관찰되었을 뿐이지 직접 측정된 것은 아니다. 하지만 물질의 3D파동이 사람에게 친숙한 파동의 영역인 소리나 빛에 실릴 때 보통 사람의 오감의 영역에서도 느껴질 수 있다.

이것은 밥을 먹으라고 공중에 던져서 주지 않고 반드시 그릇에 담아서 주는 것과 같다. 3D파동이 음식이라면 3D파동을 담을 수 있는 다양한 그릇들이 있을 수 있다. 이미 살펴보았듯이 동종요법에서와 같이 인류가 제일 먼저 3D파동을 담기 위해서 시도하였던 물(물의 기억력)과 세라믹 볼과 같은 자연계의 물질(자연미네랄) 등이 그릇이 될 수 있다. 그 외에도 오감을 통해서 접근할 수 있는 소리와 빛, 심지어 전기와 공간마저도 3D파동이라는 음식을 담는 그릇이 될 수 있다.

이 책의 4부에서 제시하는 허체가설에 의하면 물질 자체도 3D파동을 담는 그릇에 불과할 뿐이다. 옷이 몸에 잘 맞을 때 편하다. 옷이 크거나 작거나 하면 불편하다. 3D파동을 위한 맞춤옷이 바로 3D파동에 해당하는 그 물질이라고 할 수 있다.

예를 들어서 세로토닌**이라는 물질이 있고, 세로토닌의 3D파동이 있다. 세로토닌의 3D파동을 담기에 가장 좋은 옷이 바로 세로토닌이라는 물질인 것이다.

190

세로토닌이라는 물질과 세로토닌의 3D파동 어느 것이 먼저인가? 세로토닌은 세로토닌의 3D파동 없이 역할을 할 수 없다. 하지만 세로토닌의 3D파동은 세로토닌이라는 물질적 실체가 없이도 물을 비롯한 다른 매체에 담겨서 세로토닌의 역할을 한다.

이 책의 4부에서 3D파동과 허체가설*에 대해서 자세히 살펴본다.

* 3D파동은 수학적 분석에 의하면 빛보다 빠른 속도를 갖는다. 물체가 빛의 속도에 도달할 때 크기는 없어지고 무게는 무한대에 도달하기 때문에 아인슈타인은 상대성이론을 통해서 빛의 속도에 도달하는 것도 넘어가는 것도 불가능하다고 주장한다. 하지만 빛의 속도를 넘어서는 파동적 영역은 빛의 속도에 한정되는 물리적 영역과 동시에 이미 존재하는 허수의 공간이다. 허수의 공간을 가속을 통해서 갈 수는 없다. 마치 형무소를 장대높이뛰기를 통해서가 아니라 땅을 파서 탈옥하는 것과 같다. 허수의 세계에서는 에너지도 중량도 허수의 개념으로 존재한다. 이 책에서는 허수의 영역에 존재하는 존재를 허체(imaginary matter)로 표현한다. 허체는 입자와 같은 물리적 형체를 갖는 것이 아니기 때문에 직접 측정될 수 없으며 장(場, field)으로서 영향을 줄 뿐이다.

2차원 이미지로 표현된 디지털 3D파동

벵베니스트는 물질의 3D파동을 담기 위해서 백색잡음과 같은 소리의 영역을 사용하였다. 그러나 나는 소리의 영역보다는 빛의 영역이 더 광범위하게 적용될 수 있다고 생각했고, 보이는 2차원적 형태에 3D파동을 담는 방법을 시도하였다. 내가 시도했던 물질의 3D파동을 보이는 형태로 디지털화하는 방법을 간단히 요약하면 다음과 같다.

먼저 물질의 3D파동을 지구공명 주파수인 7.83HZ를 이용하는 전사장치를 이용해 증폭과 함께 자성물질을 담은 수용액으로 전사한다. 물질의 3D파동이 담긴 자성용액을 이번에는 크리스털 용기에 옮긴 후, 강한 빛을 조사하고 크리스털 용기를 통과한 빛을 디지털센서를 이용해서 컴퓨터에 저장한다. 컴퓨터에 저장된 디지털 이미지는 포토샵과 같은 그래픽 프로그램을 이용해서 원하는 형태와 색으로 변형할 수 있다.

컴퓨터에서 원하는 형태로 변형된 이미지는 플라스틱 카드를 비롯한 모든 2차원 평면에 인쇄될 수 있다.

이렇게 카드에 인쇄된 형태가 오리지널 물질의 3D파동을 그대로 간직하고 표현할 수 있다면 벵베니스트의 백색잡음을 이용한 방법에 비해서 훨씬 더 유용하게 사용될 수 있을 것이다.

벵베니스트는 컴퓨터에 저장된 디지털화된 백색잡음을 트랜스듀서를 이용해서 진동모드로 변환해서 물을 일정시간 진동시켰을 때 물이 원래 물질과 같은 효과가 재현되는 것을 확인할 수 있었다. 하지만 원하는 이미지로 표현된 물질의 3D파동은 시간적으로 공간적으로 훨씬 더 다양하게 적용될 수 있을 것이다.

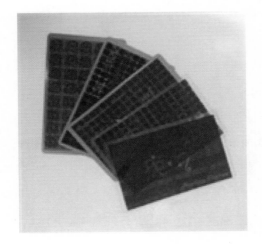

물질과 같은 회전전자파 패턴을 보이는 디지털 카드

[9]. Oh, H-K., Oh, Y., Oh, J. "Measuring and Characterization of rotational electromagnetic waves," Journal of Applied Subtle Energy, 5, 1, 24(2007).
[10]. 오홍국, "자장을 이용하여 회전전자파를 측정하는 방법 및 장치" 대한민국특허 10-0631869

* 회전전자파(rotating electromagnetic wave)는 물질로부터 회전하면서 방사되는 파동을 의미한다. 회전전자파 측정에 의해서 물질에 내재하고 있는 3D파동의 인체유해성 여부와 같은 특정 성질을 알아낼 수 있다. 물질의 회전전자파는 전자석에 의해서 형성된 자장을 변화시키는데, 이 자장의 변화를 측정하여 회전전자파의 방향성을 측정하고, 또 물질에 강한 빛을 조사한 후, 물질에 의한 빛의 양의 가감을 측정하여 회전전자파의 회전반경이 감소하는지 증가하는지의 여부를 측정한다. 진행방향으로 회전반경이 감소하면 양성, 증가하면 음성으로 판단한다. 물질의 회전전자파가 진행방향으로 회전반경이 감소할 때(양성) 우회전 회전전자파의 경우는 진행방향으로 회전반경이 증가할 때 인체에 이로운 것으로 판단한다(음성).

물질에 내재하는 3D파동을 직접 측정할 수는 없다. 빛보다 빠른 3D파동은 허수의 세계에 존재하며 필드를 형성할 뿐이다. 최근 아주대의 오홍국 교수에 의해서 물질로부터 방사되는 회전전자파*를 분석해서 물질에 내재하는 3D파동이 인체에 미치는 효과를 간접적으로 예측할 수 있다는 것이 보고된 바 있다[9, 10].

다음은 자연미네랄의 회전전자파를 측정한 결과이다. 앞에서 살펴보았듯이 자연미네랄은 물과 접촉해서 약알칼리성의 미네랄과 수소가 풍부한 환원수를 형성한다. 자연미네랄에 의해서 형성된 알칼리성의 환원수는 만병의 근원이며 노화의 원인으로 알려진 활성산소를 제거하는 역할을 한다.

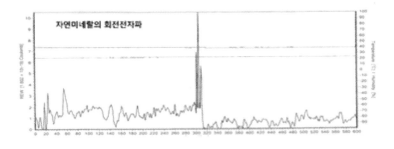

그래프는 자연미네랄의 회전전자파는 좌회전하면서 진행방향으로 회전방향이 감소함을 보여준다. 좌회전방향의 회전전자파는 결정성결합을 의미하고 우회전방향의 회전전자파는 공유성결합을 의미한다. 좌회전 회전전자파의 경우 진행방향으로 회전반경이 감소할 때 우회전 회전전자파의 경우는 진행방향으로 회전반경이 증가할 때 인체에 이로운 것으로 판단한다.

좌회전하면서 진행방향으로 회전반경이 줄어드는 자연미네랄의 회전전자파 패턴은 자연계의 결정결합을 이루는 암석 등에서 나타나며, 인체를 건강하게 하며, 암세포의 성장을 억제하며, 유해한 세균의 성장을 억제하며, 수맥이나 전자파와 같은 인체에 해로운 회전전자파를 무해하게 만들어주는 기능을 한다.

이번에는 자연미네랄의 3D파동을 디지털화한 후 카드 형태의 플라스틱에 2차원 형태로 표현한 후* 회전전자파를 측정하였다. 놀랍게도 2차원 형태의 디지털 3D파동이 담긴 플라스틱 카드에서도 자연미네랄과 동일하게 좌회전하면서 진행방향으로 반경이 감소하는 좌회전 양성의 패턴이 나타났다. 이러한 패턴은 일반적인 플라스틱카드에서는 나타날 수 없다.

* 치유에너지라는 뜻의 유엔(UN)으로 표현하기도 한다.

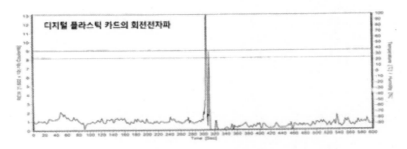

회전전자파 측정 결과는 물질의 3D파동이 디지털화되어 2차원적 형태로 변형된 상태에서도 원래 물질과 동일한 패턴의 결정결합 회전전자파를 발생하는 것을 보여주며, 이것은 디지털화된 물질의 3D파동도 원래 물질과 동일한 기능성을 보인다는 것을 의

미한다.

디지털화된 3D파동은 동종요법과 같이 물리적인 방법을 사용하거나 전사장치를 이용해서 물에 직접 전사한 아날로그 형태의 물의 기억력에 비해서 수명이 제한되지 않는다는 장점이 있다.

예를 들어서 호르몬의 3D파동을 동종요법의 흔들어주거나 두드려주는 물리적 방법이나 전사장치와 같은 전기적 방법을 이용해서(아날로그 방식) 물에 기억시켰을 때, 물에 저장된 호르몬의 3D파동은 시간이 지나면 점점 효력이 떨어진다. 호르몬의 3D파동 자체가 응집력을 잃고 흐트러지기 때문이다.

이것은 촉매작용을 하는 단백질인 효소(enzyme)*가 시간이 지나면서 구조가 흐트러지면서 효력이 떨어지는 것과 같다. 반면에 디지털화되어 컴퓨터에 저장된 3D파동은 아무리 시간이 지나도 더이상 효력이 떨어지지 않는다.

* 효소의 효능은 정확한 효소의 구조로부터 나온다. 열이나 pH 등에 의해서 효소의 구조가 흐트러지면 효소의 효능도 떨어진다. 물의 기억력도 마찬가지로 시간이 지나면서 사라진다.

2차원 평면에 담기는 공간에너지

3차원 공간뿐 아니라 2차원적 평면에도 공간에너지가 담긴다. 2차원적 기하학적 형태의 공간에너지의 경우 산스크리스트어로 '황금의 빛'이라는 뜻의 '히란야'라는 단어로 표현되며 다양한 형태의 히란야가 오랫동안 사용되어 왔다. 우리나라에서 전통적으로 사용해왔던 부적*도 2차원 형태의 공간에너지의 일종이라고 할 수 있다.

물질의 3D파동은 디지털화한 후 카드나 종이와 같은 2차원 평면에 특정 기하학적 문양이 아니라 원하는 어떤 형태로도 표현될 수 있다[12, 13]. 더구나 일반적인 공간에너지를 집약한 것이 아니라 이미 기능성이 알려진 약리물질의 3D파동을 디지털화하여 표현했기 때문에 그 기능성이 바로 예측될 수 있다. 현대판 부적이라고 할 수 있다.

물질의 3D파동 뿐 아니라 그림을 그리는 사람의 마음이나 의식을 형태로 담을 수도 있다[14]. 2차원 평면에 표현된 사람의 의식이 이미지를 통해서 공간에 장으로 형성될 수 있다**. 똑 같은 그림이라도 의식이 담겨있는 그림과 그렇지 않은 그림은 다른 역할을 할 수 있는 것이다.

다음 페이지 왼쪽의 사진은 공간에너지를 발생하는 기하학적 형상을 담은 두 장의 종이를 적외선 카메라로 찍은 것이다. 종이임에도 불구하고 주위의 온도가 상승하는 것을 관찰할 수 있다. 각각의 종이뿐 아니라 종이 사이의 온도도 상승했음을 알 수 있다.

* 부적의 경우 기하학적 형태를 보이지 않는 경우도 있다. 이 경우 공간에너지를 2차원 평면에 옮기는 일련의 과정을 특정 능력의 사람이 대신한 것으로 볼 수도 있을 것이다.

[12]. Won H. Kim, "Digitized 3D wave expressed in 2D space" Journal of Vortex Science and Technology, 2(2015)
[13]. Won H. Kim, Digitized 3D wave expressed in 2D space showed functionality of the substance", Journal of Multidisplinary Engineering Science and Technology, 2, 3166(2015)

[14]. 방건웅, 기가 세상을 움직인다 2부, 예인, 85-103(2005)

** 평범한 사람의 사념을 통해서도 식물의 성장이 촉진될 수 있고, 저해될 수도 있으며, 식품이 사람의 해로운 저주하는 말이나 상념에 의해서 쉽게 상하기도 한다. 사람의 의식에 의해서도 허수공간에 장이 형성되는 것이다. 일본의 에모토 마사루는 실제 실험과 얼음이 녹으면서 형성되는 결정사진을 통해서 사람의 의식에 의해서 형성되는 장의 효과를 보여주었다. 저주의 말이나 상념을 보낸 물의 경우 그 안의 물질이 쉽게 상하거나, 대칭적인 6각형 형태의 얼음결정이 형성

→

되지 않고 찌그러진 모습이 관찰된다. 미국의 틸러는 사람의 의식이 2차원 형상뿐 아니라 반도체에 각인이 되어서(IIED: Intention Imprinted Electrical Device), 특정의식이 각인된 반도체(IIED)에 의해서 물의 구조와 pH와 같은 물의 화학적 성질과 효소를 활성화시키는 성질들이 변화되는 것을 보여준 바 있다. 2부에서 이러한 의식에 의해서 형성되는 장을 토션장으로 설명하였다.

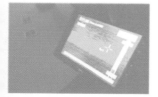

이것은 각각의 종이에서 발생되는 3D파동이 서로 상호작용한다는 것을 의미한다 하겠다.

2차원 평면에 표현된 3D파동도 속옷이나 벽지 등 다양하게 응용될 수 있다. 2차원 공간에너지를 사용한 속옷은 냄새를 제거하는 능력을 보였고, 또 박테리아의 성장을 저지하는 효과도 보였다.

그리고 속옷을 입었을 때 사람의 뇌파가 활성화되는 것이 관찰되었다. 착용한 사람에서 혈류속도가 증가하고 피부의 온도가 상승하였다. 운동선수의 경우에는 속옷 착용 후, 근력, 지구력, 운동능력이 상승했다.

무엇보다 흥미 있는 것은 속옷을 입은 사람을 건강하게 하는 기능이다. 여성의 경우 생리통 및 여성 질환, 요실금 등에 효과가 있었으며, 남성의 경우 성기능 강화, 전립선 기능에 효과적인 것이 관찰되었다.

다음 사진에서 볼 수 있듯이 남자와 여자의 경우 모두 속옷착용 전(왼쪽)에 비해 속옷착용 후(오른쪽) 온도가 상승하는 것이 적외선 카메라 촬영에 의해서 관찰된다.

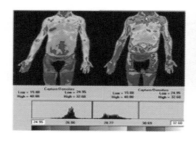
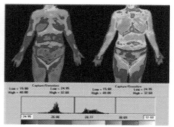

디지털 3D파동은 술을 부드럽게 한다

디지털 3D파동은 2차원 형태로 표현할 수도 있다. 특정 기하학적 형체로부터 만들어지는 공간에너지 외에도 이렇게 디지털화된 3D파동을 이용해서 만들어진 카드 역시 다양한 효과를 보였다. 우유나 두부가 잘 상하지 않고, 꽃이 시들지 않고, 술이나 담배가 순해진다.

공간에너지에 의해서 술이 순해진다는 것은 알콜도수가 변하는 것을 뜻하는 것이 아니라 알콜과 물의 클러스터가 작아져서 서로 섞이기 쉬운 상태가 되었다는 것을 의미한다. 물이나 알콜의 클러스터가 작아진 것은 ^{17}O NMR의 선폭*의 변화로 측정할 수 있다.

다음 도표는 일반생수와 소주의 물병에 자연미네랄의 3D파동을 이번에는 2차원적 형태의 스티커로 표현한 후, 스티커를 물병과 소주병에 붙이고 ^{17}O NMR로 측정한 결과이다.

시료명	선폭(단위:Hz)
생수	82.7
생수(스티커)	68.1
소주	181.7
소주(스티커)	165.2

^{17}O NMR의 반치선폭(half width) 측정

* 자연계의 산소는 주로 ^{18}O이 대부분이지만 ^{17}O도 적은 비율로 존재한다. ^{18}O는 NMR로 측정이 되지 않기 때문에 ^{17}O의 핵자기 공명을 측정한다. NMR 방법은 원자핵의 자기 공명 상태를 측정하는 것이다. 원자핵에 자기 공명이 일어나면 에너지를 흡수하여 높은 에너지 상태로 올라갈 수 있다. 높은 에너지 상태는 시간이 지나면 다시 원래 상태로 돌아오는데 이것을 에너지의 완화 현상이라고 한다. 완화 시간이 길면 NMR에서 예리하고 폭이 좁은 신호를 주고, 완화 시간이 짧으면 폭이 넓은 신호를 준다. 물은 분자간 수소결합을 형성하면서 동적 평형 상태의 물분자 집단을 형성하고 있는데, 물분자 집단의 운동이 빨라지면 T_2 완화 시간(스핀-스핀 완화 시간)이 길어지게 된다. 물분자 집단의 크기가 작으면 물분자 집단의 크기가 큰 경우에 비해 상대적으로 집단의 운동이 빨라진다. 결과적으로 T_2 완화 시간이 커지게 되며, NMR의 선폭은 작아지게 된다. 즉, NMR 선폭이 큰 물은 물분자 집단이 크고, NMR 선폭이 작은 물은 물분자 집단이 작다고 말할 수 있는 것이다. NMR의 선폭은 피크의 1/2 높이의 선폭을 주파수(Hz)로 표현한다.

^{17}O NMR 피크의 반치선폭은 물분자집단(클러스터)의 크기와 비례한다. 2차원 디지털 3D파동 스티커를 부착한 소주의 클러스터는 그렇지 않은 일반 소주에 비해서 ^{17}O NMR의 선폭이 작아졌음을 알 수 있다(181.7Hz→165.2Hz). 생수의 경우에도 동일한 결과(82.7Hz→68.1Hz)를 얻었다. 이 결과는 2차원으로 표현된 물질의 3D파동에 의해서 물과 술의 클러스터가 작아져서 고르게 섞임으로써 술이 부드럽게 느껴진다는 것을 의미한다[15].

[15]. 김현원, "2차원 형태로 표현된 디지털 정보파동의 특성과 그 응용," 응용미약에너지학회지 9, 2, 12(2011)

책에도 담기는 디지털 3D파동

공간에너지는 특정한 형태의 도형뿐 아니라 평범한 문자나 그림에 담길 수 있다. 앞에서도 설명했듯이 전사장치를 이용하면 물질의 3D파동 뿐 아니라 공간에너지도 디지털정보로 바꾸어 컴퓨터에 저장하는 것이 가능하다.

나의 책, 〈생명의 물 우리 몸을 살린다〉에는 모든 문자에 인체의 자연치유력을 강화시키는 공간에너지의 3D파동을 담았다*.

다음은 〈생명의 물 우리 몸을 살린다〉에 담겨 있는 3D파동을 QRS(Quantum Resonance Spectrometer, 양자공명 분석장치)로 분석한 결과이다.

* 필자의 책 중 3D파동을 담은 책들은 다음과 같다. 〈생명의 물 우리 몸을 살린다〉, 〈첨단과학으로 밝히는 기의 세계〉, 〈물파랑새〉.

	면역기능	스트레스	뇌하수체	시상하부	호르몬균형
생명의 물	+19	+17	+19	+19	+19
일반 책	+4	-10	x	x	x
기도문	+6	-10	x	x	x

양자공명 수치는 높을수록 인체에 이로움을 의미한다. 일반 책뿐 아니라 O링 테스트에서 힘이 세지는 결과를 보였던 기도문을 적은 종이의 경우도 낮은 생체정보수치를 보인 반면에 〈생명의 물 우리 몸을 살린다〉는 매우 높은 공명수치를 보인다.

나는 우스개 소리로 내 책을 읽지 말고, 찢어서 벽지나 장판에 사용하라고도 권한다. 실제로 많은 분들이 책이 수맥을 차단하는 용도, 머리를 맑게 하는 용도, 배를 따뜻하게 하는 용도 등 다양하게 사용되고 있음을 증언하고 있다(cafe.daum.net/khwsupport '뉴패러다이머-물질너머 뉴패러다임과학을 추구하는 사람들의 모임).

디지털 3D파동은 실제 현대인의 삶에 다양하게 응용될 수 있다. 예를 들어서 우울증에 도움이 되는 세로토닌의 3D파동을 벽지나 옷에 담는다면 환경 속에서 단지 생활하는 것만으로 우울증이 치료될 수 있다. 사람을 건강하게 하는 모든 약리물질들을 삶의 환경 속에서 구현할 수 있다.

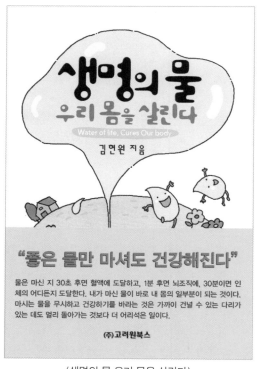

〈생명의 물 우리 몸을 살린다〉

물질의 역할을 하는 디지털 카드

인체에 큰 영향을 주는 호르몬과 같이 의학적 기능성을 알고 있는 모든 물질의 3D파동을 디지털화한 후 2차원 형태로 표현할 수 있다. 다음에서 호르몬의 3D파동을 2차원 형태로 플라스틱 카드에 표현한 후, 각 물질에 해당하는 생체공명을 생체공명분석장치 BRS로 측정한 결과 일반 플라스틱 카드에 비해서 매우 높은 수치를 보여주었다[15].

[15]. 김현원, "2차원 형태로 표현된 디지털 정보파동의 특성과 그 응용," 응용미약에너지학회지 9, 2, 12(2011)

이 결과는 자연계의 물질 뿐 아니라 인체에 영향을 주는 호르몬이나 약과 같은 물질의 디지털화된 3D파동이 2차원적 형태로 표현될 수 있으며, 같은 효과를 나타낼 수 있다는 것을 의미한다.

실제로 다양한 환자들에게서 물질의 3D파동을 담은 카드가 물질과 같은 역할을 하는 것이 확인되었다. 디지털화된 3D파동은 어떤 형태로 변형되더라도 원래 물질의 3D파동을 그대로 홀로그램 공간에 표현하는 것이다.

물질	디지털3D카드	일반카드
여성호르몬 (estrogen)	9	1
남성호르몬 (testosteron)	10	1

2차원 형태로 표현된 호르몬의 3D파동 분석

1부에서 청국장의 추출물과 청국장을 전사한 물이 염증을 유발하는 물질인 인터루킨6(IL-6)의 생산을 억제하는 것을 밝힌 바 있다. 이번에는 청국장 추출물을 디지털화 한 후, 플라스틱 카드에 옮겼다. 청국장 추출물의 3D파동을 담은 디지털 3D카드 위에서 세포배양을 진행한 결과 다음과 같이 염증유발 물질인 인터루킨6의 발현이 줄어드는 것을 관찰할 수 있었다. 이 결과는 통계적으로도 의미 있었다.

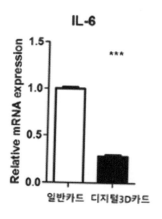

마음과 두뇌 질환에 특히 효과적인 디지털 카드

모든 물질의 3D파동을 카드에 표현할 수 있다. 예를 들어서 인슐린의 3D파동을 카드에 표현하면 카드를 지니고 있는 것만으로도 혈당이 낮아질 수 있다.

하지만 무엇보다 중요한 것은 마음과 두뇌 질환에 미치는 영향이다. 예를 들어서 우울증의 원인물질은 세로토닌이다. 하지만 세로토닌을 두뇌에 전달할 방법이 없다. 두뇌를 혈류장벽이 보호하기 때문이다.

물질은 두뇌 혈류장벽을 통과하지 못하지만 물은 쉽게 두뇌를 통과하기 때문에 물에 세로토닌의 3D파동을 담아서 줄 경우 우울증에 약 못지않은 효과를 보여줄 수 있다.

물의 기억력을 이용하는 방법의 무엇보다 큰 장점은, 인체에 부족한 세로토닌의 3D파동을 그대로 두뇌에 전해줄 수 있기 때문에 우울증 약의 물질로서의 부작용이 전혀 없다는 점이다.

우울증 약의 타겟은 세로토닌이다. 대표적인 우울증 약인 프로작은 세로토닌이 뇌세포에 흡수되지 않게 해서, 세로토닌의 농도를 높여준다. 하지만 프로작으로 대표되는 우울증 약은 1부에서 살펴보았듯이 자살충동을 불러 일으키고, 폭력성향을 증가시키는 등의 부작용을 피할 수 없다.

물을 넘어서 세로토닌의 3D파동을 디지털화해서 2차원 형태로 담게 되면 물을 마시지 않고 카드를 몸에 지니거나 침대 주위

* 나의 컴퓨터에 500여개의 호르몬과 약리물질들의 디지털 3D파동이 저장되어 있다. 부록에 그동안 개발했던 디지털 3D카드들을 정리했다.

에 배열하거나 베개 밑에 놓기만 해도 우울증이나 불면증 등이 해결될 수 있다.

　비단 세로토닌뿐 아니라, 도파민, 아세틸콜린, 가바, 옥시토신, 렙틴, 하이포크레틴, BDNF 등 현대의학이 밝힌 두뇌에 존재하는 모든 기능물질들을 2차원 형태의 카드로 표현할 수 있다*. 카드를 단지 지니고만 있어도 질병이 치유된다면 그것보다 더 좋은 일은 없을 것이다. 이것은 먼 미래의 일이 아니라 이미 검증되었고 현실에서 이루어지고 있는 현실이다.

파동과학은 세상을 평화롭게 한다

현대인은 끊임없는 전기 스트레스를 받고 있다. 휴대폰을 통해서, 컴퓨터를 통해서, 끊임없이 전자파에 의한 스트레스를 받고 있다. 지하철을 타도 전자파가 가득 차 있다. 전자파는 인체에 스트레스를 주고, 자율신경의 조화를 해치고, 실제로 세로토닌이라는 가장 중요한 신경전달 물질의 농도를 떨어뜨린다.

디지털 3D파동 카드에는 세로토닌을 비롯한 현대인에게 결핍되기 쉬운 다양한 신경전달물질의 3D파동을 담을 수 있다. 세로토닌의 3D파동을 담은 카드가 환자뿐 아니라 세로토닌 결핍시대를 살고 있는 우리를 지켜줄 수 있을 것이다.

실제로 2차원 3D파동 카드를 접한 많은 부부들이 부부 사이가 좋아졌다고 고백하기도 하고, 자기 위주로만 생각하는 남편이 배려심 많은 사람으로 변하기도 한다. 3D파동 카드를 공간에 배치하는 것만으로 학교에서 아이들의 집중력이 높아지고, 왕따 시키는 일이 없어지고, 아이들의 폭력성이 사라지는 일들이 실제 학교에서 관찰되기도 했다. 노래방과 술집에 카드를 많이 부착했더니 매일 술 마시고 싸우는 일이 갑자기 사라졌고, 심지어 주변에 밤에 쓰레기 투기마저 사라졌다고 보고해온 분도 있었다.

나는 학교뿐 아니라 교도소 그리고 모든 공간에 사람을 위로하고 편안하게 해 주는 3D파동의 공간을 형성하고, 또 인체에 더 이상 스트레스를 주지 않는 전기를 사용하고, 인체를 건강하게 하는 생명의 물을 마심으로써 세상이 평화롭게 변하는 꿈을 꾸어본다.

마음과 육체는 '하나'

건강한 육체에 건강한 마음이 깃들고, 건강한 마음이 건강한 육체를 만든다. 마음과 육체는 동전의 양면과 같이 분리할 수 없는 '하나'라고 할 수 있다. 대구에서 서대구 한의원을 운영하고 있는 류창형 원장은 자폐인 아들이 3D파동 카드와 정보미네랄로 좋아지는 것을 체험한 후, 환자에게도 적용해보고 많은 사례를 알려주기 때문에 오히려 내가 많은 도움을 받고 있다.

류 원장은 주로 두뇌와 마음에 도움이 되는 카드를 환자에게 사용하는데, 이상하게 두뇌와 마음의 질환이 치유될 때 예상하지도 않았던 육체의 질환이 함께 치유된다고 알려주었다.

마음과 두뇌용 카드는 마음과 두뇌의 질환을 치유하지만, 일반인에게는 두뇌를 활성화시켜주고 동시에 안정하게 지켜주는 역할을 한다.

현대인들은 어린이나 어른이나 끊임없는 스트레스로부터 벗어나기 어렵다. 환경으로부터 오는 스트레스가 현대인의 마음의 질환뿐 아니라 자율신경의 조화를 해쳐서 육체의 질환을 일으키기도 한다. 단지 카드를 몸에 지니거나 공간에 부착함으로써 마음의 위로를 받고, 육체적으로 건강해질 수 있다면 그것보다 좋은 일은 없을 것이다. 카드의 효과는 그 후 많은 분들이 유사한 체험을 보고해 오기 전에는 나에게도 쉽게 믿기지 않았다. 다음은 류창형 원장께서 보내준 글이다.

"평생을 가족과 부인에게 짜증과 트집을 일삼던 중년의 남자분이 계십니다. 이 분의 부인되시는 분이 곧 사위될 사람이 인사하러 집에 내방할 예정인데 평시 습성을 봐서 그 자리가 순탄치 않을 것이라고 걱정이 이만저만 아니었습니다. 교수님의 두뇌용 파동 조합 카드들을 건네고 몰래 배게 밑에 넣으라고 말씀드렸습니다.

그 분께서 한 달 지난 오늘 오셔서 전하시는 말씀이 남편이 완전 딴사람이 되었다고 합니다. 당시 내방한 사위될 사람에게도 온정으로 대하며 가족과 아내와 대화가 많아지고 인상이 바뀌어 이것이 꿈인지 생시인지 모르겠다며 울먹이셨습니다……."

현대인의 대부분은 자기도 모르게 두뇌와 마음의 질환을 갖고 있는 환자라고 할 수 있다. 본인은 전혀 모르게 배게 밑에 카드를 놓았음에도 불구하고 사람의 심성이 이렇게 변했다면 이 분도 현대의학으로는 해결할 수 없는 두뇌와 마음의 질환을 갖고 있었다 하겠다.

디지털 카드가 수맥을 차단한다

약리물질 뿐 아니라 자연계의 모든 물질을 디지털화할 수 있다.

1부에서 자연미네랄이 수맥을 차단하고 전기의 해로운 파동을 정화할 수 있음을 밝힌 바 있다. 자연미네랄을 디지털화해서 만든 카드는 수맥을 정화하는 용도로 사용할 수 있을 것이다.

수맥은 문자 그대로는 지하에 흐르는 물의 흐름을 말하지만, 실제로는 지하수의 흐름보다는 지질학적 균열이나 단층구조, 그리고 지구의 자기적 에너지 등을 포함하는 땅에서 나오는 에너지를 총괄하는 이름이라고 볼 수 있다.

땅의 성분에 따라서도 다른 에너지가 형성된다. 땅에 점토질 성분이 많은 경우 유해에너지를 받아들이기 때문에 인체에는 별로 좋지 않다. 특히 점토질 성분이 많은 땅과 모래가 많은 땅이 만나는 곳에서 더 나쁜 에너지가 만들어진다.

수맥 등으로 인한 지자기 교란 현상은 몸에 해롭다고 일반적으로 알려져 있다. 최근 영남대에서 135명을 대상으로 행한 임상실험에서도 침실을 지나가는 수맥에 의해서 두통, 편두통, 정신집중 저하와 목이 뻐근한 증상 등이 나타나는 것으로 보고된 바 있다 [17].

이렇게 일반인들에게는 수맥이 관심의 대상이 되고 있지만 학계에서 관심을 갖지 않는 이유는, 바로 수맥이 현대과학의 수준으로 측정이 불가능한, 땅에서 나오는 미세한 토션파*이기 때문이

[17]. 이문호, "풍수과학이야기" 청양 (2001)

* 러시아에서 사용하는 단어로 비틀림장 혹은 소용돌이장으로도 표현할 수 있다. 좌선성과 우선성의 회전방향과 구심성과 원심성에 따라 토션장의 성질이 달라지고 물질의 에너지 특성이 달라진다. 우리가 살고 있는 세계에서는 우선성의 토션파에 의해서 만들어졌고, 토션장은 근본적으로 홀로그램적 특성을 갖으며, 홀로그램의 위상을 통해서 사방으로 전파된다. 토션장은 2부에서 설명한 보텍스와 회전전자파와 같이 3D파동을 담는 그릇이라고 할 수 있다. 하지만 토션파 자체가 방향성을 갖으며, 정보를 갖는 그릇이라는 점에서 다르다고 할 수 있다. 토션파는 3차원적 형태와 기능을 유지해주는 3D파동과는 다르다. 토션파의 방향성에 의해 같은 물질의 3D파동도 그 기능성과 무관하게 인체에 이로운 방향이 될 수도 있고, 인체에 해로운 방향이 될 수도 있다.

다. 하지만 특이하게 일부 사람은 쉽게 수맥을 측정한다. 러시아의 토션장을 연구하는 학자들도 기감이 뛰어난 초능력자들을 이용하고 있었다. 그래서 수맥은 사람의 능력을 이용하는 L-로드나 추를 이용해서 탐지하고 있다 [14, 18].

나는 최근 수맥에 물을 일정 시간 올려놓고 그 물에 담긴 생체공명을 생체공명분석장치 BRS를 이용해서 분석한 결과 생체정보 수치가 매우 낮아지는 것을 발견했다. 수맥의 영향은 동판을 깐다든지, 알루미늄 포일을 5겹 이상 겹쳐서 깔거나, 편광면을 겹치거나(부엌에서 사용하는 랩을 반대 방향으로 겹치게 해서) 어느 정도 차단이 가능하다. 예측한 대로 자연미네랄의 에너지를 이용해서 만든 2차원 디지털 카드에 의해서도 수맥의 영향이 사라지는 것을 확인할 수 있었다.

현대과학으로 수맥을 측정할 수 없기 때문에 디지털 3D카드를 사용해 본 수맥전문가의 견해를 다음에 정리하였다. 수맥전문가이신 L님이 물과 정보과학을 알리는 뉴패러다이머-물질너머 뉴패러다임 과학을 추구하는 모임(http://cafe.daum.net/khwsupport)*에 올린 글이다. 여기서 UN카드는 수맥차단용 디지털 3D카드를 의미한다.

교수님께서 보내주신 UN카드로 몇 가지 시험해보았습니다.

1. 유해파 위에서 UN의 氣의 존속성 문제.
보통 氣제품으로 나와 있는 것에 스티커도 있고 광물질, 히란야, 동

[14]. 방건웅, 기가 세상을 움직인다 2부, 예인, 85-103(2005)
[18]. Akimov, A. "토션필드의 응용기기와 의식의 토션방사" 제 4회 취산국제신과학심포지움 강연록, 68(2000); Shipov, G. A. "Theory of Physical Vacuum" Moscow(1998)

* 처음에는 시민들에 의해서 자발적으로 생긴 '김현원 교수 서포트 모임'이었으나, 2016년 뉴패러다이머(뉴패러다임 과학을 추구하는 사람들이라는 뜻)라는 이름으로 다시 출발하였다.

판, 은, 육각형, 氣가 봉입되었다는 목걸이, 허리띠 등이 있습니다. 이런 제품들은 유해파 위에 일정 시간(아무리 기봉입이 세다 해도) 2~3일이 지나면 반드시 氣가 소실됩니다. 그러나 UN은 유해파(수맥파, 하트만파, 커리맥파 등)위에서도 氣가 시간이 지나도 소실되지 않고 그대로 존속되었습니다.

2.유해파 위의 UN과 비유해파 위의 UN.

수맥파 위에서나 비유해파 위에서나 카드 2개를 올려놓았을 때 반경 6~7m까지는 UN의 파워가 유지되나 6m를 벗어나면서 파워가 약해집니다. 사실 1개 정도면 방의 유해파는 완전 차단됩니다. 추가하는 것은 신체 에너지 강화에 도움을 주는 것 같습니다. 그냥 평범한 카드의 파워가 굉장하다는 것이고 국내에서는 이 정도의 파워와 지속성을 갖는 수맥차단 氣제품은 없는 것 같습니다.

3.전자제품에서 시험.

냉장고, TV에 하나 붙이면 자기 몸의 기운보다 좋을 정도로 유해파를 중화시키는 것 같습니다. 그러나 마우스를 잡는 손바닥은 氣가 매우 낮다는 것입니다. 전기장판도 마찬가지일 것입니다. 전기제품과 접촉하는 신체 부위는 어쩔 수 없지만 1~2 cm(마우스의 경우)만 떨어지면 UN의 기운이 유지됩니다. TV도 2장 붙이고 10cm 정도, 냉장고는 2장 정도 붙이고 40cm 벗어나면 해는 없는 것 같습니다.

4.시멘트벽과 UN.

밑층에 UN을 붙이고 바로 위층에서 측정해보면 위층에는 영향을 주지 못하는 것 같습니다. 시멘트벽도 마찬가지인 것 같습니다. 그러나 유리문이나 나무문에는 UN이 그대로 통과합니다.

5.지갑과 UN소지.
지갑이나 가방에 작은 UN을 소지해도 그 에너지는 그대로 방출됩니다. 아이들 가방이나 핸드백 등에도 좀 더 많이 가지고 다니면 유용할 것 같습니다.

6.UN을 붙이는 위치와 양.
침실에 붙일 때 발 쪽 천장에 2장을 마주 보게 하고 붙이다가 적응이 되면 4장 이상 붙여도 무방하지만 예민하신 분은 1장부터 붙이기로 시작해야 할 것 같습니다. 그러나 거실 등에는 좀 더 붙이면 신체 기운 강화에 도움이 될 것 같습니다. 붙이는 위치는 천장보다는 가슴 위치 정도 벽에 붙이는 것, 사무실은 책상 밑이 에너지 강화에 더 좋은 것 같습니다.

7. 작은 UN(5개)을 지갑에 소지한 후 신체감응.
신체 에너지가 매우 높아지고 작위적인 수행 등을 하지 않아도 머리나, 아랫배, 허리 등에 따뜻한 기운이 계속됩니다. 제가 氣에 민감하지만 민감하지 않아도 계속 소지하면 작용을 할 것입니다. 禪수행하시는 스님들, 호흡 등의 수련하시는 분, 기도하시는 분들 유익할 것입니다. 소지할 때는 목걸이 위치나 가슴 주머니보다는 아래 주머니나 지갑에 소지하는 것이 上氣를 막을 것 같습니다.

8. 송전탑 주변.

송전탑 주변(송전탑 강도에 따라 많게는 수백 미터, 작게는 수 미터까지)이나 기지국 근처에 사시는 분들이나 사무실(대략 많게는 9개 층 작게는 3개 층 정도)은 좀 더 많이 부착해야 할 것 같습니다. 그 주변은 매우 에너지가 떨어져 있습니다.

소결 - 수맥 차단하시기 위해 노력하고 계신 수맥연구가, 그리고 유해파 차단을 위해 많은 돈과 비용을 투입하신 분들께! 도그마를 버리시고 직접 마음을 비우고 오링테스트, 엘로드(둘 다 상념이 측정결과를 상당히 좌우하는 문제점 있음)로 측정해보시면 경탄할 것입니다. 제가 허위로 여러분을 기망할 목적을 가졌다면 무간지옥에 떨어질 것입니다.

교수님의 과학적 연구가 여기까지 진행되면서 많은 분들이 수혜자가 되고 있어 교수님의 선구적인 연구에 경의를 표합니다. 교수님의 노력으로 氣과학이 한국에서 중흥할 것이라는 큰 희망을 가집니다.

해충을 퇴치하는 카드

여름에 모기나 파리로부터 시달려보지 않은 사람은 없을 것이다. 현재 살충제로 세계적으로 가장 많이 사용되는 DEET(바르는 모기약이든 훈증 제품이든 스프레이 제품이든 거의 대부분의 제품의 성분)는 인체독성이 매우 심하다.

12살 미만의 어린이에게는 뇌손상을 일으킬 수도 있고, 임산부에게는 기형아를 출산할 가능성마저도 높아지는 것이 보고되었다. 더구나 피부에 스프레이로 바르는 모기약은 그대로 피부로 흡수될 뿐 아니라 어린이가 먹어서 심각한 상황에 이르기도 한다[19].

많은 분들로부터 모기나 파리와 같은 해충퇴치카드를 만들어달라는 부탁을 받았다. 어떤 물질도 디지털 3D카드로 만들 수 있다. 하지만 DEET와 같은 물질은 디지털화하더라도 비록 물질보다는 덜 해롭겠지만 인체에 역시 해로울 수 있다. 그래서 해충카드를 위해서는 해충들이 싫어하는 자연계의 물질들을 디지털화하였다.

옻, 살구씨, 니코틴, 송진, 유황, 로즈마리, 은행잎, 마늘, 계피, 생강, 쑥, 피톤치드, 달걀노른자 등과 같이 해충퇴치에 효과적인 것으로 알려져 있는 물질들을 디지털화 해서 카드로 표현했다.

다음 글들은 뉴패러다이머-물질너머 뉴패러다임 과학을 추구하는 모임(http://cafe.daum.net/khwsupport)에 회원들이 올린 글이다.

[19]. https://en.wikipedia.org/wiki/DEET

"여름이면 집집마다 초파리가 귀찮은 존재겠죠. 특히 새콤한 향기를 내는 과일이나 과일껍데기에 몰리는 초파리가 너무 싫습니다. 그러나, 해충퇴치 카드 붙이고 삼일 지나니 서서히 사라지기 시작해 열흘이 지난 지금은 초파리를 거의 볼 수가 없습니다. 정보과학이 참 신기합니다^^"

"저희 아파트가 20여년된 아파트라 한 달에 한 번씩 소독을 해도 가끔씩 바퀴벌레가 출몰하여 불쾌감속에 생활해 오다 해충카드 나오고 바로 집에다 부착을 해보았습니다. 처음에는 모기에서 해방되고자 하는 목적이었는데 며칠 후 우연히 바퀴벌레 출몰 횟수가 줄어든 걸 알아챘습니다. 긴가민가 했었는데 한 50일정도 관찰해본 결과 확실히 바퀴가 눈에 띄지를 않습니다. 이제는 소독을 하지 말아볼까 하는 생각도 들 정도입니다. 제가 유엠, 유엘, 유엔 등 여러가지를 사용해오고 있지만 이렇게 확실한 효과를 체험하기는 처음인 것 같습니다."

"지금이 한창 포도철입니다. 제가 있는 이곳은 포도가 많이 나는 지역입니다. 이맘때면 늘 싱싱한 포도를 농가에 가서 직접 사다 먹고 있습니다. 맛도좋고 건강에도 좋고^^제철과일 포도 많이 많이 드세요^^
그런데 포도벌레 다들 아시죠? 주방에 먹다 남은 포도를 잠깐만 두거나 껍질을 놔두면 금새 포도벌레가 많이 생겨 날아 다닙니다. 이거 좋아하는 주부들 없을 겁니다^^ 제 아내도 역시 마찬가지구요^^

그런데 요새는 신기하게도 포도벌레가 한 마리도 안 생깁니다. 주방에 해충퇴치카드를 놓은 지 일주일정도 되었구요. 아내가 여기저기 카드 나누어 주는걸 좋아해서 다 나누어주고 3장 남은걸 주방 선반에 2장 올려놓고 욕실 세면대 아래 타일벽에 한 장 붙여 놓았답니다. 밤에 창문을 열어 두면 방충망 사이를 비집고 들어오는 작은 날나방도 꽤나 많았는데 요즘은 단 한 마리도 찾아볼 수 없을뿐더러 향긋한 포도단내가 주방에 가득한데도 포도벌레는 어디에도 찾아볼 수가 없습니다. 그리고 욕실에 보이던 초파리? 역시 한 마리도 보이지 않네요. 이거 정말 놀랍지 않나요? 교수님이 개발하신 제품들은 모두 놀랍고 신비롭군요. 아내는 더욱 신이나 있습니다^^ 감사할 일이 계속 늘어나는군요^^"

"아침에 안방 청소하는데 모기 한 마리가 죽진 않고 날지 못하고 바닥에 떨어져 있네요. 해충퇴치카드 효과를 눈으로 확인하게 되네요. 저희 집은 주로 베란다 배수관을 타고 모기가 들어와서 여름엔 거실이랑 연결된 베란다 문을 닫고 자는데 요즘은 거실 문을 다 열어 놓고 자는데도 모기가 한 마리밖에 안 들어옵니다. 그 모기도 기절하는…… 교수님 좋은 제품 만나게 해 주셔서 감사드립니다."

다음 글은 전북 부안에서 왕우렁이를 사용해서 혼자서 5만평의 유기농 벼농사를 짓는 K님이 보내주신 재미있는 글이다.

집 나간 쥐를 찾아주세요

"작년 여름부터(2013. 8) 벌레 생긴 쌀과 유채에 각각 1개, 그리고 6개의 방 모서리에 각각 4개씩 붙였습니다. 50년 된 기와지붕 흙집입니다. 6개의 방 중에서 1개만 사용하고 있고요. 파리와 모기는 아주 안 들어오지는 않아 몇 개씩 더 붙여야지 하면서 벼를 베는 시기가 됐지요. '석유없이 농사 짓기'에서 나온 벼를 방아 찧어 으레히 그랬던 것처럼 40Kg 포대로 안 쓰는 방에다 두었습니다. 초겨울(2013. 11)부터 신기한 현상이 나타났습니다.

재작년 가을부터 보관해 먹던 유채와 쌀에 벌레가 생겨 그 속에 해충퇴치 카드를 그 무렵 꽂아 두었던 걸 잊고 있었나 봅니다. 유채와 쌀 각각의 포대는 열어 둔 상태였었고 나머지 쌀 포대는 열어 보지도 않았지요. 열어 둔 포대에서 벌레가 없어진 것 자체도 신기하지만 더 신기한 것은 지금부터입니다.

시골 흙집 구조상 천정의 쥐를 어쩌지 못하고 살고 있기도 하지만 수년 전부터는 아예 안 쓰는 방에서는 천정을 뚫고 내려 와 쥐가 찐 노릇하고 있지요. 천정에서 수십 마리 서 선생들의 격투기로 우당탕 거릴 때는 중천이 내려 하지 않을까 봐 걱정도 되고요. 안 쓰는 방에 보관한 고구마도 지네들 먹을거리고요. 내 의지와는 무관하게 쌀 도둑들에게 식량을 보시하기를 수 년 째…… 왜! 쌀 포대가 그대로 있지?

서 선생들이 쌀 포대를 또 뚫어 놓았겠지 생각하며 녹색테이프로 막아 볼까 하고 쌀 포대를 봤는데 멀쩡하지 않겠어요! 개네들이 단체로 서울구경 갔나 생각하며 이제는 열어 보지도 않은 쌀 포대에서 한 줌 햅쌀을 방바닥에 보시 했습니다. 하루, 이틀 그리고 오늘(2014. 3.27)까지 4달째인데 내 정성이 부족해 그런가요! 집 나간 쥐를 찾아 주세요!"

해충카드는 단지 집안에서 모기, 파리, 개미, 바퀴벌레를 퇴치하는데 그치지 않는다. 바로 농업에 사용하면 살충제를 대체할 수 있을 것이다. 유기농방식이 이런 뉴패러다임 과학에 의해서 살충제를 사용하는 것보다 오히려 더 쉽고 저렴할 수 있다.

수맥차단카드와 해충카드 뿐 아니라 삶에서 필요한 모든 카드들을 같은 방법으로 쉽게 만들 수 있다.

디지털 스티커에 의해서 체험되는 삶의 변화

K님은 6각수를 만드는 용도로 개발된 스티커(UT)를 수도꼭지에 부착한 후 나오는 수돗물(UT 물)을 이용해서 진행한 다양한 실험에 대한 결과를 다음과 같이 보고했다.

계란찜 하기 : 먼저 계란 2개를 알루미늄 냄비에 까서 넣고 숟가락으로 노른자가 풀어지게 약간 저은 후 소금 약간과 UT 물 200㎖ 정도를 넣고 몇 번 더 저어 센 불에 2분, 중불에 3분(타거나 눌어붙지 않는다).

100% 현미밥 짓기 : 현미를 물에 불리는 과정 없이 압력밥솥에 UT 물로 두 번 씻어서 센 불에 8분, 중불에 5분, 약 불에 3분 후 압력이 자동으로 다 빠지게 함: 현미 밥알이 입안에서 굴러다닌다거나 하는 딱딱한 식감이 아닌 부드러운 밥 맛.

UT 물에 고등어를 5분 정도 담근 후 프라이팬에 유채기름으로 튀기기 : 튀기는 과정에서 방 안에 연기가 차거나 냄새가 나지 않음. 특히 고등어를 다 먹은 후 트림을 한다거나 했을 때 특유의 비린 냄새가 나지 않음.

삼겹살 구워 먹기 : 인근의 도축장에서 운영하는 정육점의 삼겹살 두 근을 사 와서 UT 물에 잠기게 5분 이상 담근 후 프라이팬에 굽기. UT 물

에서 건진 삼겹살의 물기는 스테인리스 채반에 담아 세 번 탈탈 털었음. 영농발대식을 같이 준비하던 농민회원 다섯 명과 사무실에서 삼겹살을 3월 10일에 사용한 철 프라이팬에 굽기. 전과 같이 출입문과 창문을 다 닫아 놓은 상태의 사무실 안에 연기가 차거나 냄새가 나지 않음. 다섯 명의 삼겹살 잔치가 다 끝난 후 사무실에 온 회원은 무엇을 했는지 모름.

　장소 - 주산면 농민회사무실-

　※ 기름 빠지는 구멍이 없는 일반 철 프라이팬으로 기름을 일부러 걷어내면서 삽겹살을 구워 먹었었는데 탁자에 깔아 놓은 신문지에 기름이 전혀 튀기지 않았음. 기름이 톡, 톡 얼굴에까지 튀는 현상도 없었음.

　K 님의 예는 간단한 스티커 하나로도 우리의 삶이 얼마나 바뀔 수 있는가를 보여준다. 살펴보았듯이 물질관점이라는 우물을 벗어날 때, 뉴패러다임 과학은 우리의 삶을 얼마든지 풍요롭게 할 수 있다.

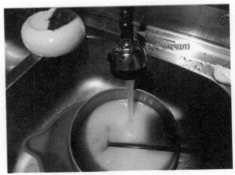

계란찜, 수처리 스티커 부착

전기를 정화하는 디지털 3D파동

벵베니스트는 3D파동이 담긴 백색잡음을 디지털화한 후, 트랜스듀서를 통해서 진동모드로 변환하였을 때도 3D파동의 약리작용이 유지된다는 것을 보여주었다[1-5].

현대인의 삶에 전기만큼 큰 영향을 미치는 존재는 없다. 전자파가 인체에 해로운 것을 모르는 사람이 없지만 현대인은 전기로부터 도망갈 수 없다. 뉴패러다임 과학은 전기에 담긴 3D파동이 해롭기 때문에 전자파가 해롭다는 것을 밝힌다. 단순히 전자파뿐 아니라 전기가 하는 기능에 전기의 해로운 3D파동이 담겨서 인체에 전달된다. 예를 들어서 선풍기의 바람을 오랫동안 쪼였을 때, DNA의 손상이 보고되었다. 두뇌에 바로 접촉해서 전자파를 전달하는 휴대전화는 말할 필요 없이 해로울 것이다. 구체적으로 휴대전화를 오랫동안 사용하는 경우, 모든 면역세포의 DNA의 손상이 나타났다.

DNA의 손상뿐 아니라 수도 없이 많은 연구보고가 있다. 노인의 경우 치매를 유발하고, 어린이의 경우 발작을 일으킬 수 있고, 뇌암과 백혈병을 유발할 수 있고, 불임을 유발할 수 있고, 임신 중 전자파에 대한 노출은 기형을 유발할 수 있다. 컴퓨터나 TV 뿐 아니라 자동차나 지하철에서도 전자파에 노출된다. 만성피로, 견비통, 시력장애, 신경장애, 안구건조증, 피부건조증 등이 전자파에 의해서 초래된다.

[1]. Benveniste et al. "Digital Biology: Specificity of the digitized signal" FASEB,10. A1497(1998)
[2]. Benveniste et al. "Specificity of the digitized signal" FASEB, 10. A1497(1998)
[3]. Aissa et al. "Molecular signaling at high dilution or by means of electronic circuitry", Journal of Immunology 150, 146A(1993)
[4]. Aissa et al. "Electronic transmission of the cholinergic signal", FASEB, 5. A683(1995)
[5]. Benveniste et al. "Digital recording/transmission of the cholinergic signal," FASEB, 10

많은 두뇌질환의 가장 원인도 전자파로 인한 스트레스이다. 전기정화로 인체친화적인 전기환경으로 바꾸어주는 것만으로 우울증과 ADHD를 비롯한 두뇌질환의 예방과 치료가 가능하다.

전기에 원래 담겨있는 인체에 해로운 3D파동을 제거하고, 인체에 이로운 3D파동을 담는다면 전자파가 오히려 인체에 이로울 수 있을 것이다. 나는 전기의 인체에 해로운 파동을 제거하고, 인체에 이로운 파동을 담는 방법을 개발했다. 디지털화한 자연미네랄의 3D파동이 그런 역할을 할 수 있었다. 디지털 3D파동은 전기에 변조될 수 있었고, 전기를 정화하는 용도로 사용될 수 있었다.

다음 사진은 디지털화된 3D파동을 전기에 입력함으로써 전기를 정화하는 용도로 개발된 전기정화장치이다.

다음 Y 님의 글은 일반적인 전기를 정화하는 용도로 만든 자연미네랄의 3D파동을 담은 전기정화기의 효능을 알려준다.

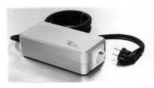

콘센트용 전기정화기

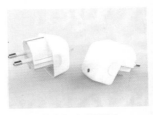

휴대용 전기정화기

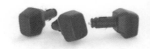

자동차용 전기정화기

"…더욱 더 신기한 것은 전기정화장치(UL)를 사용하면서부터입니다. UL을 부엌의 냉장고 밥솥, 전기온돌침대, 컴퓨터, 화장실의 비데와 드라이기, 사무실 컴퓨터 등 5개를 사용하고 있는데, 그 동안 집사람은 그저 남편이 좋다고 하니까 '그런가 보다' 하면서 지내왔습니다.

그런데 어느 날 저한테 부엌에서 사용하는 전기밥솥의 밥이 쉽게 변하지 않는다고 말했습니다. 잡곡을 많이 사용하는 밥은 하루만 지나도 색이 변하고 냄새도 나는데 3일이 지나도 색깔이 덜 변하고 냄새가 나지 않는다고. 그래서 제가 실험을 했습니다.

UL을 사용하지 않을 때의 상태와 사용할 때의 상태를 지켜본 결과 UL을 사용할 경우에 밥 상태(색깔, 냄새)와 확실하게 달랐습니다. 적어도 3일정도 변하지 않는다는 것을 알게 되었습니다. 아마도 가장 쉽게 경험할 수 있는 전기정화장치(UL)의 효과가 아닐까 생각합니다.

물론 전기온돌침대, 냉장고, 사무실의 컴퓨터를 사용하면서도 많은 효과와 효능을 느꼈습니다. 사무실에서 오후 5시만 되면 눈이 충혈 되고 뻑뻑하여 늘 피곤함을 느꼈는데 전기정화장치와 미네랄 물을 마신후로는 그런 증상이 전부 사라졌습니다. 자연미네랄, 정보미네랄과 전기정화장치, 정보유엔카드의 효능을 눈으로 확인하고, 몸으로 체험하고 있습니다. 이를 어찌 설명해야 할지 모르겠습니다.

저와 집사람은 모두 이공계열을 전공 하였습니다. 소위 말하는 공돌이, 공순이입니다. 저희들의 특성은 눈에 보이지 않는 것은 절대 믿지 않는 성격입니다. 언제나 눈으로 보고 몸으로 체험하고 경험을 해야만 믿는 고지식한 사람들입니다……."

전기정화기는 뉴패러다임 과학의 이론을 따라서 전기를 정화하기 위한 목적으로 만들었을 뿐이다. 생물학적 실험과 달라서 실험실에서 검증하기가 쉽지 않다. 사용한 분들의 피드백들이 나에게도 뉴패러다임 과학에 대한 확신과 용기를 준다. 앞으로 전기정화기에 대해서 더 많은 연구가 기대된다.

전기에 담겨 전달되는 디지털 3D파동

전기에 실린 디지털 3D파동은 전기가 행하는 다양한 일에 그대로 담긴다[12, 13]. 전등에 담겨서 빛이 도달하는 모든 영역에 영향을 미칠 수 있고, 휴대폰에 담아서 휴대폰을 치유도구로 바꿀 수 있다. 와이파이에 담긴 3D파동은 와이파이가 전달되는 넓은 공간을 치유공간으로 만들 수 있을 것이다.

그 외 어떤 형태로 전기가 작용하더라도 전기에 변조된 3D파동은 변형될 수 있다. 오디오를 통해서 소리로 변형되어 소리가 전달되는 공간에 영향을 줄 수 있고, 컴퓨터나 TV에서와 같이 빛으로 변형되어 사람에게 3D파동을 전달할 수도 있고, 전기밥솥의 열로 변해서 밥에 디지털 3D파동을 전달할 수 있고, 반대로 냉장고의 저온으로도 바뀌어 냉장고에 보관된 모든 식품에 기능성을 부여할 수도 있다.

선풍기나 에어컨의 바람에도 디지털 3D파동을 전달할 수 있다. 디지털 3D파동을 담은 에어컨 바람은 인체의 자율신경 밸런스가 교란되어 나타나는 냉방병을 유발하는 것이 아니라 오히려 인체를 건강하게 할 것이다.

가정에서 뿐 아니라 산업용으로도 디지털 3D파동은 응용될 수 있을 것이다. 단순 냉장고를 넘어서 냉장창고에 전달되는 저온을 통해서 혹은 전등을 통해서 필요한 3D파동을 전달할 수 있을 것이다.

[12]. Won H. Kim, "Ðigitized 3D wave expressed in 2D space" Journal of Vortex Science and Technology, 2, 1(2015)
[13]. Won H. Kim, Ðigitized 3D wave expressed in 2D space showed functionality of the substance", Journal of Multidisplinary Engineering Science and Technology, 2, 3166(2015)

와이파이를 이용하면 아주 넓은 공간에도 쉽게 디지털 3D파동을 전달할 수 있다. 넓은 필드에 해충을 억제하는 3D파동, 식물성장을 촉진하는 3D파동을 전달할 수도 있고, 축사 및 양식장에도 성장호르몬의 3D파동을 전달할 수 있을 것이다.

유해파가 최상의 유익파로

다음은 수맥전문가이신 L님이 올려주신 글이다.

"전기정화기 UL 신청 전에 전기장판을 구입해서 이틀 사용했습니다. 장판 사용 첫날은 저는 잠을 제대로 못 잤습니다. 아내는 잘 잤다는데도 갑자기 산후풍인 머리의 냉기 때문에 고통스러워 해서 임시방편으로 교수님의 UN카드를 머리 밑에 넣고 저도 등 밑에 놓고 에너지 상태 보니 괜찮았고, 자고 나서도 아내나 저나 좋았습니다.

그런데 UL이 도착해서 에너지 상태를 보니 놀라움을 감출 수가 없군요. 전기의 에너지가 극에서 극으로, 즉 유해파(전자파가 차단되었다는 장판에서도 마찬가지네요)에서 최상의 유익파로 바뀝니다. 몇 번을 반복해서 실험해도 동일한 결과입니다. 컴퓨터도 마찬가지구요. UL을 사용하고 나서는 아내도 저도 숙면을 취할 수 있었습니다.

교수님 실험결과를 보았는데 저에게 감지되는 것은 그 실험이상의 유익한 것들이 있지 않나 합니다. 에너지 감지가 안 되신 분들에게 이 현상을 어찌 설명해야 하나 난감한 현상입니다. 수맥 등에 민감한 사람도 30여 %에 불과하다니 대부분은 모르시겠지요. 그러나 몸은 타격을 받고 있을 것입니다. 좋은 제품에 크게 감사드립니다."

UL은 치유전기라는 뜻으로 전기정화기에 붙인 이름이고, UN은 3D파동을 디지털화한 2차원형태의 카드를 말한다. UN은 치유에너지라는 뜻을 갖고 있다. L님의 글은 전기정화기가 단순히 전자파로부터 보호해줄 뿐 아니라 오히려 인체를 더 건강하게 해줄 수 있다는 사실을 알려주었다. 실제로 전기정화기를 사용하면서 오히려 질병이 고쳐졌다고 전해온 분들도 많이 있었다. 이것은 현대인들이 곳곳에 있는 전자파에 의한 자율신경실조 상태에 있고, 또 그로 인해서 자기도 모르게 질병상태에까지 이를 수도 있기 때문이다.

전기정화로 만들어지는 치유전기

전기를 통해서 물질의 3D파동을 전달하기 전에 먼저 전기를 정화해야 하는 것이 우선순위이다. 전기 자체가 인체에 해로운 성질을 갖고 있으면 아무리 좋은 약리물질의 파동을 담아도 효과가 줄어들 수밖에 없을 것이다.

전자파가 나쁘다는 것은 이제는 상식적인 사실이 되었으나, 전자파가 왜 나쁜가 물었을 때 현대과학은 제대로 대답하지 못하고 있다.

3D파동 이론은 전기도 전자파도 단지 그릇일 뿐임을 밝힌다. 전기가 만들어지는 과정에서 이미 인체에 해로운 3D파동이 담기기 때문에 전자파도 인체에 해로운 것이다. 특히 원자력 발전소에서 만들어지는 전기는 방사성 물질의 3D파동이 추가로 담길 수 있기 때문에 더 해로울 것이다. 하지만 전기에 담긴 인체에 해로운 파동을 정화하고, 인체에 이로운 3D파동을 담을 수 있다면 오히려 인체를 건강하게 하는 전자파가 만들어질 수도 있다.

앞에서 살펴보았듯이 인체에 이로운 자연미네랄은 좌회전하면서 진행방향으로 회전반경이 줄어드는 회전전자파의 패턴을 보이며, 디지털화된 자연미네랄의 3D파동도 같은 패턴을 보인다.

좌회전하면서 진행방향으로 회전반경이 줄어드는 회전전자파 패턴은 인체를 건강하게 하며, 암세포의 성장을 억제하며, 유해한 세균의 성장을 억제하며, 수맥이나 전자파와 같은 인체에 해로운

[7]. Montagnier, L, Aissa, J, Del Giudice, E., Lavallee, C., Tedshi, A., Vitiello, G. DAN wave and water. http://arxiv.org/pdf/1012.5166(2010)

[8]. Montgnier et al., "Transduction of DNA information through water and electromagnetic waved" Electromagnetic Biology and Medicine, 34, 106(2015)

[9]. Oh, H-K., Oh, Y., Oh, J. "Measuring and Characterization of rotational electromagnetic waves," Journal of Applied Subtle Energy, 5, 1, 24(2007)

[10]. 오홍국, "자장을 이용하여 회전전자파를 측정하는 방법 및 장치" 대한민국특허 10-0631869

회전전자파를 무해하게 만들어주는 기능을 한다. 디지털화된 자연미네랄의 3D파동은 다양하게 사용될 수 있다.

자연미네랄의 3D파동을 전기에 담음으로써, 전기에 내재되어 있는 인체에 해로운 파동이 정화될 수 있을 것이다. 나아가서 약리물질들의 3D파동을 전기에 담으면 전기정화를 넘어서 질병을 치유하는 용도로까지 사용될 수 있을 것이다[7-10].

자연미네랄의 3D파동과 마음을 안정시키고 면역기능을 증가시키는 물질의 3D파동을 함께 전기에 담을 때 전기는 인체친화적으로 변할 뿐 아니라 사람을 오히려 건강하게 한다.

전기기구에 의해서 인체에 전달되는 소리, 빛, 열, 저온, 바람 등 전기가 할 수 있는 모든 일에 인체를 건강하게 하는 3D파동이 담기게 되고, 당연히 전기기구에 의해서 발산되는 전자파도 마찬가지로 인체친화적으로 변할 것이다*.

* 자연미네랄을 그대로 전기를 정화하는 용도로 사용한다면 전기에 의해서 끊임없이 발산되는 해로운 3D파동도 계속 자연미네랄에 축적되어 일정시간 후 더 받을 수 없을 정도로 포화된 후에는 오히려 축적된 전자파의 3D파동을 다시 발산한다. 반드시 전기를 정화하는 용도로는 디지털화된 3D파동을 사용해야 한다. 디지털화된 3D파동은 인체에 이로운 파동을 공간으로부터 직접 만들어 전기에 담을 수 있지만 해로운 전자파의 파동을 되받지 않는다.

전기 스트레스로부터 보호해주는 착한 전기

다음 글은 최초로 만들어진 정기정화기를 사용해본 K님이 보내온 글이다.

"교수님, 전기정화기 오늘 받아서 사용해봤는데, 결론부터 말씀드리면, 확실히 효과 있습니다. 몇 달 동안이나 목이 빠져라 기다린 보람이 있습니다. 제가 직업상 컴퓨터에서 장시간 일을 하는데, 일을 하고 나면 뒷목과 어깨가 심하게 아프고 눈이 빨갛게 충혈 되곤 했습니다. 집에서 일하기 때문에, 남이 보면 왜 저러나 싶겠지만, 공간에너지 이불을 몸에 두르고 공간에너지 베개커버를 머리에 뒤집어 쓰고 작업을 해왔고, 덕분에 효과를 많이 봤습니다. 그렇기는 하지만 컴퓨터에서 몸에 나쁜 전자파가 나오는 한 근본적인 해결이 되지 않기 때문에 전기정화기에 목을 매고 있었지요.

오늘 일부러 공간에너지 이불, 베게커버 사용하지 않고 작업했는데, 목과 어깨의 통증도 전혀 없고 눈도 충혈 되지 않았습니다.

오늘밤 전기장판 약하게 틀고 자볼 생각입니다. 자는 동안 몸에 좋은 기운이 나올테니 피로회복이 잘 되겠지요. 기쁜 마음에 빨리 감사도 드리고 싶고, 다른 회원 분들께도 정보도 제공하고 싶어 1차적으로 후기 올립니다."

- 일산에서 K

외국서적을 번역하는 일을 하시는 K님은 하루 종일 컴퓨터 모니터를 바라봐야 하기 때문에 바로 효과를 느낄 수 있었고, 최초의 후기를 올려주었다. 많은 분들이 안구건조증, 눈충혈, 어깨결림 등을 당연한 것으로, 피할 수 없는 운명으로 생각하고 살다가 전기정화기를 사용하면서 비로소 그러한 증상들이 전기가 인체에 주는 스트레스에 의한 것이라는 알게 된다.

다음은 바로 다음날 보내온 K님의 두 번째 후기이다.

"교수님. 말씀드린 대로 옥매트에 전기정화기 달아서 사용해봤는데, 효과 만점입니다. 요즘 몸이 무겁고 찌푸둥 했는데, 평소보다 일찍 일어나고, 몸도 상쾌하고 머리가 아주 맑았습니다. 전기정화기 달기 전에는 괜히 덥기만 했지, 몸은 계속 안 좋았거든요. 효과 기대 이상입니다.

그런데 교수님이 제시하신 데이터는 전기정화기의 효과를 제대로 보여주지 못하는 것 같습니다. 교수님께서는 휴대폰을 이용하셨는데, 저처럼 컴퓨터나 옥매트처럼 전자파가 훨씬 더 많이 나오는 기기를 장시간 사용할수록 효과가 훨씬 더 좋아지니까요.

그리고 전기정화기 사용하는 경우 단점(?)이 하나 있더군요. 원래 컴퓨터 앞에서 작업하면 입이 바짝바짝 말라서 어쩔 수 없이 물을 자주 마실 수밖에 없었는데, 지금은 계속 침이 고여서 교수님의 미네랄 물을 덜 마시게 되네요. 그만큼 기혈순환이 잘 되고 있다는 얘긴데, 배부른 투정 한 번 해봤습니다."

K님은 컴퓨터나 옥매트에서 나오는 전자파를 통해서 오히려 더 건강해질 수 있다는 가능성을 말해주고 있다. 많은 분들이 전자파가 많이 나오는 옥매트일수록 더 3D파동의 전달효과가 크다고 한다.

[12]. Won H. Kim, "Digitized 3D wave expressed in 2D space" Journal of Vortex Science and Technology, 2(2015)

[13]. Won H. Kim, Đigitized 3D wave expressed in 2D space showed functionality of the substance", Journal of Multidisplinary Engineering Science and Technology, 2, 3166(2015)

전기를 정화하는 원리는 전기를 사용하는 모든 제품에 적용될 수 있다. 예를 들어서 정화된 전기를 사용할 때 컴퓨터나 TV 화면이 더 선명하고, 브라운관 TV의 화면에 먼지가 거의 생기지 않고, 전기효율이 높아져서 컴퓨터의 속도가 빨라지고, 전기밥솥의 밥이 오랫동안 상하지 않으며, 냉장고에 사용하면 식품보존기간이 길어지고, 식품의 맛이 좋아진다.

컴퓨터나 TV를 보면서 피곤함이 풀리거나 어깨결림이나 눈충혈이 오히려 풀어지고, 뇌파가 안정되고, 전기장판에 사용한 경우에도 몸이 개운해지고, 에어컨의 경우 자율신경이 안정되어 냉방병이 생기지 않는 것이 관찰되었다.

자동차에 전기정화기를 연결했을 때, 자동차를 오래 타도 피곤하지 않으며, 자동차의 에어컨도 쾌적하게 변했을 뿐 아니라, 무엇보다 자동차가 부드러워지고, 파워가 상승하고, 동시에 연비도 상승하는 것이 관찰되었다.

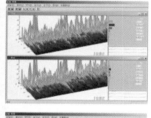
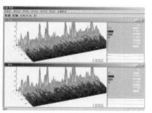

옆의 사진은 전기정화기에 연결된 컴퓨터 모니터를 보면서 뇌파를 측정한 사진이다. 각 사진은 좌뇌와 우뇌의 뇌파를 표시했다. 컴퓨터 모니터를 보면서 들떠있던 뇌파(윗쪽 사진)가 정화된 전기를 사용할 경우(아래쪽 사진) 안정되는 것을 보여준다[12, 13].

사람을 건강하게 하는 휴대폰

다음은 컨센트용 전기정화장치를 이용해서 현대인의 생활에 매우 큰 영향을 끼치고 있는 휴대폰의 배터리를 충전한 경우와 일반 전기를 이용해 배터리를 충전한 경우, 휴대폰을 사용하는 54세 남자의 생체정보를 양자공명분석장치(Quantum Resonance Spectrometer)로 측정한 결과이다. 양자공명 분석수치는 높을수록 인체에 이로움을 의미한다.

	평소	일반 휴대폰	전기정화 휴대폰
면역기능	+18	-17	+22
뇌	+18	-10	+19
시상하부	+19	+8	+19
뇌하수체	+19	+8	+19
호르몬균형	+19	+8	+19
암	+18	+10	+19

예상대로 휴대폰을 사용할 때에 면역기능을 비롯한 다양한 수치들이 매우 떨어졌다. 하지만 전기를 정화했을 때는 휴대폰을 사용할 때 오히려 평소보다 더 높은 수치들을 보였다. 이것은 휴대폰을 사용하는 것이 몸에 해로운 것이 아니라 오히려 이로운 역할을 할 수 있다는 것을 의미한다.

고압 고주파 방전을 이용해서 물체의 주위에 방전현상을 일으키면 방전현상이 필름에 감광되어 상이 나타난다. 러시아의 킬리

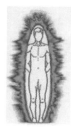

평소

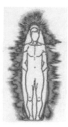

일반휴대폰

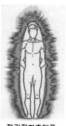

전기정화휴대폰

[12]. Won H. Kim, "Ðigitized 3D wave expressed in 2D space" Journal of Vortex Science and Technology, 2(2015)
[13]. Won H. Kim, Ðigitized 3D wave expressed in 2D space showed functionality of the substance", Journal of Multidisplinary Engineering Science and Technology, 2, 3166(2015)

언에 의해서 발견된 이러한 현상에 의해서 인체의 생체에너지장을 분석할 수 있다. 옆의 사진과 같이 인체의 생체에너지장을 킬리안 사진기로 찍었을 때, 일반 휴대폰을 사용할 때는 인체의 생체에너지장이 끊어지는 반면에 정화된 전기를 이용해서 충전한 휴대폰을 사용할 때 인체의 생체에너지장이 끊기지 않고 그대로 유지되는 것을 볼 수 있었다.

휴대폰을 이용한 이러한 실험결과들은 전자파 자체가 나쁜 것이 아니라 전자파도 단지 그릇에 불과하고, 인체에 이로운 정보를 담으면 전자파도 인체에 이롭게 변할 수 있다는 것을 보여주고 있다.

단지 휴대폰을 인체에 이롭게 바꾸는 차원을 넘어서 어떤 물질의 정보도 전기정화시스템을 이용하면 휴대폰에 담을 수 있다. 혈당을 낮추는 정보를 담아서 휴대폰을 사용하면 할수록 혈당이 낮아질 수도 있고, 암성장을 억제하는 정보, 그리고 마음과 두뇌에 영향을 주는 모든 의학적으로 밝혀진 약리물질의 3D파동을 전기에 입력해서 다양한 용도로 사용할 수 있다.

휴대폰 뿐 아니라 전기를 이용하는 모든 기구에 같은 원리를 적용할 수 있다. 현대인의 삶에 전기가 사용되지 않는 공간은 없다고 할 수 있다. 컴퓨터, TV, 전등, 이온수기, 전기담요 등 어떤 제품에도 내가 원하는 물질의 3D파동을 담아서 모든 전기기구를 치유도구로 사용할 수 있다 [12, 13].

유령전기(phantom electricity)

휴대폰을 전기정화기로 충전하게 되면 바로 효과가 나타나는 것을 느낄 수 있지만, 그 효과가 시간이 흐를수록 더 강해진다. 반대로 오랫동안 사용하던 휴대폰의 경우 전기정화기를 사용하지 않고 휴대폰을 충전해도 오랫동안 효과가 유지된다. 하지만 시간이 지나면서 점점 효능이 떨어지면서 며칠동안 일반 전기로 충전해서 사용한 후, 비로소 열이 펄펄 나는 예전의 휴대폰으로 돌아간다.

에어컨의 경우도 마찬가지이다. 전기정화기를 연결해서 사용한 후, 일반 전기를 사용할 경우에도 절전효과가 어느 정도는 유지되었다. 물론 시간이 지나면 그 효과는 다시 사라진다.

이것은 전기에 담긴 3D파동이 전기기구에 담기어 일정 시간 머무른다는 것을 의미한다.

심지어 전기정화기를 전등과 같은 간단한 기기에 연결했을 때도 효과가 나타나기까지 몇 초의 시차가 있었다. 전기는 빛과 같은 속도로 움직인다. 하지만 전기와 함께 오는 3D파동이 전기기구에서 효과를 나타내기 위해서는 적절한 시간이 필요하다.

잘라진 나뭇잎을 킬리언 사진으로 찍었을 때 잘라진 부분의 형체가 나타나는 유령잎 효과, 사지가 잘라진 사람이 마치 사지가 있는 것 같이 느끼는 환상지 효과, DNA 샘플을 치운 후에도 레이저를 비추었을 때 DNA의 회절패턴이 오랫동안 나타나는 유령 DNA 효과들과 마찬가지로 전기에 담긴 3D파동도 유령효과를 나타낸다고 할 수 있다. 유령전기 효과(phantom electricity)라고 하겠다.

전기가 효율적으로 변하다

인체에 대한 영향뿐 아니라 정화된 전기를 사용할 때, 휴대폰의 경우 오랫동안 사용하여도 열이 많이 발생하지 않는 것이 관찰된다. 옆의 사진은 아이폰으로 30분 연속통화 후 온도를 측정한 결과이다. 전기정화기로 정화된 전기로 아이폰을 충전할 때 상대적으로 아이폰의 온도가 현저하게 떨어졌다. 휴대폰의 온도가 올라가지 않는다면 이것은 전기의 효율이 증가한 것으로 판단할 수 있을 것이다. 휴대폰에서 열로 소모되는 양이 줄어든다면 배터리의 수명도 길어질 것이다.

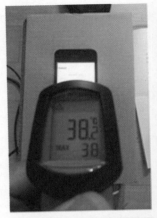

다음 표는 전기정화기 사용전후의 가정에서의 전기사용량의 변화이다. 전기정화기 사용전 일 년 전 같은 달의 전기 사용량과 비교한 결과. 전체 전기사용량이 23.5%에서 38.5% 까지 줄어들었음을 볼 수 있다.

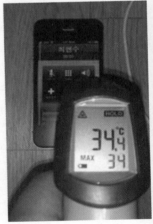

(KWH)	A	B	C	D
사용전	261	208	325	445
사용후	184	128	232	343
%	70.4	61.5	71.4	76.5

다음 그래프는 일반 가정의 배전반에 전기정화기를 설치했을 때 매월 전기사용량의 변화를 구체적으로 보여준다. 이 가정의 전기사용량은 몇 년 동안 매월 거의 일정하였으나 2013년 6월 전기정화기

[12]. Won H. Kim, "Đigitized 3D wave expressed in 2D space" Journal of Vortex Science and Technology, 2(2015)
[13]. Won H. Kim, Đigitized 3D wave expressed in 2D space showed functionality of the substance", Journal of Multidisplinary Engineering Science and Technology, 2, 3166(2015)

를 설치하였을 때 전기사용량이 30% 가량 줄어들었다[12, 13].

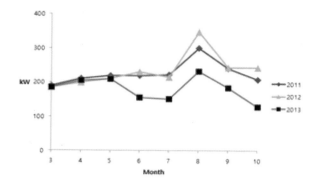

전기를 정화하는 것만으로 사람이 건강해질 뿐 아니라 가정의 전기사용량이 현저하게 줄어듦을 확인할 수 있었다. 불과 몇 가정에서 시험한 결과이기 때문에 앞으로 대대적인 연구 결과가 필요할 것이다. 국가적으로 생각해보았을 때 모든 가정이 전기를 정화하게 되면 국민건강에 큰 도움이 될 수 있을 뿐 아니라 발전소를 더 이상 지을 필요가 없을 것이다.

3D파동의 특성

실제 실험에서 물질의 3D파동은 선풍기 바람에 의해서 이동될 정도의 입자성*을 갖는 것이 관찰되었다. 기감이 발달한 기공사들의 경험에 의하면 탁한 기운은 아래로 내려가고 진공청소기로 빨아들여서 제거할 수도 있다고 한다. 이것도 기(氣)**가 입자성을 갖는 3D파동이기 때문이라고 설명할 수 있다.

3D파동은 물질과 함께 있을 때는 매우 안정적이나 물이나 다른 매체에 옮겨졌을 때는 시간이 지나감에 따라 특정형태의 기능성을 갖는 구조가 파괴된다. 실제로 물의 기억력은 시간이 지남에 따라서 점차 사라지는 것이 관찰된다. 이것은 물질이 없을 때 물질의 3D파동이 음의 방향의 엔트로피 상태(negative entropy)를 오랫동안 유지하지 못하기 때문이다.

디지털 3D파동은 아날로그적 3D파동의 단점을 극복했다. 디지털화된 3D파동은 홀로그램을 통해서 원래 물질의 파동과 연결되어 물질과 동일한 3D파동을 공간에 동시적으로 형성한다.

3D파동은 뉴패러다임 과학의 가장 핵심적인 주제라고 할 수 있다. 여태까지 관찰된 3D파동의 특성을 다음과 같이 정리해본다[20].

1) 모든 물질은 내재하는 3D파동을 함께 갖고 있다.
2) 3D파동은 물질로 분리된 후에도 유지된다.
3) 3D파동은 에너지투입 없이 스스로 질서를 유지한다.

* 독일의 마일교수는 파동과 입자가 모두 보텍스의 한 형태라고 설명한다. 보텍스 이론에서는 입자도 수축하는 보텍스의 한 형태일 뿐이다. 보텍스 종파와 입자는 서로 변환한다. 보텍스 이론에서는 생체와 반응하는 모든 전자파를 비롯한 파동의 반응은 수축하는 보텍스로, 입자성을 갖은 상태에서 인체와 상호작용하는 것으로 바라본다. 이 책에서는 보텍스도 3D파동을 담는 그릇에 불과하다고 본다. 4부에서 더 자세히 살펴본다.

** 기(氣)는 에너지가 아니라 질서를 의미한다(negative entropy). 바로 공간에너지와 3D파동의 영역이라고 할 수 있다. 기(氣)를 객관적으로 측정하는 기계는 아직 개발되지 않았다. 기(氣)는 허수의 영역에 존재하면서 현대과학의 수준으로 직접적인 측정이 어렵다고 할 수 있다. 하지만 사람을 포함해서 생체는 쉽게 기(氣)를 감지할 수 있다. 현대과학은 측정하지 못하지만 많은 사람이 기(氣)를 감지하고 느끼는 것이 현실이다.

[20]. Won H. Kim "Science of New Paradigm" Lambert. (2014)

4) 3D파동은 입자와 같은 3차원 형체를 갖는다.

5) 생체 내 신호전달은 물질이 아니라 3D파동의 상호작용에 의해 이루어진다.

6) 3D파동은 물과 전기와 같은 매체에도 담길 수 있다.

7) 매체에 담긴 물질의 3D파동도 물질과 같은 기능을 한다.

8) 물질은 그 물질의 3D파동을 담는 가장 좋은 그릇이다.

9) 3D파동은 디지털화되며 인터넷을 통해서도 전달된다.

10) 디지털 3D파동은 홀로그램을 통해 3D파동을 공간에 형성한다.

아날로그 3D파동을 넘어서 디지털 3D파동으로

2차원 플라스틱 카드에 표현된 약리물질의 3D파동은 사람이 몸에 가까이 지녀서 물질의 부작용이 없는 약리물질과 같은 역할을 할 수도 있고, 스티커로 만들어 물병에 붙여서 물에 약리물질의 3D파동을 전달할 수 있으며, 옷에 약리물질의 3D파동을 담아서 질병을 치유하는 것도 가능하고, 벽지에 3D파동을 담아서 아예 치유공간을 만드는 것도 가능할 것이다[21].

[21]. Won H. Kim, "From Analogue Type 'Water Memory' to Digitized '3D wave'", Journal of Applied and Advanced Physics, 1, 1.(2015) http://crescopublications.org/pdf/JAAP/JAAP-1- R003.pdf

예를 들어서 혈당을 낮추는 공간, 암성장을 억제하는 공간, 우울증을 치료하는 공간, 두뇌를 활성화하는 공간 등의 치유공간을 형성하는 것이 가능하며, 해충과 곰팡이를 퇴치하는 공간, 식물성장을 촉진하는 공간, 동물성장을 촉진시키고 면역기능을 증가시키는 공간 등 산업적으로도 다양한 정보공간들을 형성할 수 있다. 환경을 변화시키는 것만으로 건강을 유지하고 질병을 치유할 수 있다면 그것보다 더 좋은 일은 없을 것이다.

디지털 3D파동은 2차원 카드에 인쇄된 이미지를 넘어서 3D프린터에 의해서 다양한 3차원 형태로 표현할 수도 있다. 3차원 형태를 만들기 위해서 디지털 3D파동을 여러 번 중첩하기 때문에 3차원 형태의 2차원 이미지 카드보다 더욱 강력하고 다양한 응용 가능성을 제공할 것이다.

예를 들어서 호르몬의 디지털 3D파동을 구슬과 같은 형체로 만들어 목걸이나 팔찌로 지니고 다닐 수도 있고, 세라믹볼의 형태로 만들어 물과 접촉해서 3D파동을 전달할 수도 있을 것이다.

디지털 세라믹볼의 경우 호르몬의 3D파동이 직접 전사되는 아날로그 방식이 아니라 디지털화된 호르몬의 2차원 이미지를 재구성해서 3차원 형체로 만든 것이다. 디지털 세라믹볼의 경우 아날로그 방식에 비해 수명이 영구하다는 장점이 있다. 3차원적 형태로 만들어진 디지털 3D파동은 다양하게 응용될 수 있을 것이다. 가장 중요한 디지털 3D파동의 응용 가능성은 전기에 변조(modulation)될 수 있다는 점일 것이다.

현대인의 생활에서 전기와 관련되지 않은 것은 없다고 해도 과언이 아니다. 전기에 약리물질의 3D파동을 담을 수 있다면 모든 전기기구가 치유도구가 될 수 있을 것이다.

전체와 부분이 연결되어 있는 시공간의 홀로그램

앞에서 동종요법을 증명하기 위해 사용하였던 생체공명 분석 방법(BRS, Bio-Resonance System)을 이용해서 생체공명을 측정할 때 직접 몸의 생체공명수치를 측정하는 것과 내 몸의 부분, 머리카락이나 소변, 혈액 등으로 측정하는 것과 같은 수치를 보여준다.

이것은 이미 인체가 부분과 같은 정보를 공유하는 홀로그램*이라는 것을 증명해주고 있다 하겠다.

이런 사실을 바탕으로 이번에는 반대의 실험을 진행하였다. 단순히 분석이 아니라 나의 부분의 변화가 몸 전체의 변화를 일으키는 가능성을 실험하였다. 몸에 지니면 면역기능 수치가 아주 떨어지는 독성물질이 있는데, 그 물질의 3D파동을 머리카락에 전사하면서, 몸 전체에 일어나는 변화를 측정해 보았다.

먼저 나의 머리카락을 자른 후 그 머리카락에 그 독성물질의 3D파동을 전사장치를 이용해서 계속 옮기도록 했다. 동시에 나는 다른 방에서 오퍼레이터로 하여금 생체공명 분석장치를 이용해서 나의 면역기능을 측정하도록 했다. 그런데 놀랍게도 잘라진 머리카락에 독성물질의 3D파동을 전사하는데, 나의 면역기능 수치가 떨어지기 시작했다[22].

이번에는 폐경이 된 여성의 머리카락에 여성호르몬의 정보파동을 전사장치를 이용해서 전달하는 동시에 다른 방에서 그 여성의 여성호르몬 생체공명을 측정했다. 이번에도 이 여성의 여성호

* 홀로그램이란 피사체를 거치지 않은 레이저광선과, 피사체로부터 반사된 또 다른 레이저광선이 서로 간섭을 일으키면서 만들어진 상을 말한다. 서로 다른 정보가 취합되어 만들어진 상이기 때문에 3차원적인 영상을 만들어낸다. 홀로그램 필름은 아무리 작게 잘라도 조각 하나하나가 전체 정보를 모두 갖고 있다. 예를 들어서 사과를 홀로그램으로 찍었다고 할 때, 잘라진 작은 필름의 경우도 단지 선명도만 떨어질 뿐이지 사과 전체의 영상을 다 담고 있다. 최근 데이비드 봄을 비롯한 물리학자들이 우주의 부분과 전체가 홀로그램으로 연결되어 있다는 이론을 제기하고 있다. 부분에 전체의 정보가 담겨있는 것이다. 홀로그램은 공간을 넘어서 시공간으로 확대된다. 시간의 홀로그램에서는 시작도 끝도 없다. 홀로그램 이론은 우주의 원리를 설명할 수 있는 매우 획기적인 이론이라 할 수 있다. 내 안에 하늘이 있다는 홀로그램적 개념은 한국인에게 낯설지 않다.

[22]. 김현원, "정보파동 전사장치의 특성과 응용," 응용미약에너지학회지 9, 2, 32(2011)

[22]. 김현원, "정보파동 전사장치의 특성과 응용," 응용미약에너지학회지 9, 2, 32(2011)

르몬 수치가 전사가 시작된 후에 상승하는 것이 관찰되었다 [22].

이 실험들은 나와 물질적으로 완전히 분리된 나의 머리카락도 홀로그램의 세계에서는 공간적으로 연결되어 있다는 것을 의미한다. 나의 부분이라고 할 수 있는 머리카락 뿐 아니라 나를 찍은 사진의 생체공명을 측정해도 나와 거의 같은 수치를 보여주는 것을 확인할 수 있었다. 이것은 나를 찍은 사진도 공간적 홀로그램으로 나와 연결되어 있다는 것을 의미한다.

다음 실험은 우주가 홀로그램임을 보여준다. 아래의 표는 18년 전 사진으로부터 한 달 전 사진까지 시간별로 사진의 생체공명을 BRS로 측정한 수치들이다. 그런데 최근 찍은 사진의 경우만 현재의 나에 가까운 패턴을 보이는 것을 관찰할 수 있다 [23]. 이것은 오랜 시간이 흐르면서 사진과 현재의 나와의 홀로그램 연결성이 떨어지는 것을 의미한다고 할 수 있다*.

[23]. 김현원, "첨단과학으로 밝히는 기의 세계" 서지원(2002)

* 한번은 돌아가시고 화장한 분의 사진의 생체공명 측정을 의뢰한 적이 있었다. 오퍼레이터는 이상하게 신호가 떨어지지 않아서 도저히 측정이 불가능하다고 의아해 했다. 돌아가신 분의 경우 홀로그램으로 연결될 본체가 없기 때문에 측정할 수 없는 것이다.

	면역기능	고혈압	심장	위/십이지장
18년전	7	5	3	6
9년전	4	4	4	2
5년전	3	2	4	2
2년전	6	6	5	5
1년전	9	4	4	5
1달전	10	6	7	5
현재의 나	11	6	8	6

허수공간에 대한 홀로그램 명령서

약리물질의 디지털화된 파동을 프린터를 이용해서 플라스틱카드나 종이 등에 형태로 표현할 때도 원래 물질의 기능성을 보임을 확인한바 있다. 그런데 카드에 인쇄하는 프린터의 토너는 평범한 잉크에 불과한데 이 잉크를 통해서 인쇄된 이미지가 물질의 3D파동과 같은 역할을 할 수 있을까?

나는 처음 물에 호르몬의 3D파동을 기억시켰을 때 물의 기억력이 시간이 지나면서 사라지기 때문에 그 수명을 늘릴 수 있는 방법들을 다양하게 시도해 보았다. 그 과정에서 호르몬의 3D파동을 보이는 형태로 디지털화한 후, 스티커로 인쇄해서 물병에 붙였을 때 물에 기억된 호르몬의 수명이 오랫동안 유지되는 것을 발견하였다. 그 후 다양한 약리물질의 3D파동을 카드의 형태로 만들어서 실제 사람에게 사용해보았을 때, 디지털 카드를 지니는 것만으로도 인체에 약리물질과 같은 작용을 하는 것을 확인할 수 있었다.

그런데 왜 스티커와 같은 2차원 평면에 평범한 잉크로 인쇄된 형태가 물의 기억력을 증가시킬 수 있을까? 물의 기억력도 설명하지 못하는 현대과학에서 그 답을 찾을 수는 없었다.

물의 기억력을 설명하기 위해서 나는 물질의 3D파동과 허체가설을 사용하였다. 하지만 디지털화된 후 2차원 평면에 표현된 형태가 물질의 3D파동을 재현하는 것을 설명하기 위해서는 새로운 이론이 필요하다. 나는 그 답을 홀로그램에서 얻을 수 있었다.

물질의 디지털화된 3D파동을 담은 카드는 카드 주위의 허수공간에 3D파동의 장을 형성하라는 홀로그램 명령서라고 할 수 있다. 카드의 잉크는 홀로그램 공간을 통해서 원래의 물질의 3D파동과 실시간으로 연결되어 있다. 카드 주위의 공간에 물질의 3D파동의 장이 형성되어 카드가 물질과 같은 역할을 하는 것이다.

이제 여태까지 살펴본 물의 기억력과 홀로그램 디지털카드를 포함해서 현대과학으로 설명할 수 없는 사건들에 대한 답을 뉴패러다임 과학을 통해서 찾아보기로 하자.

홀로그램 두뇌와 메트릭스-식(識)과 상(想)에 의한 가상현실

3부의 마지막으로 홀로그램 우주에서 진실이 무엇인지 질문을 던져보겠다.

미국의 래쉴리(Lashley, K)는 쥐에서 형성된 기억이 뇌의 상당 부분을 제거한 후에도 남아있는 것을 발견했다[24].

래쉴리와 함께 연구하기도 했던 프리브램(Pribram, K)에게는 기억이 두뇌의 특정영역이 아니라 뇌 전체에 퍼져있거나 분산되어 있으며, 두뇌가 바로 홀로그램이라고 생각되었다.

[24]. 마이클 탤보트, "홀로그램 우주" 이균형 옮김, 정신세계사 (1991)

프리브램은 나아가서 두뇌는 기억뿐 아니라 시각도 홀로그램 방식으로 처리한다고 생각했다. 그는 쥐의 뇌에서 시각피질을 90% 이상 제거해도 시각기능에 필요한 임무를 여전히 수행한다는 것을 발견했고, 눈이 보이는 이미지와 뇌에서 감지하는 것과 1:1 대응관계가 있는 것이 아니라는 것을 수많은 실험들을 통해서 확인했다[24].

푸리에변환은 아무리 복잡한 패턴도 단순한 파동의 조합으로 변환할 수 있는 수학공식이다. 푸리에변환에 의해서 피사체의 이미지는 홀로그램 필름위의 간섭무늬 파형으로 바뀔 수 있고, 다시 푸리에변환에 의해 이 간섭무늬는 원래 대상의 이미지로 변환된다.

미국의 드발로아 부부(DeValois, R & K)는 시각피질의 뇌세포가 어떤 파형에 반응하는가를 살펴보았다. 그들은 시각세포가 원래의 이미지가 아니라 푸리에변환을 통해서 변환된 패턴에 반응한다는 것

[25]. Devalois et al. "Responses of Striate Cortex Cells to Grating and Checkerborard Patterns", Journal of Physiology, 291, 483 (1979)

* 여기서 파동은 당연히 이 책의 주제인 허수공간의 3D파동과 4D 파동을 의미한다.

** 염력이라든지 예지능력과 같은 초능력현상들도 파동과 홀로그램의 세계에서는 쉽게 설명이 된다. 오히려 초능력현상들이 파동과 홀로그램의 세계를 증명해 주고 있다고도 할 수 있을 것이다. 예를 들어 성경을 믿는 사람들에게는 예수가 행했던 모든 기적들이 물질이라는 허상의 바탕에 있는 파동과 홀로그램의 세계를 입증해주고 있다고도 할 수 있을 것이다. 이 책은 편견없이 모든 현상을 바라본다.

*** 불교에서는 눈을 통해서 식(識)이 보고 상(想)이 일어난다고 설명한다. 바로 푸리에변환에 의한 홀로그램을 얘기하고 있는 것이 아닐까?

을 확인할 수 있었다[25]. 이들의 실험은 다른 학자들에 의해서 잇달아 확인되었다. 드발로아 부부는 두뇌가 이미지를 푸리에변환을 통해서 단순한 파형의 조합으로 만드는 것으로 해석했다. 이것은 두뇌가 홀로그램 방식으로 작용한다는 것을 말해준다 하겠다.

우리의 두뇌 속에서 인식되는 현실의 모습이 사진이 아니라 홀로그램의 파형이고 나의 두뇌는 그것을 푸리에변환해서 3차원 현실로 인식하는 것이라면, 도대체 우리가 보는 것은 무엇인가?

우리의 망막에 맺힌 이미지는 무엇인가? 망막에 맺힌 객관적 현실의 모습이 과연 푸리에변환에 의해서 단순한 파형으로 변환되어 시각피질에 전달되고, 그 파형이 다시 푸리에변환에 의해서 두뇌에서 3차원 현실로 변화하는 것인지, 아니면 두뇌의 시각피질에 전달된 간섭무늬가 바로 망막에 맺힌 그 이미지인지 의문을 제시해본다.

어느 것이 진실인가? 시각피질에 맺히는 간섭무늬가 진실인지, 아니면 푸리에변환에 의해서 두뇌가 인식하는 소위 객관적 물질세계가 진실인가?

홀로그램 모델은 우리가 보는 세계가 실제 객관적으로 존재하지 않을 가능성을 제시한다. 우리의 홀로그램 두뇌가 춤추는 파동의 세계*로부터 객관적이라고 믿고 있는 현실을 만들어내고 있는 것이 아닌가?**

우주도 두뇌도 모두 홀로그램이라면, 우리는 메트릭스 안에서 가상현실 속에서 살고 있으며, 이 가상현실이 이번 삶에 주어진 무대일 뿐이라는 생각을 해 본다. 이것은 그동안 종교에서 끊임없이 얘기했던 주제이기도 하다***.

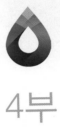

4부
뉴패러다임 과학

　뉴패러다임 과학의 3D파동과 허체가설은 우주와 물질과 생명에 대해서 더 근본적인 답을 줄 수 있을 것으로 기대된다. 물리적 영역과 동시에 존재하는 허수공간의 파동적 영역을 이해하기 위해서 20세기에 형성된 양자과학의 물질과 파동의 견해들을 먼저 알아볼 필요가 있다.

　입자물리학에 집중하고 있는 현대물리학의 최신 견해들을 리뷰하는 것이 아니라 양자과학이 간과하고 있는 숨어 있는 파동적 영역과 관련된 견해들에 초점을 맞추어 다시 살펴본다. 동시에 물질 관점을 벗어나 우주와 물질과 생명을 새롭게 바라 볼 수 있는 뉴패러다임 과학을 제시한다.

　이 책은 뉴패러다임 과학을 완성하는 것이 아니라 시작하고 있다.

태초의 빛!

물질이 에너지와 등가관계를 이루고 있음은 아인슈타인의 유명한 공식(E=mc²)과 함께 이미 잘 알려져 있다*. 에너지로부터 만들어진 최초의 물질들이 소립자(elementary particle)를 이루고, 소립자들이 원자를 이룬다. 원자로부터 비로소 개성을 갖는 물질이 나타난다고 할 수 있다. 원자가 모여서 분자가 되고, 분자들이 모여서 새로운 관계를 갖는 세포가 만들어지고, 각각의 다른 역할을 하는 세포들이 모여서 더 확대된 관계의 생명체가 형성된다.

현대물리학은 에너지로부터 최초의 입자가 만들어지는 과정에 모든 힘을 집중하고 있으나 왜 원자로부터 생명에까지 이르는 더 큰 관계를 형성되는지에 대해서는 의문을 제시하지 않고 있다**.

빛이 있으라 하심에 빛이 있었고…… (창세기 1장 3절)

성경을 과학적으로 해석하는 많은 노력이 있다. 이 책은 태초에 2가지 종류의 빛이 있었던 것으로 해석한다.

첫 번째 빛은 아인슈타인의 공식에 의해 표현되는 물질을 형성하는 빛이라고 할 수 있다. 이 빛은 우리가 알고 있는 가장 일반적인 빛이고 에너지로도 표현될 수 있다. 바로 물질의 질료를 형성하는 빛이다***.

두 번째의 빛은 물질에 내재하면서 빛보다 빠르고, 그렇기 때문

* 1905년 특허청 직원으로 있으면서 아인슈타인은 유명한 E=mc² 으로 표현되는 '물질과 에너지의 등가성' 논문을 비롯해서 '빛의 광자이론', '특수상대성 원리', '브라운 운동'을 발표했는데 모두 물리학의 역사를 바꿀 정도의 혁명적인 이론이었다. 이 중 빛의 광자이론(photon theory)으로 아인슈타인은 1921년 노벨물리학상을 받는다.

** 물질과학이라는 현재의 패러다임으로는 설명할 방법이 없으니 문제를 제기할 수도 없다. 물질 패러다임 속에서는 생명과 인간이 단순히 물질이 우연히 만나서 작은 관계가 형성되고 더 큰 관계가 형성이 되는 우연한 만남의 연속으로부터 자연선택이라는 필요성에 의해 인간이 형성되었다는 진화론 말고 설명할 방법이 없다. 진화론 역시 검증되지 않은 가설에 불과하다.

*** 디랙에 의하면 물질의 형성은 허수공간의 마이너스에너지 입자가 실수공간으로 이동하는 것이다.

에 허수의 공간에 존재하는 3D파동이라고 할 수 있다. 관계와 질서를 형성하는 빛이라고 할 수 있다. 소립자가 원자를 이루고, 원자, 분자, 거대분자, 세포, 생명으로 이어지는 관계를 이루는 각각의 3D파동이 존재한다.

물질의 3D파동은 물질로부터 분리되어서도 동일한 3차원적 필드를 공간에 형성하며, 실제 물질과 상호작용한다. 물질과 물질의 상호작용도 사실은 물질의 3D파동간의 상호작용이라고 할 수 있다. 물질은 3D파동이 없으면 실제 반응을 일으킬 수 없다. 반면에 3D파동은 물질로부터 분리된 후에도 존재하며 물질과 상호작용할 수 있다.

물질의 우연한 충돌에 의해서 거대한 분자가 형성되고 생명체까지 이어지는 것인가? 공간에 3D파동이 먼저 존재하고 그 3D파동을 담는 물질이 필요에 의해서 형성되는 것인가?

이 책은 근본적인 질문을 던져본다*.

* 공간뿐 아니라 시간도 비국소성을 갖는다. 시작도 끝도 없는 비국소성의 시공간에서 어느 것이 먼저라는 질문은 의미가 없다. 무엇이 더 중요한가 하는 질문이라고 할 수 있다.

최근 물리학은 우주에 우리가 이해할 수 있는 물질은 단지 4%에 불과하고, 나머지는 현대과학으로 이해할 수 없는 암흑물질(dark matter, 23%)과 암흑에너지(dark energy, 74%)*로 이루어져 있음을 밝히고 있다.

현대물리학은 입자가속기를 이용해서 소립자(elementary particle)가 에너지로 전환되고, 또 에너지로부터 소립자와 같은 우주의 기본물질들이 형성됨을 확인하였다. 에너지와 물질의 변환(핵분열과 핵융합)은 매우 큰 에너지를 요구하며 폭발적이고 제어가 어려운 것으로 알려져 왔다.

하지만 최근 핵분열과는 달리 입자가 폭발적인 에너지로 변하지 않으면서도 보텍스 형태의 종파적(longitudinal) 파동으로 전환될 수 있음이 제시된 바 있다[1].

보텍스(vortex)는 한 점을 중심으로 진동하는 파를 말하며 전자기파와 같은 횡파와는 달리 진동하는 면과 직각으로 진행하는 종파를 형성하며 입자적 특성을 보인다. 보텍스 이론에서는 입자도 수축하는 보텍스의 한 형태일 뿐이다.

생체 내에서는 다양한 핵융합반응이 일어나고 있다는 증거가 오래전부터 제시되었으며(biological transmutation)[2, 3], 실험실에서도 상온에서 핵융합이 일어날 수 있다고 보고되기도 했지만(cold fusion)[4] 아직 많은 논란 중에 있다. 국내에서도 놀랍게도 철을

* dark matter와 dark energy, 모두 빛보다 빠른 파동적 영역에서 존재할 수 있을 것으로 보인다. 빛보다 빠른 파동적 영역의 3D파동과 공간에너지에 의해서 현재의 물리적 영역만을 다루는 과학에서는 설명 불가능한 dark matter와 dark energy가 설명될 수 있을 것이다.

[1]. Meyle, K. "Scalar Wave", INDEL GmbH, Verlagsabteilung(2003)

[2]. Kervan, L. "Biological Transmutation" Happiness Press(1998)
[3]. Kolniova et al. "Nuclear Fusion and Transmutation of isotopes in Biological systems" Mockba М И Р(2003)

[4]. http://en.wikipedia.org/wiki/Cold_fusion

구리로 만드는 원소변환 실험이 성공적으로 진행되었고[5] 산업화가 가능할 정도로 이미 준비되어 있다***.

이 책은 현재의 물질가설로 설명될 수 없으나 재현성 있게 나타나는 물의 기억력과 같은 사건으로부터 시작해서 물리적 영역을 넘어서는 파동적 영역을 새로운 패러다임으로 접근한다.

[5]. 최민자, "새로운 문명은 어떻게 만들어지는가?" 모시는 사람들(2014)

*** 철의 원자번호는 26, 구리의 원자번호는 29이다. 최근 윤희봉은 염산(HCl) 용액에서 철을 담은 상태에서 물분자의 에너지를 증폭시킴으로써 HCl의 H와 Cl 사이의 세차운동이 동시에 공명되어 핵반응을 위한 문턱에너지(threshold energy)까지 상승되면서, 철과 Cl이 결합해서 염화제일철이 만들어지는 과정에서 높은 에너지에 의해서 3개의 H가 철에 포함되면서 구리로 변성될 수 있다는 것을 보여주었다. 이러한 원소변환원리는 다른 원소간의 변환에도 응용될 수 있을 것이다. 변성된 구리는 역시 윤희봉 박사에 의해 개발된 액티바 물질을 첨가함으로써 기화되지 않고 용융되어 99.9% 이상의 고순도의 구리로 추출된다. 화강암으로부터 추출한 액티바 물질은 빛과 공간에너지를 집중시키는 기능을 하며 자연미네랄의 구성성분이기도 한다. 철의 가격에 비해서 구리의 가격이 매우 높다. 더구나 철에 비해서 구리의 양은 한정되어 있다. 철·구리 변성을 산업적으로 응용할 때 그 부가가치는 상상할 수 없을 정도로 클 것이다.

공간-물질과 에너지의 근원

원자핵을 중심으로 전자는 회전운동을 한다. 회전운동을 하는 전자는 에너지를 잃고 원자핵으로 추락해야 하나 전자는 계속 회전운동을 한다. 전자가 회전운동을 멈추게 되면 원자가 붕괴되고 전 우주가 붕괴될 것이다. 전자가 원자핵 주위를 계속 회전할 수 있는 에너지는 어디서 오는가?

양자과학의 창시자 중 한명인 보어(Bohr, N)는 전자가 회전하면서 에너지를 방출하는 일은 허용되지 않는다고 선언함으로써 그 문제를 해결하였다. 자신이 만든 양자규칙에 의하면 전자는 한 궤도에서 다른 궤도로 도약할 때만 에너지를 방출하며(광자), 각 궤도는 방출되는 광자에 해당하는 만큼의 에너지 차이가 있다고 설명한다. 많은 학자들이 보어의 설명에 만족하지 못하는 것은 당연한 일이다.

최근 과학은 공간을 물질과 에너지의 근원으로 보고 있다*. 공간으로부터 우주의 모든 물질들이 생겼으며 또한 공간이 지금까지 우주의 모든 에너지를 제공한다.

하이젠베르그(Heisenberg, W)의 불확정성 원리**에 의하면 어떤 입자의 위치와 운동량을 동시에 아는 것은 불가능하며, 플랑크 상수가 측정의 한계이다. 공간으로부터 플랑크 상수이내의 짧은 시간(10^{-23}초)에 에너지로부터 전자와 양전자(positron)가 생겼다가 다시 결합할 수 있다.

전자이외에도 무수히 많은 입자와 반입자들이 공간으로부터 짧은 시간동안 생기고 사라지고, 입자와 반입자는 전기적인 쌍극자를 형성하고, 이러한 쌍극자 요동에 의해서 전자기장이 생긴다. 이러한 전자기장은 절대온도에서도 쌍극자간의 상호작용이 멈추지 않기 때문에 이를 영점장(zero-point field), 이렇게 형성되는 에너지를 영점에너지(zero-point energy)라고 하고, 영점에너지에 의해 형성되는 장을 영장장*이라고 한다. 영점장 하에서 진공은 텅 빈 것이 아니라 입자들이 생성과 사라짐을 반복하면서 끊임없이 요동치고 있는 세계이다.

영점장 하에서 진공은 텅 빈 것이 아니라 입자들이 생성과 사라짐을 반복하면서 끊임없이 요동치고 있는 세계이다. 이 입자쌍들의 생성과 사라짐은 플랑크 상수 이내의 짧은 시간에 이루어지기 때문에 관찰될 수 없으므로 가상입자(virtual particle)라고 표현한다.

푸소프(Puthoff, E)는 전자가 주위의 영점장과 소립자를 교환하면서 에너지를 끊임없이 얻고 잃는 동적균형을 유지하고 있다고 설명한다[6, 7].

하전된 입자들의 상호작용에 의해서 영점장이 생기고 반대로 이 영점장으로부터 하전입자들이 진동에 필요한 에너지를 흡수한다. 영점장이 있음으로 인해 수소원자를 포함하는 모든 물질의 안정성이 유지된다. 영점에너지를 차단하면 원자는 즉시 붕괴한다. 다시 말하면 공간에 내재하고 있는 영점장이 에너지와 물질의 근원이라고 할 수 있다.

푸소프에 의하면 우주의 모든 물질이 영점장의 바다 안에 있기 때문에 영점장 만으로도 우주의 모든 힘에 대한 설명이 가능하다고 한다.

* 1932년 양자과학의 창시자 플랑크에 의해서 영점에너지와 영점장이 발견되었다. 영점장은 토션장, 공간에너지, 디렉의 진공의 바다, 봄의 초양자포텐셜과 같은 개념이라고 할 수 있다

[6], Puthoff, E. "Ground state of hydrogen as a zero-point-fluctuation-determined state", Physical Review, 56, 3266-3269(1987); The Field, Lynne McTaggart, 이충호 옮김, 무우수(2004)
[7]. 방건웅, "기가 세상을 움직인다 2부", 예인, 85-103(2005)

중성미자와 지구팽창

[1]. Meyle, K. "Scalar Wave", INDEL GmbH, Verlagsabteilung(2003)

독일의 마일(Meyle, K)은 다른 견해를 제시한다[1]. 마일은 우주에서 쏟아지는 중성미자(neutrino)가 공간에너지의 근원이라고 생각했다. 중성미자(neutrino)는 1930년 파울리에 의해서 그 존재가 예견되었고, 이후 많은 노벨상 수상이 중성미자 연구로부터 이어졌다. 중성미자는 전자와 양전자(positron)의 형태로 계속 변환되면서 진행하는 보텍스 형태의 종파이며 빛보다 빠르다. 중성미자의 속도가 늦어지면서 대칭성이 깨질 때 질량을 갖게 된다. 중성미자는 질량이 있는 것으로 알려져 있으나 너무 작아서 실제로 측정되지는 못했다.

$1cm^2$에 초당 660억 개 단위로 쏟아지는 중성미자는 지구를 관통하는 것으로 알려져 있다. 하지만 마일은 중성미자가 지구에 일부분 흡수된다고 생각한다. 실제로 낮에 측정된 중성미자의 수에 비해서 밤에 측정된 중성미자의 수가 적다. 마일은 이것을 중성미자가 지구에 흡수된다는 증거로 생각했다. 흡수된 중성미자는 지구를 이루는 물질로 변한다[1].

실제로 많은 학자들이 지구가 점차로 팽창하고 있다고 생각하고 있다. 계산에 의하면 2억 년 전 지구의 직경은 3443km로 현재의 6378km에 비해서 아주 작았다. 그때 지구의 표면은 현재의 약 29% 정도로 현재의 바다가 없었을 것으로 추측된다. 지구는 현재도 매년 9.2×10^{11} 톤씩 팽창하고 있다.

중성미자는 개기일식 때 달이 볼록렌즈와 같은 역할을 하면서 지구의 핵에 평소보다 높은 농도로 집중될 수 있다. 모여진 중성미자가 핵의 가운데를 지나가면 별 문제가 없으나, 중성미자가 지구 핵의 오른쪽이나 왼쪽을 칠 때는 지구의 속도가 빨라지거나 늦어질 수 있다. 지구의 핵과 표면의 회전속도가 차이가 난다면 지진이나 화산으로 이어질 수 있다.

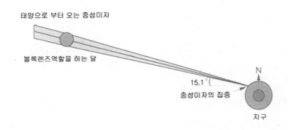

노스트라다무스가 지구가 멸망할 것으로 예언했던 1999년 8월 11일의 개기일식은 동유럽의 지진으로 이어졌다. 그 해 태양의 흑점활동이 매우 강했고, 달의 궤도는 지구에 매우 가까웠다.

이 때 모여진 중성미자가 지구 핵을 스치는 시작점과 끝점이 남부독일과 중동지방이었다. 막상 개기일식 날은 별 일 없었으나 일주일 후 진도 7.8의 강진이 터키를 강타해서 모든 것을 파괴했다. 마일은 개기일식 2주전에 그것을 예견하는 논문을 발표한 바 있다.

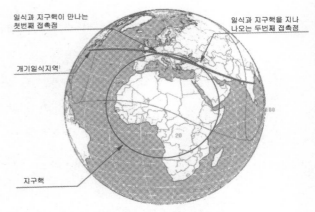

1999년 8월11일 개기일식

중성미자와 술의 숙성

술은 오랫동안의 숙성과정을 거치면 순하게 변하는데 이것은 알콜이 물과 고르게 섞이는 과정을 말한다.

금방 만들어낸 술은 물과 알콜 분자끼리 서로 균일하게 섞이지 않는다. 물은 물대로 알콜은 알콜대로 있기 때문에 맛과 냄새가 자극적이고 강하다.

하지만 시간이 흐르면서 술이 숙성되는 과정에서 따로 떠돌던 물분자와 알콜분자들의 집단(클러스터)들이 잘게 부서져 물분자와 알콜분자가 균일하게 섞이게 된다. 자연적으로 술이 숙성되는데는 오랜 시간을 필요로 한다*.

위스키의 겨우, 8년, 12년, 17년, 21년, 30년 등 오크통에서 숙성시키는 연한에 따라 맛과 향이 다르고, 숙성을 오래 시킬수록 값이 비싸다.

자연적인 숙성은 시간이 오래 걸리기 때문에 저출력초음파를 사용하거나, 좋은 음악을 진동에너지로 바꾸어줌으로써 물리적으로 술의 숙성을 촉진할 수 있다.

다음 그래프에서와 같이 1840년부터 1915년까지 태양의 흑점의 활동과 프랑스 보르도 와인의 상관관계를 조사한 결과, 흑점의 활동이 가장 왕성했던 해가 보르도 와인의 그레이트 빈티지(맛이 뛰어났던 해)와 일치하였다 [8].

이것이 우연일 가능성은 거의 없다, 단순히 온도가 아니라 태양

* 1부의 유락미네랄은 모든 액체를 물의 클러스터가 작은 6각수로 만든다. 술에 유락미네랄을 조금 섞으면 알콜과 물이 균일하게 섞이게 되어 술의 숙성이 촉진된다. 숙성된 술은 맛이 기품있게 변하며, 마신 후에도 숙취가 거의 없다.

[8]. Lakhovsky, "Influence of cosmic waves on the oscillation of living cells" in "The Lakhovsky Multiple Wave Oscillator" edited by Brown, T(1994)

에서 오는 중성미자와 그 에너지가 포도주의 맛에 결정적인 영향
을 미친다는 것을 보여주는 증거라고 하겠다.

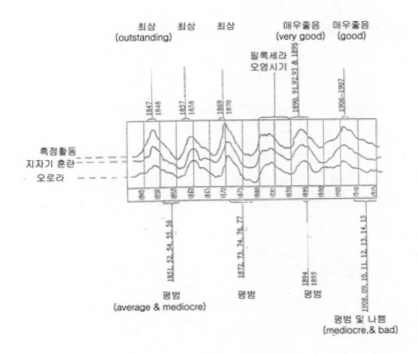

공간에너지와 3D파동

열역학 제2법칙은 현재의 우주가 무질서를 향해서 나아가고 있음을 밝히고 있다. 물에 잉크를 떨어뜨리면 물과 잉크가 섞일 뿐이지 물속에서 잉크분자가 원래의 상태로 모이는 일은 없다.

예를 들어서 인체를 이루고 있는 물질들은(C, H, O, N) 인체에 편입되기 전에는 공기 중의 분자로 있었고, 매우 무질서했는데 인체 내에서는 생체라는 질서를 이루고 있다. 하지만 질서는 저절로 이루어지지 않는다. 사람의 경우 질서를 이루기 위해서 음식을 통해서 에너지를 공급한다. 음식을 먹지 않으면 질서를 이루기 위한 에너지가 부족해지고, 생명이라는 정보체계를 유지할 수 없게 되어 다시 무질서로 갈 수밖에 없다.

이렇게 우리가 아는 물리적 세계에서는 질서(혹은 정보)를 이루기 위해서는 에너지를 투입할 수밖에 없다. 질서는 엔트로피(무질서도)가 낮아지는 것을 의미하고, 낮아진 엔트로피는 일을 할 수 있는 자유에너지(free energy)로 표현된다.

앞에서 살펴보았듯이 공간으로부터 만물이 형성되었고 유지된다. 이 책에서 공간에너지는 에너지 투입 없이 질서를 형성하고 유지하는, 줄어드는 방향의 엔트로피(negative entropy)를 말한다.

공간에너지와 3D파동은 실제로 허수의 공간이라는 같은 근원을 갖고 있지만, 이 책에서는 물질과 함께 하면서 물질의 질서를 유지해주는 파동을 3D파동으로 표현하고, 공간으로부터 에너지 투입 없이 직접 형성되는 질서를 공간에너지로 표현한다.

물질에 내재하는 파동

물질에 내재하는 파동은 새로운 개념은 아니다. 아인슈타인은 1905년 빛의 이중성(duality), 즉 빛이 파동일 뿐 아니라 입자의 성질을 갖고 있음(photon)을 보여주는 논문을 발표하였고, 뒤이어 1924년 프랑스의 드브로이(de Broglie, L)에 의해서 빛의 입자성 뿐 아니라 입자도 파동성(물질파, mater wave)을 갖는다는 것이 제안되었다[9].

[9]. http://en.wikipedia.org/wiki/Matter_wave

물질파(matter wave)의 존재는 전자가 결정구조와 부딪혔을 때 파동과 같이 회절현상을 보인다는 것이 관찰됨으로써 확인되었고, 드브로이는 1929년 노벨물리학상을 수상한다. 그 후 물질파는 전자뿐 아니라 양성자, 중성자, 수소, 헬륨 등에서도 확인되었고, 1999년에는 탄소 60개로 이루어진 풀러렌(fulerene)과 같은 거대분자에서도 물질파에 의한 회절현상이 관측되었다. 다시 말하면 모든 물질은 물질파를 갖는다고 할 수 있다.

물질파의 개념은 이미 과학적으로 활용되고 있다. 일상적인 물체의 경우 물질파의 파장*이 측정할 수 없을 정도로 작으나 전자와 같이 크기가 작은 소립자의 경우 오히려 관측이 가능할 만큼 파장이 커진다.

* 물질파의 파장은 입자의 질량과 속도에 의해 만들어지는 운동량에 반비례한다.($\lambda = h/mv$)

전자의 경우 광자보다 운동량이 크기 때문에 빛보다 파장이 짧다. 그렇기 때문에 전자가 발생하는 물질파를 이용해서 광학현미경의 한계를 넘어서는 전자현미경이 개발될 수 있었다.

동전의 양면, 입자와 파동

즉, 파동으로만 생각되었던 빛은 입자성을 갖고, 입자로만 생각되었던 전자도 파동성을 갖는 것이 밝혀졌다. 하지만 양자과학에서 입자와 파동의 이중성에 대한 해석은 끊임없는 논란을 불러일으킨다.

보어를 비롯한 학자들은 입자와 파동이 원래 확률적 가능성으로만 존재하다가 관찰자가 측정하는 행위에 의해서 입자나 파동의 특성 중 어느 하나가 결정된다는 '관찰자효과'*를 주장하였고 '관찰자효과'는 양자역학의 초기에 가장 큰 지지를 받았다.

반면에 아인슈타인, 드브로이 같은 학자들과 심지어 파동방정식**을 만들어낸 슈뢰딩거마저 확률적 해석을 반대했고, 파동함수에 나타나는 파동은 실재하는 파라고 생각했다. 아인슈타인은 '신은 주사위 놀음을 하지 않는다'는 말로 관찰에 의해서 실재가 결정되는 것이 아니라, 실재는 관찰 여부와 관계없이 존재하는 것이라고 생각하였다.

드브로이와 봄(Bohm, D) 등의 견해에 의하면 자연은 입자와 파동의 두 가지 상보적인 특성을 모두 지니고 있는데 측정조건에 따라서 관찰자가 어느 한 가지를 선택하여 보고 있을 뿐이다. 즉, 입자를 보기 위한 관찰 방식이 파동성을 관찰하기 어렵게 할 뿐이다. 쉽게 비유하면 나무를 보는 것과 숲을 보는 것과 같다. 숲을 볼 때 나무가 없어지는 것이 아니라 나무 하나를 보기 어렵고, 나무 한

그루만 확대해서 보면 숲을 볼 수 없는 것과 같다. 하지만 여전히 숲과 나무는 그대로 존재하고 있다.

반면에 마일의 보텍스 이론에 의하면 입자도 파동도 보텍스의 다른 모습일 뿐이다. 입자와 파동은 상황에 따라 한 가지 모습으로 보일 뿐이라고 설명한다[11]. 보텍스 이론에 의하면 실제로 물질이 파동으로 변환되기도 하고, 파동이 물질로 변환될 수도 있다.

[11]. 윤희봉, "파동과학으로 보는 새 원자모델" 에코액티바(1999)

입자와 파동을 아우르는 보텍스

마일은 입자와 파동이 상보적인 관계가 아니라 보텍스 형태의 전자기파의 다른 모습일 뿐이라고 설명한다. 보텍스(vortex)는 한 점을 중심으로 진동하는 파를 말한다.

보텍스는 전자기파와 같은 횡파(transverse wave)와는 달리 진동하는 면과 직각으로 진행하는 종파(longitudinal wave)를 형성하며 입자적 특성을 보이기도 한다.

보텍스 이론에서는 입자도 수축하는 보텍스의 한 형태일 뿐이다. 상황에 따라서 보텍스 파동은 입자의 형태에서 파동의 형태로, 파동의 형태에서 입자의 형태로 변환된다[1]. 마일에 의하면 파동과 입자는 동전의 양면이 아니라 한 가지로 연속선상에 있는 것이다. 마일의 견해는 입자와 파동이라는 이중성 문제에 또 다른 답을 제시하고 있다.

종파와 횡파도 서로 변환되기도 한다. 예를 들어 안테나에서 형성되는 파동은 아주 가까운 거리($\lambda/2\pi$)에서는 종파이나 그 거리를 넘어서면 횡파로 변해서 전달되고, 다시 수신안테나의 근처($\lambda/2\pi$)에서 종파로 변환된다. 전자파도 종파의 형태일 때만 안테나와 반응할 수 있기 때문이다.

보텍스 종파는 스칼라파(scalar wave)로도 불린다. 이러한 변환이 얼마나 잘 일어나는지, 종파로 공간으로 전파되는 부분이 얼마나 되는지는 안테나의 구조와 크기에 따라 다르다. 다시 말하면

[1]. Meyle, K. "Scalar Wave", INDEL GmbH, Verlagsabteilung(2003)

송신 안테나로부터 전자기파가 처음에는 종파로 형성되지만 일정 거리에서 종파가 횡파로 변하고 동시에 횡파로 전환되지 않고 종파로 공간으로 전파되는 부분도 있는 것이다.

수신 안테나에서는 두 가지의 파동이 함께 측정된다. 종파로 전달되는 부분은 잡음으로 측정된다.

보텍스 종파는 반경이 작아질수록 속도가 빨라지며, 빛의 속도를 넘어설 수도 있고 또 속도가 매우 늦어질 수도 있다. 지진파의 경우 종파(P파)와 횡파(S파)가 동시에 발생하는데, 종파의 속도가 더 빠르다.

두 가지 파가 도달하는 시간차이를 이용해서 지진의 근원지를 계산한다. 보텍스 종파의 속도는 종파의 반경이 수시로 변하면서 전파되기 때문에 평균속도로만 표현될 수 있다.

구형으로 퍼져나가는 횡파에 비해서 직선으로 전달되는 보텍스 종파는 정보와 에너지의 전달에서 매우 효율적일 수밖에 없다. 이러한 보텍스 종파는 이미 100여 년 전 테슬라(Tesla, N)에 의해서 무선으로 전력을 전달하는 용도로 사용된 바 있다. 최근 마일은 이러한 테슬라의 실험을 작은 스케일로 재현하면서 전기가 보텍스 종파의 형태로 전송될 때 오히려 주위의 공간에너지를 흡수해서 전기의 효율이 무려 490%까지 증가함을 보고한 바 있다*.

보텍스 종파는 입자성을 갖는다. 빛에서 보텍스 종파의 입자성이 나타날 때 광자(photon)로 표현된다. 마일에 의하면 빛이 생체에 영향을 미칠 때는 반드시 안테나와 반응해야 한다. 다시 말하면 어떤 파동도 보텍스 종파의 형태로 변형되어야 수용체와 반응

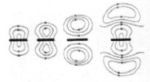

안테나로부터 형성되고 있는 보텍스 종파

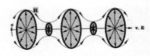

보텍스 종파(스칼라파)

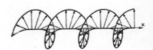

횡파와 종파의 변형

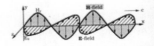

횡파 전자기파

* 공간에 내재되어 있는 에너지를 이용할 때, 물리적 영역의 법칙인 에너지보존의 법칙을 벗어날 수 있다. 한국에서도 다양한 입력에 비해서 출력이 더 많은, 그렇기 때문에 에너지를 창출할 수 있는 다양한 시스템들이 여러 발명가에 의해서 개발되고 있다.

할 수 있다*.

휴대폰의 경우도 마찬가지이다. 휴대폰의 전자파(마이크로웨이브)는 두뇌를 통과할 뿐이다. 휴대폰의 전자파가 두뇌에서 보텍스 종파로 변하고, 안테나(세포의 수용체)와 반응했을 때, 비로소 인체에 영향을 미칠 수 있는 것이다**.

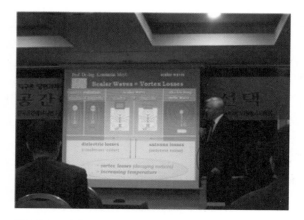

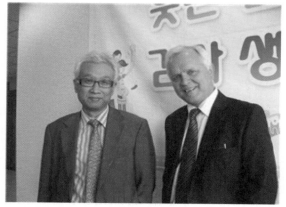

2010년 서울에서 열린 공간에너지 국제 심포지움에서 마일교수와 함께

268

마일에 의하면 생체의 모든 커뮤니케이션은 보텍스 종파로 전달된다. 1부의 포프에 의해서 발견된 생체광자(biophoton)도 보텍스 종파로 해석된다. 생체에서 커뮤니케이션을 이루는 속도는 빛의 속도보다 매우 느릴 것으로 생각된다. 포프의 생체광자의 속도도 빛의 속도에 비해서 매우 낮을 것으로 추측된다*.

마일의 이론은 자연계의 모든 힘을 전자파의 또 다른 형태로 해석하며, 마일은 이러한 이론으로 원자모델을 설명하며 전자기파가 중력과 약력, 핵력을 아우르는 새로운 통일장 이론을 제시한다[1].

나는 마일의 이론에 감동을 받았고, 그 이후로 마일교수와 수시로 의견교환을 하고 있다. 하지만 마일의 이론은 나의 디지털화된 3D파동이 나타내는 효과까지 설명하지는 못하고 있다. 디지털화된 3D파동의 효과를 설명하기 위해서는 또 다른 이론이 필요하다. 입자와 파동을 아우르는 보텍스도 3D파동을 담는 그릇에 불과하다.

* 우리는 모든 빛과 전자파의 속도가 같다고 생각하나, 이것은 횡파 전자파에만 해당한다. 횡파와 동시에 발생하는 보텍스 종파의 경우는 속도가 빛보다 빠르기도 하고, 느리기도 하다. 생체 커뮤니케이션을 이루는 생체광자의 경우 빛의 속도보다 훨씬 느려서 오히려 소리의 속도에 가까울 것으로 보인다. 보텍스 종파 형태의 생체광자를 상정하면 속도가 빛의 속도보다 아주 느린 빛이 가능하다.

[1]. Meyle, K. "Scalar Wave", INDEL GmbH, Verlagsabteilung(2003)

궤도전자고리

가벼운 방탄섬유 아라미드를 개발한 고 윤한식 박사와 현재 팔순이 넘는 윤희봉 박사는 새 원자모델을 제시하면서 입자와 파동의 이중성뿐 아니라 원자모델을 설명할 수 있는 뉴패러다임을 제시한 바 있다[10, 11].

[10]. 윤한식, "새로운 원자모델에 의한 자연과학", 청문각(1999)
[11]. 윤희봉, "파동과학으로 보는 새 원자모델" 에코액티바(1999)

전자는 질량과 동시에 질량을 압도하는 전하를 갖고 있다. 전자가 가속되거나 감속되면 전하로부터 나온 전기력선과 이로부터 유도된 자력선들에 의해서 진행방향으로 종파적 진동을 한다. 가속된 전자는 동시에 종파적 파동을 형성하는 것이다.

가속된 전자는 가속된 에너지의 일부를 전자파로서 외부로 방출한다. 하전입자가 가속되면서 가속에너지의 일부를 계속 전자파로 방출하기 때문에 하전입자의 가속이 어려워진다. 이것은 속도가 빨라짐에 따라 입자의 무게가 증가하기 때문에 입자의 가속이 어려워진다는 아인슈타인의 상대성이론과 배치되는 해석이라고 할 수 있다*.

* 윤한식과 윤희봉 뿐 아니라 마일도 아인슈타인의 상대성 이론에 대해서 다른 견해를 제시한다.

원자핵 주변을 운행하고 있는 궤도전자는 초전도체의 내부를 흐르는 영속적인 전류고리와 같은 닫혀있는 궤도전자고리를 형성한다. 궤도전자고리가 외부로부터 에너지를 받으면 궤도전자고리면과 수직한 방향으로 탄성적인 세차진동을 한다. 궤도전자의 진동주파수는 실제로는 궤도전자고리가 세차진동하는 주기이다. 궤도전자고리의 세차진동 주파수는 동일해도 세차진동의 진폭은 연속적인 것이므로 무수히 많은 단계의 에너지를 가질 수 있으며, 궤도전자고리가 전자파를 흡수하면 진폭이 다른 같은 진동수의 전자파를 동시에 발진할 수 있게 된다. 양자과학이 탄생하게 된 플랑크의 흑체복사의 결과도 전자파에 양자 개념을 상정하기 않고 세차진동으로 설명할 수 있다.

원자들이 개별적으로 있을 때는 궤도전자들의 움직임에 의해서 발생하는 자력선고리들이 서로 반발해서 일정한 거리를 유지하지만 이들이 가까워지면 닫힌 자력선고리들이 열리면서 하나의 통합된 자력선 고리를 형성한다. 이는 마치 두 개의 자석의 N극과 S극이 서로 끌어 다니면서 붙으면 자력선이 연결되어 하나의 자석처럼 되는 것과 같다.

2개의 원자가 갖는 궤도전자고리는 각각의 닫힌 자력선고리들이 하나로 엮어져 분자 궤도전자고리를 형성한다. 분자 궤도전자고리에 의해 분자들이 형상을 유지할 수 있고, 궤도 전자고리를 따라 움직이는 전자의 흐름에 따라서 다양한 길이의 파장을 갖는 전자파의 흡수 및 발진이 가능하다. 이것은 모든 분자물질들이 특정 주파수의 전자파에 공진할 수 있음을 의미한다*.

분자 궤도전자고리들이 자기인력으로 결합되는 힘이 특정결합에 집중될 때 수소결합, 전 분자간에 넓게 균일하게 분산되어 있을 때 반데르발스 결합이라고 할 수 있다. 물질의 기체, 액체, 고체상을 형성하는 것도 원자 및 분자 궤도전자고리들 간의 자기인력에 의한 연쇄결합이다. 궤도전자고리 이론으로 증발열, 기화열, 물질간의 용해성, 반발성, 물질의 점도, 표면장력 등 모든 물리적

* 예를 들어서 알레르기 물질 뿐 아니라 알레르기 물질의 3D파동, 그리고 알레르기 물질과 공진할 수 있는 특정 주파수의 전자기파 모두 알레르기를 유발할 수 있을 것이다.

특성을 설명할 수 있다.

단일 궤도전자고리간의 자기인력 결합은 화합물을, 분자 궤도전자고리간의 자기력 연쇄는 액체상을, 그리고 원자핵간의 자기결합은 고체상을 형성하며, 분자 궤도전자고리간의 자기력 연쇄를 각각의 분자 궤도전자고리로 분해하는 에너지가 기화열이고, 원자핵간의 자기력 결속을 가르는데 필요한 에너지가 융해열이다.

윤한식과 윤희봉의 궤도전자고리 이론은 입자와 파동의 이중성 뿐 아니라 원자모델과 양자과학의 특이현상들, 화학반응들을 모두 설명할 뿐 아니라, 자연계의 모든 힘들을 통합해서 설명할 수 있는 새로운 통일장 이론이기도 하다.

궤도전자고리 개념과 구이디스(Guidice, D)의 정합이론은 일맥상통하는 점이 있다[12]. 정합이론은 물체의 안정성이 장거리에 걸쳐 작용하는 힘에 의해서 집합적인 특성이 유지된 결과 한 덩어리처럼 동조성을 갖으며 정합구역(coherent domain)을 만들어 움직인다고 주장한다.

원자와 분자가 개별적으로 움직이기보다 한 덩어리로 움직이는 것이다. 비유적으로 말한다면 제 멋대로 돌아다니는 것이 아니라 발을 맞추어 행진하는 것과 같다.

마일의 보텍스 이론과 궤도전자고리 이론은 양자과학이 아니라 고전역학에 바탕을 두면서 자연계의 현상을 모두 설명할 수 있는 획기적인 이론들이라고 할 수 있다.

두 이론은 입자와 파동을 하나로 아우르는 점에서 일맥상통한다. 마일의 경우 전자파로부터 이론을 전개하고, 윤한식과 윤희봉

[12]. Gudides, D., "Magnetic flux quantization and Josephson behavior in living systems" Physica Scripts, 40, 786(1989)

은 전자를 기점으로 볼 뿐이다.

하지만 보텍스 이론과 궤도전자고리 이론은 입자와 파동의 이 중성을 포함해서 양자과학의 대부분의 현상들을 설명할 수는 있 지만 디지털화된 3D파동을 설명하지는 못한다. 이제 양자과학을 넘어서는 뉴패러다임 과학을 살펴보자.

물질파를 넘어서 향도파로

[13]. http://en.wikipedia.org/wiki/Pilot_wave

* 위치와 운동량과 같은 물리적 변수가 확률적인 개념이 아니라, 더 근원적인 차원이라고 할 수 있는 아양자(subquantum) 차원에서는 관찰자와 무관하게 실재적으로 존재하지만 이 세상의 차원에서는 불확정성 원리에 한정되는 숨겨진 모습으로만 나타난다. 이 책에서는 아양자 차원을 빛보다 빠른 파동에 의해 나타나는 허수의 세계로 본다.

** 슈뢰딩거는 전자의 입자/파동 이중성을 수학적으로 전개하여서 방정식으로 표현하였다. 이 방정식은 실수와 허수를 모두 포함하고 있다. 슈뢰딩거는 자신의 파동방정식이 실제 입자/파동을 표현한다고 생각했으나, 일반적으로는 보른(Born, M)에 의해 제안된 파동함수의 제곱이 전자가 발견될 확률로 해석되고 있다. 보른의 해석은 파동함수에서 허수를 제거함으로써 파동적 영역을 제거했다.

드브로이는 물질파를 넘어서는 향도파(pilot wave, pilot는 안내한다는 뜻) 라는 개념을 1927년 솔베이 학회에서 제안했다 [13].

입자가 나아갈 때 슈뢰딩거의 파동방정식을 만족시키는 향도파가 동시에 존재하며, 향도파가 입자가 나아가는 방향을 인도한다. 마치 물에 던져진 돌이 수면파를 형성하는 것과 같다. 입자에 의해서 향도파가 형성되지만 향도파가 입자가 나아가는 방향을 인도한다.

향도파의 개념은 오랫동안 무시되다가 1952년 데이비드 봄에 의해서 드브로이-봄 이론으로 다시 태어난다 [14]. 봄은 이 파동이 수학적으로만 존재하는 것이 아니라 실재하는 것이며 주변 환경을 감지해서 입자에 알려주는 역할을 한다고 보았다. 드브로이-봄 이론의 향도파는 입자와 파동의 이중성에 대해서 양자과학의 주류를 이루는 확률적 개념의 코펜하겐 해석과는 다른 관점의 실재적(deterministic theory) 존재이며 숨겨진 변수(hidden variable)*로 존재한다.

드브로이는 처음에 슈뢰딩거(Schrödinger, E)의 파동방정식** 이 두 가지 해(解)를 준다고 생각하고(double solution theory) 향도파 이론을 전개했다 [15, 16]. 첫 번째의 파동은 실제 공간에서 입자의 형체와 같이 구형을 형성하며 입자와 같이 작용하는 파동이고, 두 번째의 파동은 양자과학의 확률적 해석을 가능하게 하는 통계적 파동(statistical wave)으로 입자의 방향을 인도한

274

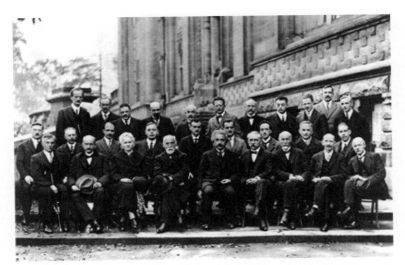

[14]. Bohm, D and Hiley, B. "The de Broglie pilot wave theory and the further development of new insights arising out of it" Foundation of Physics, 12, 1001(1982); https://en.wikipedia.org/wiki/De_Broglie-Bohm_theory
[15]. http://aflb.ensmp.fr/AFLB-classiques/aflb124p001.pdf
[16]. Bush, J. "Pilot wave hydrodynamics" Annual Review of Fluid Mechanics, 47, 269(2015), 10.1146/annurev-fluid-010814-014506

첫 번째 줄 왼쪽에서 두 번째가 양자과학의 창시자 플랑크, 세 번째는 노벨상을 두 번이나 받은 퀴리부인, 가운데 아인슈타인, 두 번째 줄 맨 오른쪽이 코펜하겐 학파의 상징적 인물 보어, 두 번째가 슈뢰딩거 방정식의 확률해석을 확립한 보른, 세 번째가 이 학회에서 처음으로 향도파 이론을 제안한 드브로이, 네 번째는 입자와 파동의 이중성을 처음 제안했던 콤튼, 다섯 번째는 진공의 바다 이론의 디랙, 세 번째 줄 오른쪽 세 번째가 불확정성 원리의 하이젠베르그, 네 번째가 솔베이 학회에서 드브로이의 향도파 이론을 반박해서 사장시켰던 배타원리의 파울리, 여섯 번째가 파동방정식을 만든 슈뢰딩거이다. 이 사진의 인물 중 18명이 노벨상을 수상했다. 물리학 역사상 전무후무한 모임이었다.

다. 두 개의 파동은 같은 위상으로 서로 연결되어 있어 공명상태를 이룬다***.

드브로이의 첫 번째 파동은 이중성의 대상인 입자와 물질파를 모두 포함하고 있다고 할 수 있다. 물질과 파동을 동시에 아우르는 마일의 보텍스도 첫 번 째 파동을 설명하는 것이라고 하겠다. 이 책의 3D파동 이론은 두 번째 파동이 빛보다 빠른 속성과 함께

*** 틸러는 첫 번 째와 두 번 째 파동을 연결하는 델트론(deltron)이라는 존재를 제안하였다. 틸러에 의하면 델트론에 의해서 3D파동이 원래 해당하는 물질 뿐 아니라 물을 비롯한 다른 매체에도 연결될 수 있을 것이다. 예를 들어서 유엠과 같은 세라믹 볼에 물질의 3D파동을 담을 수 있다.

허수공간의 장을 형성하며 물질의 역할을 한다고 해석하고 그 특성을 따라서 3D파동으로 명명한 것이다.

원래 드브로이의 향도파 이론은 두 가지 파동을 모두 포함하고 있었고, 입자의 운동성이 향도파의 파동에너지로 전환되었다고 보기 때문에, 입자와 향도파의 연결은 매우 중요하다. 반면에 봄은 입자와 독립적으로 슈뢰딩거 파동방정식을 만족시키는 향도파가 있고, 그 파동이 실틈실험을 비롯한 양자과학에서의 파동성을 나타내며 입자의 방향을 인도하는 것으로 생각했다.

두 이론은 드브로이-봄 이론으로 발전했으며, 드브로이-봄 이론은 입자와의 연결성을 생각하지 않는 빈 파동함수(empty wave function) 개념의 향도파로 해석하는 봄의 이론에 더 가까운 모습이다.

다시 정리하면 드브로이는 물질파와 입자를 하나의 파동으로 보았고, 향도파를 두 번째의 파동으로 보았고, 봄은 물질파와 향도파가 하나의 파동이라고 본 것이다. 드브로이의 향도파 이론은 물질과 파동을 아우르는 실제 공간에 존재하는 첫 번째 파동과 입자의 방향을 인도하고 확률적 해석을 가능하게 하며 허수의 공간에 존재하는 두 번째의 파동을 모두 포함한다.

드브로이의 향도파는 이 책에서 표현된 진공의 바다, 영점장, 토션장, 공간에너지, 초양자포텐셜을 포함하는 우주의 근본에너지를 홀로그램의 기준파동으로 하는 비국소성을 갖는다.

이 책의 3D파동 이론은 두 번째 파동이 첫 번째 파동과 연결되어 있다는 점에서는 드브로이의 견해에 가깝다고 할 수 있다. 하지만 이미 실험적으로 살펴보았듯이 3D파동은 입자로부터 분리되어 독립적으로 존재할 수 있기 때문에 봄의 향도파 이론과도 갈등을 일으키지는 않는다.

걸어 다니는 오일방울

[16]. Bush, J. "Pilot wave hydrodynamics" Annual Review of Fluid Mechanics, 47, 269(2015), 10.1146/annurev-fluid-010814-014506
[17]. Couder, Y. et al., "Single particle diffraction and interference at a macroscopic scale" Physical Review Letters, 97, 154101(2006)

* 오일방울 실험에서 오일통을 진동시키는 것에 해당하는 우주의 에너지를 영점장이라고 할 수 있다.

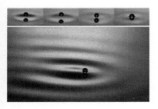

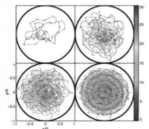

향도파의 개념은 다음과 같은 최근의 실험에서 쉽게 이해될 수 있다[16, 17].

표면장력이 큰 실리콘 오일을 담은 통을 위 아래방향으로 적절한 주기로 진동시키면서 밀리미터 크기의 작은 실리콘 오일 방울을 떨어뜨릴 때, 오일방울은 표면장력에 의해서 흡수되지 않고 통통 튀면서 이동한다(아래 그림). 오일방울의 진동에 의해서 오일표면에 파동이 형성되고 이 파동이 다시 오일방울의 진행방향을 인도한다*. 오일표면의 파동에 움직이는 오일방울의 움직임의 패턴은 무작위한 듯 보이지만 오랜 시간에 걸쳐 중첩되었을 때 양자과학에서와 같은 확률적 파동패턴을 보인다(맨 아래 그림).

진동하는 오일방울의 오일표면에 닿는 순간을 캡처해서 사진을 연결하면 마치 오일방울이 오일표면을 떠다니는 것 같이 보인다. 오일방울이 떠다니는 모습을 연결해서 에니메이션으로 만들어서 오랜 시간에 걸친 오일방울 실험을 쉽게 보여줄 수 있다,

이것을 오일방울이 걸어 다닌다고 표현한다(walker). 오일표면 위에서 걸어 다니는 오일방울을 두 개의 실틈(double slit) 사이로 통과시키면 오일방울은 둘 중 한 개의 실틈만 통과하지만 오일방울에 의해서 형성된 오일표면의 파동은 두 개의 실틈을 모두 통과한다.

수많은 오일방울이 실틈을 통과한 후 나타난 결과는 마치 전자의 실틈 회절현상과 같은 파동패턴을 보인다. 여기서 오일방울은

입자이고 오일방울에 의해 형성된 오일표면의 파동이 향도파라고 할 수 있다. 오일방울이 나아가는 방향은 무작위하지 않고 오일표면에 형성되는 파동패턴에 한정된 것이다. 바로 향도파가 입자의 방향을 인도하는 것과 같다. 향도파의 존재를 가정하지 않는 마일은 좁은 실틈의 물리적 특성에 의해서 보텍스가 풀리면서 입자성이 사라지면서 파동적 특성이 나타난다고 해석한다 [1].

윤한식과 윤희봉도 좁은 실틈을 지날 때 전자의 속도가 감속되면서 전자에 의해서 형성되는 전기력선의 퍼짐각이 넓어지면서 구면파를 형성하기 때문에 회절패턴을 이룬다고 해석한다 [10, 11].

틸러는 향도파가 빛보다 빠르다고 생각한다. 빛보다 빠른 파동은 허수의 영역에 존재하게 된다. 틸러는 실틈을 지날 때 허수의 파동적 영역이 푸리에변환*에 의해서 물리적 영역의 파동으로 나타난다고 보았다 [18-20].

오일방울에 의해서 형성된 오일표면의 파동이 오일방울이 나아가는 방향을 인도했기 때문에 둘은 서로 밀접하게 연결되어 있다. 오일방울 실험은 봄의 견해보다는 두 개의 파동이 서로 연결되어 있는 드브로이의 향도파 이론에 가까운 모습을 보여준다.

그 외 터널효과를 비롯한 양자과학의 독특한 사건들도 오일방울 실험으로부터 재현될 수 있었다. 오일방울 실험은 양자의 수준에서 일어나는 것으로 알려진 사건들이 실험실의 수준에서도 그대로 나타날 수 있음을 눈으로 직접 보여줄 뿐 아니라, 향도파와 양자과학의 현상들을 설명할 수 있는 매우 탁월한 과학적 실험이라 할 수 있다.

[1]. Meyle, K. "Scalar Wave", INDEL GmbH, Verlagsabteilung(2003)

[10]. 윤한식, "새로운 원자모델에 의한 자연과학", 청문각(1999)
[11]. 윤희봉, "파동과학으로 보는 새 원자모델" 에코액티바(1999)

[18]. Tiller, W. "Why has orthodox physics neglected the superluminal velocities of de Broglie pilot wave components?" www.tiller.org/white papers(2009)
[19]. https://en.wikipedia.org/wiki/Mass_in_special_relativity
[20]. Tiller, W. "Science and Human Transformation", PAVIOR(1997)

* 푸리에변환은 시간에 따라 나타나는 변화를 파동의 함수만으로 해석하게 해주는 수학적 변환공식이다. 입자가 슬릿의 좁은 구멍을 지나갈 때 푸리에변환을 한 것과 같은 결과가 나타난다. 슬릿에 의해서 보이지 않는 파동적 영역이 보이는 물리적 영역으로 모습을 나타내는 것이다.

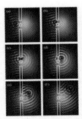

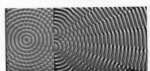

비국소성 향도파

* 국소성(localtity)이 없다면 부분과 부분의 구별이 무의미하다. 빛보다 빠른 향도파에 의해서 우주의 모든 존재는 본질적으로 모두 연결되어 있다. 봄의 홀로그램 이론은 부분에 전체의 정보가 담겨있다는 개념으로 결국 부분이 서로를 공유하며 부분간의 구별도 무의미함을 얘기한다. 홀로그램이론도 본질적으로 비국소성을 포함한다.

[21], https://en.wikipedia.org/wiki/EPR_paradox

향도파는 입자와 동시에 실재하는 파동으로 숨겨진 변수로 존재하며, 동시에 비국소성(non-locality)*을 갖는다. 비국소성은 말 그대로 국소성(locality)이 없다는 표현으로, 국소성이 없다면 공간의 구별이 무의미하다.

아인슈타인은 불확정성원리를 부인하기 위해서 EPR역설을 제안하였으나, 실제 벨에 의해서 제안되었고 아스페(Aspect, A)에 의해서 실험적으로 진행된 결과는 아인슈타인의 의도와는 다른 결과를 보여주었다.

EPR역설은 아인슈타인과 포돌스키(Podolsky, B), 로젠(Rosen, N)이 함께 발표한 논문에서 이름의 첫 자들을 따서 제안된 내용으로[21], 2개의 쌍둥이 광자가 동시에 만들어져 반대방향으로 나아가고 있을 때, A쪽의 광자의 경우 위치에 대한 정보를 알아내고, B쪽의 광자로부터 운동량의 정보를 알아내어 전체 운동량으로부터 A쪽 광자의 운동량을 계산할 수 있을 것이다.

2개의 광자는 빛의 속도로 멀어져 나가기 때문에 빛보다 빠른 존재를 허락하지 않는 상대성원리에 따라서 서로 연락할 길이 없다. 이렇게 2개의 동일한 쌍둥이 광자에서 각각 광자의 위치정보와 운동량정보를 측정할 수 있다면 불확정성원리로부터 벗어날 수 있게 된다. 불확정성원리가 작용하기 위해서는 빛보다 빠른 연결성을 필요로 하기 때문에, 빛보다 빠른 속도가 불가능하다고 생각하는 아인슈타인은 역설이라는 표현을 붙였다.

1964년 벨에 의해서 실제로 구별할 수 있는 수학적 논리가 제안되었고[*], 실험적으로 1982년 아스페(Aspect, A)에 의해서 측정된 결과, 2개의 쌍둥이 입자에서 빛보다 빠른 연결성이 확인되었다. EPR 역설은 아인슈타인의 의도대로 불확정성원리를 부정하는 실험결과가 아니라 오히려 양자과학을 지지하는 결과를 보여주었다[22].

아스페의 실험은 국소적인 실재론(local determinism)이 불가능하다는 것을 보여주었다. 하지만 이 결과는 동시에 비국소성을 포함한다면 숨은 변수 안에서 실재론이 가능할 수 있다는 것을 얘기해주고 있다. 아스페의 실험은 오히려 비국소성을 증명해주는 단서를 제공해 준 셈이 되었다. 숨은 변수가 있다면 비국소적이어야 하는 것이다.

아스페에 의해서 실험적으로 나타난 결과는 불확정성 원리의 부정이라기보다 빛의 속도보다 빠른 연결이 불가능하다고 가정한 EPR 역설이 틀렸고, 우주가 본질적으로 비국소성을 갖고 있음을 보여주었다. 비국소성은 빛보다 빠른 연결을 말해주고 있다. 입자들이 에너지나 정보를 주고받는 것이 아니라 순간적으로 서로 아는 상태로 존재하고 있는 것이다. 서로 그물망같이 연결되어 있는 한 덩어리인 것이다.

* 양쪽 그릇에 물을 넣어두고 두 개의 그릇이 관으로 연결되어 있다고 가정하자. 왼쪽 그릇에서 물을 빼내면 두 그릇이 연결되어 있기 때문에 오른쪽 그릇의 물도 동시에 줄어든다. 이와 같이 양쪽 그릇에서 동시에 일어나는 현상을 비국소성이라고 할 수 있다. 빛보다 빠른 연결이라기보다는 본질적인 연결이라고 할 수 있다. 여기서 비국소성을 일으키는 관은 영점장, 토션장, 진공의 바다, 초양자포텐셜, 홀로그램 등의 우주의 근간을 이루는 단어로 표현할 수 있다.

[22]. https://en.wikipedia.org/wiki/Bell's_theorem

향도파와 시공간의 홀로그램

나아가서 비국소성은 공간을 넘어서 시간으로까지 확대된다.

사후선택(delayed choice) 실험은 광자 검지기를 어디에 놓는가에 따라 빛의 경로가 달라질 수도 있다는 것이다 [23]. 사후선택은 실험적으로 입증되었으며, 시간적으로 과거, 현재, 미래가 연결되어 있다는 것을 보여주었다.

물리학적 실험 외에 다음과 같이 인체에서도 시간을 거슬러가는 능력을 보여준다. 피험자가 피부접촉이 느껴지면 단추를 누르는 실험에서 피험자가 단추를 누르겠다고 판단하기 전에 이미 근육운동에 필요한 전기신호를 만들고 있는 것이 밝혀졌다.

이와 유사한 '예감효과' 실험에서 모니터를 통해 무작위로 여러 종류의 그림을 보여주면서 피험자의 반응을 측정하였는데, 인체는 그림이 뜨기도 전에 어떤 그림(공포스러운 그림)에 대한 생리적 반응을 보이고 있었다 [7].

향도파는 입자가 움직이면서 형성되는 파동과 입자에 의해서 과거에 형성되었던 파동과 다른 입자들에 의해서 과거에 형성된 파동의 영향까지 모두 포함하고 있으며, 그런 향도파에 의해서 입자는 움직인다. 모든 입자가 본질적으로 시공간적인 비국소성을 갖는 것이다. 우주는 시공간의 홀로그램이라고 할 수 있다.

[23]. Shimony, A, "The reality of the quantum world", Scientific American, 36, Jan(1988); Wheeler, A., "The computer and the universe:" International Journal of Theoretical Physics, 21, 557(1982)

[7]. 방건웅, "기가 세상을 움직인다 2부", 예인, 85-103(2005)

빛보다 빠른 향도파와 허수공간

향도파의 속도가 빛보다 매우 빠르면 빛보다 빠른 연결이 가능할 것이다. 슈뢰딩거 파동방정식으로부터 유도된 향도파의 속도는 수학적 분석에 의해서 다음과 같이 표현된다[18, 19].

$$W = \frac{c^2}{V_p} \qquad \text{w : 향도파의 속도} \quad v_p : \text{입자의 속도} \quad c : \text{빛의 속도}$$

[18]. Tiller, W. "Why has orthodox physics neglected the superluminal velocities of de Broglie pilot wave components?" www.tiller.org/white papers(2009)
[19]. https://en.wikipedia.org/wiki/Mass_in_special_relativity

향도파의 속도는 입자의 속도가 느릴 때는 빛의 속도에 비해서 비교할 수 없을 정도로 빠르지만(예를 들어서 입자의 속도가 빛의 속도보다 100배 느리다면 향도파의 속도는 빛보다 10000배 빠르다) 입자의 속도가 증가할수록 향도파의 속도는 느려져서 입자의 속도가 빛의 속도에 도달하면 향도파의 속도는 빛의 속도와 같게 된다.

빛보다 빠른 향도파는 빛보다 빠른 연결을 제공할 수 있을 것이다. 하지만 비국소성을 완벽하게 설명하기 위해서 향도파의 속도는 오히려 너무 느리다고 할 수 있다. 서로 하나 같이 완벽하게 시공간에서 연결되는 비국소성을 위해서는 향도파의 속도는 무한대이어야 한다. 만약 향도파의 속도에 의해서 비국소성이 이루어졌다면 비국소성은 속도가 낮은 입자에 한정되는 제한된 모습일 수밖에 없다. 예를 들어서 빛의 속도로 멀어져 가는 쌍둥이 광자의 경우 향도파의 속도가 빛의 속도와 같기 때문에 비국소성을 설명할 수 없다.

[19]. https://en.wikipedia.org/wiki/
Mass_in_special_relativity

움직이는 물체의 무게는 상대성이론에 의하면 다음의 공식에 의해서 계산된다[19].

$$m = \frac{m_0}{\sqrt{1-v_p^2/c^2}}$$ m : 움직이는 입자의 무게 m_p : 정지상태의 무게 v_p : 입자의 속도

빛의 속도에 이르면 물체의 무게는 무한대로 증가하기 때문에 질량을 갖고 있는 실체는 빛의 속도에 도달할 수 없다. 그런데 이미 수학적으로 유도된 것과 같이 향도파가 빛보다 빠르다면 루트 ($\sqrt{}$)안의 값이 마이너스가 되어서 허수가 된다. 다시 말하면 향도파는 허수의 공간에 존재하게 된다*.

허수공간(파동적 영역)의 속성은 실수공간(물리적 영역)의 개념으로는 이해하기 어렵다. 비국소성도 빛보다 바른 파동에 의한 직접적 연결에 의한 것이라기보다는 허수공간의 고유한 속성일 것으로 생각된다. 허수공간에 존재하기 위해서는 빛보다 빨라야 하기 때문이다**.

실제 슈뢰딩거의 파동방정식에는 실수와 허수가 동시에 포함되어 있다. 실수의 영역은 입자의 영역, 허수의 영역은 3D파동의 영역이라고 할 수 있을 것이다. 슈뢰딩거는 자신의 파동방정식이 실제 입자/파동을 표현한다고 생각했으나, 일반적으로는 보른(Born, M)에 의해 제안된 파동함수의 제곱이 전자가 발견될 확률로 해석되고 있다. 보른의 해석은 파동함수에서 허수를 제거함으로써 허수공간의 파동적 영역이 과학에서 사라지게 되었다.

* 빛보다 빠른 허수의 영역에 가속을 통해 빛의 속도를 넘어서 가는 것이 아니라 직접 들어간다. 이것은 형무소를 장대높이뛰기가 아니라 땅을 파고 탈출하는 것과 같다 하겠다. 허수의 영역은 이미 보이는 물리적 영역과 동시에 같은 공간에 존재하고 있다. 모든 물리적 실체는 물리적 영역과 동시에 허수적 파동적 영역을 동시에 갖고 있다.

** 빛보다 빠른 세계는 일반적인 빛의 속성인 직진성이 사라진다. 에너지의 투입없이 엔질서가 유지된다.

물질의 장(場)과 3D파동

향도파는 입자가 나아가는 방향을 인도하며 외부와 상호작용한다. 향도파는 빛보다 빠르며 허수공간에 존재한다. 허수공간은 비국소성 연결성 외에 어떤 성질을 보일까?

틸러는 빛보다 빠른 향도파가 오히려 엔트로피*를 줄이기 때문에 향도파를 정보파동(information wave)이라고 불렀다 [20]. 빛보다 빠른 파동은 직진하면서 퍼져나가지 않으며 오히려 입자와 같이 모이면서 질서를 형성한다. 허수공간의 향도파가 이루는 질서는 입자와 같은 보이는 형체를 이루는 것이 아니라 실수공간에서는 보이지 않는 장(場, field)을 형성해서 영향을 미친다.

이것은 마치 자석에 의해서 형성되는 장에 비유할 수 있다. 자석의 장은 보이지는 않지만 일정한 크기와 형체를 갖고 있으며 다른 자석과 직접 만나지 않아도 자석의 장끼리 상호작용해서 물리적으로 끌어당기기도 밀쳐내기도 한다.

봄(Bohm, D)은 물질의 배후에 양자포텐셜(quantum potential)이라는 더 미세한 에너지 장이 있고, 양자포텐셜이 국소적으로 응축되어서 전자, 양성자, 중성자 같은 소립자가 형성되는 것이라고 설명했다. 봄은 나아가서 양자포텐셜 내부에는 더 미세한 에너지로 초양자포텐셜(superquantum potential)이 숨어있어서 국소적으로 응축되어서 측정 불가능할 정도로 짧은 시간에 존재하는 가상입자들이 형성된다고 설명했다.

* 엔트로피는 무질서도를 말한다. 열역학 2법칙에 의하면 우주의 엔트로피는 증가한다. 우주는 무질서를 향해서 가는 것이다. 물에 잉크를 떨어뜨리면 퍼져나가기만 하고 다시 모이는 일은 없는 것과 같다. 질서를 만들기 위해서는 에너지를 투입해야 한다. 공기 중의 무질서했던 공기분자들이 생체 내에서 생명이라는 질서상태를 유지하고 있다. 이러한 질서를 유지하기 위해서 사람은 음식을 섭취한다. 음식을 섭취하지 않으면 몸의 질서를 유지할 수 없다. 향도파는 에너지 투입 없이도 스스로 질서를 유지한다.

향도파에 의해서 형성되는 허수공간의 장을 바로 초양자포텐셜(superquantum potential)이라 할 수 있으며, 초양자포텐셜에 물질의 창조와 생명에 이르는 활성정보(active information)가 간직되어 있다[24].

[24]. 강길전, 홍달수, "양자의학-새로운 의학의 탄생" 돌을새김 (2013)

향도파에 의해서 형성되는 장은 물질과 상호작용하며 실험적으로 측정도 가능하다. 향도파는 물질과 연결되어 있지만 틸러에 의하면 동종요법에서와 같이 흔들어주거나 두드려주는 것과 같은 물리적 자극에 의해서 물질로부터 떨어져 나와 물로 옮겨질 수 있다. 물질에서 물로 떨어져 나온 향도파 역시 원래 물질과 연관되어 있을 때와 같은 질서를 유지한다.

다시 정리하면 향도파는 두 가지의 특성을 갖는다. 첫 번째는 빛보다 빠른 연결성으로 비롯되는 비국소성이고, 두 번째는 빛보다 빠른 속성에 의해서 형성되는 장(場)이라는 질서를 공간에 형성한다.

물속에서 물질에서 떨어져 나온 향도파에 의해서 유지되는 장이 무작위적일 수는 없을 것이다. 물질에서 떨어져 나온 향도파가 형성하는 장은 물질과 비슷한 형태를 갖거나 적어도 물질의 형태와 연관되었을 것이다. 물속에서도 물질의 형태와 연관된 질서를 유지하고 있는 장이라면 실제로 물속에서도 물질과 같은 역할을 할 것이다.

향도파는 물질과 연결되어 물질의 주위를 진행하면서 물질의 나아가는 방향을 결정하며 동시의 물질의 장이라는 질서를 형성한다. 이 책에서는 물질과 분리되어서도 물질과 유사한 형태의 3차원적 장을 형성하는 특성을 따라 3D파동이라고 표현하고 있다*.

* 이 책의 3D파동과 4D파동은 봄의 양자포텐셜과 초양자포텐셜에 가까운 개념이라고 할 수 있다.

허수공간의 의미

수학적으로 유도된 것과 같이 물질의 3D파동이 빛보다 빠르다면 3D파동은 허수의 세계에 존재하게 된다*. 물리적으로 허수의 세계는 무엇을 의미할까?

영국의 디랙(Dirac, P)은 이러한 허수의 세계를 마이너스 에너지의 세계로 표현한다. 디랙에 의하면 진공은 마이너스 에너지의 전자로 가득 차 있으며(진공의 바다), 마이너스 에너지의 전자가 에너지를 받아서 플러스 에너지 전자의 상태로 변하게 된다. 이 플러스 에너지의 전자가 바로 물리적 공간에서 측정되는 전자이고, 마이너스 에너지 전자가 플러스 에너지 상태로 올라가면서 마이너스 에너지 상태에는 빈 구멍이 생기는데, 이 빈 구멍이 전자에 대한 반입자인 양전자(positron)로서 나타난다고 예언했다[25].

전자와 전자가 만나게 되면 다시 에너지로 변한다. 이렇게 예언된 양전자는 1932년 엔더슨(Anderson, C)에 의해서 실험적으로 관측되었고, 디랙은 노벨물리학상을 받게 된다.

디랙의 진공의 바다는 진공을 가득 채우고 있는 허수의 질량을 갖는 마이너스 에너지의 영역이라고 할 수 있고, 빛보다 빠르기 때문에 스스로 질서를 창출하는 3D파동의 영역이라고 할 수 있다. 원래 공간은 마이너스 입자로 가득 차 있었고, 그 중에서 극히 일부분이 에너지가 주어질 때 플러스 입자로 변해서 이 세상이 만들어졌다**.

* 3D파동의 빛보다 빠른 속도는 가속해서 형성된 것이 아니라, 허수공간의 속성일 뿐이다. 허수공간의 존재는 실수의 공간인 물리적 영역에서 3차원적 장으로 나타나게 되다. 3D파동은 허수공간에서는 입자이고(마이너스 에너지의 입자) 실수공간에서는 장으로 표현된다. 빛보다 빠른 세계에서 입자와 파동의 구별이 무의미하다.

[25]. http://en.wikipedia.org/wiki/Dirac_sea

** 이것은 아인슈타인의 물질과 에너지의 변환공식 $E=mc^2$과는 다른 우주의 근원적 물질의 형성과정이라 할 수 있다. 허수공간에서 실수공간으로 이동하면서 물질이 형성된 것이다. 허수의 공간은 물질의 형성과 함께 질서를 동시에 창출한다. 바로 태초의 빛을 3D파동이라고 보는 이유이다.

공간은 물질을 형성하였을 뿐 아니라 현재도 물질이 존재할 수 있는 에너지를 제공하고 있다. 앞에서 살펴보았듯이 영점장의 공간에서 계속 입자와 반입자가 형성되면서 전기적인 쌍극자를 형성하고, 이러한 쌍극자 요동에 의해서 전자기장이 생긴다. 영점장 하에서 진공은 텅 빈 것이 아니라 입자들이 생성과 사라짐을 반복하면서 끊임없이 요동치고 있는 세계이다. 영점장이 우주의 물질이 존재할 수 있는 근본에너지를 제공한다.

물질은 영속적으로 존재하는 플러스 에너지를 말하고, 영점에너지는 마이너스 에너지로부터 순간적으로만 형성되는 전자기장을 말한다.

마이너스 에너지의 파동적 영역은 현재 측정가능한 공간적 물리적 영역(입자)과 동시에 같은 공간에 존재한다(3D파동). 마이너스 에너지의 허수의 공간이 공간에너지와 3D파동의 원천이라고 할 수 있다.

틸러는 마이너스 에너지의 파동적 영역을 물리적 영역과 다른 에테르적 영역*이라고 표현했다[20]. 모든 물체를 감싸고 있는 파동적 영역을 동양에서는 기(氣)라는 이름으로 이미 오랫동안 삶에 구체적으로 사용되어 왔다.

[20]. Tiller, W. "Science and Human Transformation", PAVIOR(1997)

---

* 에테르는 빛나는 공기의 상층을 뜻하는 그리스어로 빛이 진행하기 위해서 필수적으로 있어야할 것으로 기대되는 매질을 말한다. 에테르라는 매질이 우주를 채우고 있을 것으로 기대되었는데 실제로 빛의 속도를 정밀 측정한 결과 에테르가 존재하지 않는 것으로 밝혀졌다. 여기서 에테르는 우주를 채우는 가상의 물질로 오히려 디랙의 진공의 바다와 영점장과 같은 개념이라고 할 수 있다. 틸러는 인도의 전통의학의 견해를 따라서 에테르라는 측정되지 않는 장이 인체를 감싸고 있으며 영향을 준다고 보고 있다.

288

허체가설

이제 3D파동과 허수의 세계를 정리해 보자. 모든 물질은 물리적 영역과 파동적 영역을 동시에 갖고 있다. 물리적 영역을 실체라고 한다면 빛보다 빠른 3D파동에 의해 형성되는 파동적 영역은 허수의 영역이기 때문에 허체(imaginary matter)라고 표현할 수 있을 것이다. 다시 말하면 물질은 물리적 영역의 실체와 파동적 영역의 허체를 갖고 있다.

허체는 우리의 전통적인 표현을 빈다면 만물에 내재하는 기(氣)라고 할 수 있을 것이다.

3D파동은 물질 주위를 빛보다 빠른 속도로 움직이며 물질과 유사한 장(field)의 허체를 의미한다. 허체는 실체로부터 분리될 수도 있고, 분리된 상태에서도 물질과 상호작용할 수 있다. 실제로 물질과 물질의 반응도 사실은 물질의 허체끼리의 상호작용이라고도 할 수 있다.

허체끼리의 상호작용이 가능하다면 과연 물리적 영역의 실체는 어떤 의미를 갖을까? 3D파동 이론을 바탕으로 나는 다음의 허체가설을 제시한다: 물리적 영역의 실체는 단지 틀을 제공하고, 파동적 영역의 허체가 기능을 담당한다.

허체가설에 의하면 물리적 영역의 실체는 단지 허체를 담는 껍데기에 불과할 뿐이다. 허체가 없는 실체는 생체 내에서 아무런 작용도 할 수 없다. 허체는 물이라는 옷에도 담기고, 세라믹 볼, 전기, 공간과 같은 다양한 옷에도 담길 수 있다.

몸에 딱 맞는 옷이 편하고 좋은 옷이다. 물에 기억된 허체는 시간이 지나면서 점점 사라진다. 물질은 그 물질에 내재하는 허체와 물질의 형체가 비슷하기 때문에 허체가 그 물질에 담길 때 가장 안정된다. 물질은 물이나 전기, 공간에 비해서 그 물질의 허체를 담기에 딱 맞는 편한 옷이라고 할 수 있다. 다시 표현하면 허체가설에 의하면 물질의 주인공은 바로 물리적 영역의 실체가 아니라 바로 허체이고 보이는 실체인 물질은 허체를 담는 그릇에 불과하다.

이제 4부 첫 부분에서 제시한 '태초의 빛'에 대한 답을 얻어 보자.

'태초의 빛'은 허체를 만드는 질료(마이너스 에너지 입자)로 가득 찬 공간에 질서를 부여하는 빛(3D파동과 4D파동)이다. 공간에 이미 형성된 허체의 질서에 의해서 물질을 이루는 질료들의 만남들도 이루어져서 사람이라는 거대한 질서*까지 이어지게 되었다.

* 이 책의 주제는 3D파동과 4D파동이라고 할 수 있다. 물질을 넘어서 관계를 형성하는 파동을 이 책에서는 4D파동이라고 표현한다. 3D파동이 물질로부터 비롯되는 허수공간의 질서를 의미한다면 4D파동은 관계를 형성하는 허수공간의 질서를 의미한다. 4D파동은 사람의 마음에 의해서 지금도 형성되고 있다.

3D파동과 허체가설이 물의 기억력을 설명하다

호르몬과 호르몬이 결합하는 세포의 수용체는 구조적으로 서로 딱 들어맞는다. 마치 자물쇠와 열쇠가 서로 맞는 것과 같다. 우리 몸의 모든 반응은 효소(enzyme)라는 단백질에 의해서 매개된다. 효소단백질의 경우도 효소가 분해하는 기질(substrate)과 구조적으로 서로 딱 들어맞는다. 이러한 사실들은 생체반응이 물질간의 만남에 의해서 일어난다는 것을 증명하는 결정적인 증거로 알려져 왔다. 하지만 살펴보았듯이 물질간의 만남에 의해서 모든 생체반응이 일어난다는 물질가설은 즉각적으로 일어나는 생체반응을 설명하지 못하고 있다.

물에 호르몬의 파동을 기억시켰을 때 그 물이 호르몬의 역할을 하는 것은 이미 과학적으로 증명된 바 있다. 그렇다면 호르몬의 3D파동은 어떻게 해서 호르몬의 역할을 할 수 있을까? 호르몬의 파동이 호르몬이 역할을 할 수 있는 이유는 호르몬의 3D파동이 호르몬의 수용체를 자극해서 신호전달을 유도할 수 있었기 때문일 것이다.

그동안 살펴보았던 물질의 3D파동은 빛보다 빠른 성질을 갖고 있기 때문에 일반적인 빛과는 달리 직진하면서 퍼져나가지 않으며 모이는 성질을 갖으며 에너지 투입 없이 질서를 유지한다. 물질과 연결되어 있는 파동이 전자기파와 같이 퍼져나가지 않는다면 당연히 특정 3차원적 형태의 장을 형성할 것이다.

생화학적으로 생체물질의 기능성은 그 물질의 구조로부터 비

* 셸드레이크(Sheldrake, L)의 형태공명은 같은 형태가 같은 형태의 형성을 촉진한다는 것을 의미하며 원거리 공간의 같은 형태의 장들 간의 비국소적 상호작용을 말한다. 셸드레이크에 의하면 같은 형태의 장이 멀리 떨어진 공간에서도 서로 상호작용하며 이를 형태공명으로 표현했다. 형태공명은 단지 같은 주파수간의 공명과는 다르다. 본 연구에서는 같은 형태가 아니라 서로 상보적인 형태의 3D파동의 장들의 상호작용을 표현하기 위해서 형태공명이라는 단어를 사용했다.

[26]. Sheldrake, L. "A New Science of Life"(1988); "The Presence of the Past"(1995);. Park Street Press(London)

[27]. Won H. Kim, "3D wave Explains Water Memory" Journal of Vortex Science and Technology, 2(2) http://dx.doi.org/10.4172/2090-8369.1000117(2015)

롯된다. 3D파동의 장은 전자기파와는 다른 비전자기적 파동(non-Herzian wave)이며, 빛보다 빠르며, 퍼져나가지 않으며, 구조와 정보를 유지하는 특성을 갖고 있다.

호르몬에 내재하는 호르몬과 같은 형태의 3D파동의 장이 호르몬과 같은 역할을 하고, 호르몬의 수용체에 내재하는 3D파동의 장도 호르몬 수용체의 역할을 할 수 있을 것이다. 3D파동의 장은 물질보다 더 큰 영역을 형성하며 먼 거리에서도 서로 상호작용할 수 있을 것이다. 다시 말하면 호르몬의 3D파동의 장이 호르몬 수용체의 3D파동의 장과 실제 열쇠와 자물쇠와 같이 형태적으로 상보적이기 때문에 상호작용을 일으키는 것이다.

이것은 주파수에 의한 공명과는 다른 차원의 형태공명(morphic resonance)*이라고 할 수도 있을 것이다 [26].

이러한 배경을 바탕으로 물의 기억력을 3D파동을 이용해서 다음과 같이 설명할 수 있다.

물질의 3D파동은 물질에서 분리되어 물에 옮겨지며, 물속에서도 독자적인 질서를 유지한다. 이 질서는 원래 물질과 비슷한 형태의 장을 물속에서 형성하며, 물질과 같이 생체반응을 한다.

예를 들어 호르몬의 3D파동인 경우 세포내의 호르몬의 수용체(receptor)와 구조적으로 열쇠와 자물쇠와 같이 작용할 수 있어서 호르몬의 3D파동도 호르몬과 같이 세포내 신호를 전달한다. 즉, 호르몬으로부터 분리된 후에도 물질과 관련된 3차원의 장을 유지하는 3D파동은 호르몬 수용체(수용체의 3D파동)과 상호작용을 할 수 있다 [27].

전사장치와 시공간의 홀로그램

다음은 1부에서 사용한 전사장치의 구성을 설명하는 도식도
이다.

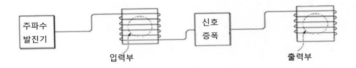

이 전사장치는 지구공명주파수인 5V, 5mA의 약한 전기를
7.83Hz의 주파수로 흘려준다. 입력부의 코일에 의해서 아주 약한
자장이 형성되고, 7.83Hz의 주파수의 단속적인 전류에 의해서 입
력부의 물질의 3D파동이 증폭되고, 전선을 따라서 이동하면서 출
력부의 코일에 의해서 역시 약한 자장이 형성되면서 물질의 3D파
동이 출력부에 담긴 물을 비롯한 다른 매질로 옮겨진다 [28].

프랑스의 몽타니에 연구팀도 지구공명주파수를 물질의 3D파
동을 전사하기 위한 매질로 사용한 바 있다. 7.83Hz의 주파수는
이미 여러 연구자들에 의해서 물질의 3D파동을 전사하기 위해
서 사용되었다. 몽타니에 팀은 입력부와 출력부를 구별하지 않
고 입력부에 물질을 담은 튜브와 물을 담은 튜브를 한꺼번에 넣
고 7.83Hz의 주파수를 단속적으로 보내면서 미약자장을 형성하
였다. 이 경우에도 물질의 3D파동이 증폭된 상태에서 3D파동이
물로 옮겨진다 [29].

[28]. 김현원, "정보파동 전사장치의 특
성과 응용," 응용미약에너지학회지 9,
2, 32(2011)

[29]. Montagnier, L, Aissa, J, Del
Giudice, E., Lavallee, C., Tedshi, A.,
Vitiello, G. DAN wave and water.
http://arxiv.org/pdf/1012.5166(2010);
Montgnier et al., "Transduction of
DNA information through water
and electromagnetic waved"
Electromagnetic Biology and Medicine
34, 106(2015); Interview with Luc
Montagnier, Science, 1732(2010)

그 후 전사장치의 효율을 증대하기 위해서 다양한 방법을 시도하면서 7.83Hz의 주파수가 필수적으로 필요한 것이 아니라 다른 주파수의 저주파 혹은 주파수가 없는 단순 직류의 경우도 미약자장을 형성할 경우 전사목적으로 사용할 수 있다는 것을 알게 되었다. 단지 전사의 효율이 떨어질 뿐이다. 이러한 전사장치의 경우 물질의 3D파동이 존재하고 물질과 같은 역할을 한다는 가정을 하면 설명이 가능하다.

하지만 어떤 이론으로도 설명할 수 없는 다음과 같은 현상도 관찰되었다. 다음의 도식도와 같이 전류가 전선을 통해서 연속적으로 연결되지 않고, 입력부로 전달되는 전류를 순간적으로 차단하고, 출력부로 전류의 방향을 바꾸었을 때 출력부에서 형성되는 미약자장의 필드 안으로 입력부에서 증폭되었던 물질의 3D파동이 옮겨졌다. 동시에 증폭되었던 입력부의 3D파동은 사라졌다. 입력부와 출력부는 서로 전혀 연결되지 않은 상태이다.

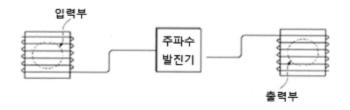

이것은 마치 입력부의 단속적인 전류에 의해서(7.83Hz를 포함하는 저주파) 형성되는 미약자장에 의해서 증폭된 물질의 3D파동이 순간적으로 공상과학영화 스타트랙에서와 같이 출력부로 공간이 동한 것과 같이 보인다.

입력부에 전달되는 전류와 출력부로 전달되는 전류는 서로 연관성이 전혀 없으며, 3D파동이 담기지 않은 일반적인 전류이다. 어떻게 입력부에서 형성된 물질의 3D파동이 출력부로 전기의 방향을 바꾸어주는 것만으로 출력부로 이동할 수 있었을까? 쌍둥이 광자에 의한 공간의 비국소성으로도 설명할 수 없다. 나는 이렇게 나타난 현상이 단순히 공간의 비국소성이 아니라 시공간의 비국소성을 보여주고 있다고 생각했다.

공간을 넘어서 시공간의 비국소성이라는 가정에서 생각해보자. 다시 표현하면 공간의 쌍둥이 광자가 아니라 시공간의 쌍둥이 광자가 형성될 수 있다고 생각해보자.

전사장치에서 나타난 사건은 입력부 물질의 3D파동이 사라지는 동시에 출력부의 3D파동으로 나타난 것이다. 이것은 과거의 광자가 사라지고(입력부의 3D파동) 미래의 다른 공간(출력부의 3D파동)으로 광자가 형성된 것으로 볼 수 있다.

이것을 시공간의 홀로그램에서 쌍둥이 광자로 표현해본다. 홀로그램이란 피사체를 거치지 않은 레이저광선과, 피사체로부터 반사된 또 다른 레이저광선이 서로 간섭을 일으키면서 만들어진 상을 말한다. 서로 다른 정보가 취합되어 만들어진 상이기 때문에 3차원적인 영상을 만들어낸다. 홀로그램 필름은 아무리 작게 잘라도 조각 하나하나가 전체 정보를 모두 갖고 있다. 예를 들어서 사과를 홀로그램으로 찍었다고 할 때, 잘라진 작은 필름의 경우도 단지 선명도만 떨어질 뿐이지 사과 전체의 영상을 다 담고 있다 [30]. 부분에 전체의 정보가 담겨있는 것이다. 홀로그램은 공

[30].Michael Talbot, 이균형 옮김, 홀로그램 우주, 정신세계사(1999)

간을 넘어서 시공간으로 확대된다. 시간의 홀로그램에서는 시작도 끝도 없다.

전사장치의 7.83Hz라는 주파수의 전류에 형성되는 미약자장이 시공간의 이동을 지시한 셈이다. 같은 시간에 동시에 형성된 쌍둥이 광자가 아니라 시공간을 달리하는 쌍둥이 광자*라고 할 수 있다. 시공간의 비국소성은 빛보다 빠른 존재들을 의미하는 허수의 공간에서는 가능할 수 있다.

무리한 가설일 수 있지만 시공간의 비국소성을 가정하고 우주를 홀로그램으로 바라본다면 충분히 가능한 설명이다. 시공간의 비국소성은 홀로그램의 근본적인 속성이다. 홀로그램은 시공간의 근본적 속성이고, 푸소프는 영점장을 홀로그램 공간의 기준 파동이라고 보았다. 그리고 시공간의 비국소성을 입증하는 사실들은 이미 실험적으로도 관찰된 바 있다. 우리의 감각영역에서 느끼지 못하더라도 시공간의 비국소성은 허수의 공간이라고 할 수 있는 우주의 근본 성질이다.

* 3D파동은 광자가 아니라 허수의 공간에 형성되는 물질의 질서이다. 시공간의 홀로그램을 설명하기 위해서 쌍둥이 광자를 예로 들었을 뿐이다.

홀로그램 인쇄기

약리물질의 디지털화된 파동을 프린터를 이용해서 플라스틱카드나 종이 등에 형태로 표현할 때도 원래 물질의 기능성을 보임을 확인한바 있다 [31, 32]. 그런데 카드에 인쇄하는 프린터의 토너는 평범한 잉크에 불과한데 이 잉크를 통해서 인쇄된 이미지가 물질의 3D파동과 같은 역할을 할 수 있을까?

그런데 왜 2차원평면에 평범한 잉크로 인쇄된 형태가 물질과 같은 효과를 보일 수 있을까? 물의 기억력도 설명하지 못하는 현대과학에서 그 답을 찾을 수는 없었다.

물의 기억력을 설명하기 위해서 나는 물질의 3D파동과 허체가설을 사용하였다. 하지만 2차원평면에 표현된 형태가 물질의 3D파동을 재현하는 것을 설명할 수 있는 새로운 이론이 필요하다. 나는 그 답을 홀로그램에서 얻을 수 있었다.

홀로그램 이론을 이용하면 다음과 같은 설명이 가능하다: 컴퓨터에 디지털화되어 저장된 물질의 3D파동은 홀로그램 공간을 통해서 원래의 물질과 연결되어 있다. 그리고 컴퓨터로부터 2차원평면에 인쇄된 형태도 홀로그램 공간을 통해서 컴퓨터와 연결되어 있다. 그렇기 때문에 2차원평면에 표현된 디지털 이미지도 원래 물질의 3D파동과 홀로그램 공간을 통해서 연결되어 있는 것이다.

디지털화된 후 2차원 플라스틱카드에 표현된 이미지는 홀로그

[31]. Won H. Kim, "Ðigitized 3D wave expressed in 2D space" Journal of Vortex Science and Technology, 2, http://dx.doi.org/10.4172/2090-8369.1000119(2015)
[32]. Won H. Kim, Ðigitized 3D wave expressed in 2D space showed functionality of the substance", Journal of Multidisciplinary Engineering Science and Technology, 2, 3166(2015)

램 공간을 통해서 실제 물질의 3D파동의 장(場)을 카드 주위의 공간에 형성하는 것이다. 공간은 마이너스 에너지의 입자로 가득 차 있는 허수의 공간이다. 마이너스 에너지 입자는 본질적으로 빛보다 빠른 속성을 지닌다. 빛보다 빠를 때 허수의 공간으로 진입할 수 있기 때문이다.

호르몬의 3D파동이 디지털화해서 플라스틱 카드에 인쇄되었을 때, 이 카드는 원래의 호르몬과 연결되어 호르몬의 3D파동의 필드를 카드 주위에 형성한다. 호르몬의 3D파동은 물에서도 호르몬의 역할을 하고(물의 기억력), 카드를 몸에 지닐 때 인체에 실제 호르몬과 같은 작용을 할 수 있을 것이다.

다시 표현한다면 3D파동의 디지털화된 이미지가 인쇄된 플라스틱카드는 마이너스 에너지로 가득 차 있는 허수의 공간에 대해 원래 물질의 3D파동의 장을 형성하도록 지시하는 홀로그램 명령서라고 할 수 있다.

허수의 공간은 컴퓨터의 명령에 의해서 해당 3D파동을 공간에 형성하는 홀로그램 인쇄기라고 할 수 있다. 홀로그램 인쇄기에 의해서 2차원 카드 위에 물질의 3D파동이 마치 물질이 있는 것처럼 3차원 공간에 실시간적으로 홀로그램의 장(場)으로 형성되는 것이다.

미래의 선택

　현대과학의 패러다임은 물질주의라는 우물이라고 할 수 있다. 하지만 이 우물을 벗어나면 우물 밖의 무한대의 넓은 세상을 볼 수 있다.

　이 책에서 이미 살펴보았듯이 뉴패러다임 과학은 무한한 가능성을 제시한다.

　물이 기억을 하는 것이 진실이라면, 구태여 약이라는 부작용 많은 물질을 통해서 환자를 치료할 필요 없을 것이다.

　이 책에서의 물의 기억력은 이미 증명된 사실이고 3D파동과 허체이론으로 과학적으로 설명도 가능하다. 누구나 마시는 물을 이용해서 부작용 없이 고치기 힘든 두뇌질환을 포함하는 난치병을 쉽게 고칠 수 있다면 새로운 의학의 세계가 열릴 것이다.

　더구나 물질의 3D파동을 디지털화하면 공간을 원하는 환경으로 만들 수 있다. 우리의 모든 환경을 질병의 예방과 치유가 가능한 공간으로 만들고, 농축산과 산업현장을 동식물과 사람에게 도움이 되는 공간으로 만들어 삶의 질을 상승시킬 수 있을 것이다.

　디지털 3D파동은 현대의 어느 공간에서든 사용되고 있는 전기를 인체친화적으로 만들며, 현대과학과 의학이 발견한 약리물질들의 3D파동도 담을 수 있다. 전기기구를 3D파동의 발생장치로 만들 수 있다면, 모든 전기기구가 발생하는 전자파가 오히려 치유도구가 될 수 있다.

이 책에서 제시하는 뉴패러다임 과학은 미래의 과학이라고 생각할 수 있지만 이미 언제든지 사용가능한 21세기 현재의 과학이기도 하다. 뉴패러다임 과학의 문제는 테크놀로지의 문제가 아니라 현대과학의 물질주위 관점을 벗어나고자 하는 의식과 선택의 문제라고 할 수 있다.

5부
생명과 허수공간의 질서

물질 패러다임 속에서는 생명과 인간이 단순히 물질이 우연히 만나서 작은 관계가 형성되고, 또 더 큰 관계가 형성이 되는 우연한 만남의 연속으로부터 자연선택이라는 필요성에 의해 형성되었다는 진화론 말고 설명할 방법이 없다. 하지만 진화론 역시 검증되지 않은 가설에 불과할 뿐 아니라, 물질 패러다임 관점에서도 모순 속에 있다.

이 책은 물질 패러다임을 벗어난 우주와 생명의 시작을 제시한다. 태초에 모든 것을 만들어 낼 수 있는 설계도가 공간에 있었다. 공간에 형성되는 허체의 질서라는 설계도에 의해서 세상의 물질이 관계를 형성하게 되었고, 그 관계는 인간으로까지 이어졌다.

하느님의 생기

현대 물리학은 물질의 형성에 모든 집중을 하고 있다고 할 수 있다. 하지만 이 책에서는 물질의 형성보다 더 중요한 것이 관계라고 본다.

왜 물질이 관계를 이루어서 사람까지 만들어졌을까? 물질이 우연히 만나고, 그 우연한 만남이 이어져서 단백질이 만들어지고, 미생물이 만들어지고, 작은 생물, 큰 생물로 이어져서 사람까지 이어졌을까?

> 땅의 흙으로 사람을 지으시고 생기를 그 코에 불어넣으시니
>
> 사람이 생령이 되니라. (창세기 2장 7절)*

물질의 3D파동은 물질로부터 분리되어서도 동일한 3차원적 필드를 공간에 형성하며, 실제 물질과 상호작용한다. 물질과 물질의 상호작용도 사실은 물질의 3D파동간의 상호작용이라고 할 수 있다. 물질은 3D파동이 없으면 실제 반응을 일으킬 수 없다. 반면에 3D파동은 물질로부터 분리된 후에도 존재하며 물질과 상호작용할 수 있다.

물질의 우연한 충돌에 의해서 거대한 분자가 형성되고 생명체까지 이어지는 것인가? 공간에 3D파동이 먼저 존재하고 그 3D파동을 담는 물질이 필요에 의해서 형성되는 것인가?

다음은 이 책에서 과학적으로 표현하는 창세기이다.

태초에 모든 것을 만들어 낼 수 있는 설계도가 공간에 있었다. 그 설계도는 허수공간에 3D파동과 4D파동에 의해 허체라는 질서를 형성한다. 허체라는 질서에 의해서 세상의 물질이 만들어지고, 사람까지 이어지는 관계*가 형성되기 시작하였다.

* 물질의 형성을 넘어서 사람까지 이어지는 관계는 4D파동으로 설명할 수 있다. 4D파동으로 이루어지는 관계는 지금도 만들어지고 있다.

생명과 죽음

생명이란 무엇인가? 자기복제를 할 수가 있고, 주위의 물질을 이용하여 필요한 에너지를 만들어 낸다는 등의 생물학적인 정의가 있을 수 있다. 하지만 생명을 단지 부분의 합이라고 보는 환원주의적 견해로는 생명을 반밖에 이해할 수 없다. 생명체에 부분의 합만으로 설명되지 않는 영역이 있다면 그것은 어디에 있을까?

생명을 이해하기 위해서 먼저 죽음을 정의해 보자. 죽음은 생명체가 생명활동을 비가역적으로 멈추는 것이라고 쉽게 정의될 수 있다. 같은 방법으로 생명체를 다른 말로 정의한다면 생명체는 언젠가 죽어야 하는 존재라고도 규정할 수 있을 것이다. 생명과 죽음은 서로 떼어서 생각할 수 없는 불가분의 관계이므로 일단 비논리적으로 보이는 방법이지만 시작해 보자.

죽지 않는 존재가 있다면 그것은 생명이 아니다. 위의 정의에 의하면 이런 결론이 나올 수 있다. 하지만 과연 그럴까? 죽지 않는 존재가 있을 수 있을까?

나는 대장균을 처음 보았을 때 매우 놀랐다. 대장균은 살아 있는 동안 그 삶을 즐길 여유조차 없이 20분 만에 분열한다. 20분 후에 한 마리의 대장균이 똑같은 두 마리로 변한다. 40분 후에는 4마리로, 하룻밤 후에는 한 마리가 수십 억 마리가 된다. 대장균에는 자연적인 죽음이 없는 것이다. 대장균의 삶의 목적은 그저 분열하는 것에 있을 뿐이다.

위와 같은 논리적 관점에서 본다면 대장균과 같은 박테리아는 죽지 않으므로 생명이 아니다. 물론 이는 극한 상황에서 죽는 것이 아니라 자연 상태에서 정상적인 수명이 없는 것을 말한다.

이번에는 우리 몸을 이루는 세포를 생각해 보자. 우리 몸의 세포는 대장균보다 1000배 이상 더 크다. 그 세포들이 셀 수 없이 많이 모여서 우리 몸의 각 기관을 이룬다. 우리의 몸을 이루는 각각의 세포들도 대장균과 같이 또 분열한다*. 그래서 우리 몸의 장기를 이루고 있는 세포들은 분열하기도 하면서 자꾸 순환된다.

그래서 장기를 이루는 구성물질은 바뀌더라도 그 장기는 변함없이 그 형체를 이루고 있다. 그러나 비록 사람은 죽고 그 장기가 이식되어서 다른 사람의 몸속에서 역할을 잘 감당하더라도 그 장기를 생명체라고 하지는 않는다. 시체에서도 손톱과 발톱과 심지어는 수염도 조금씩은 자란다고 한다. 하지만 손톱과 발톱이 분열하여 자라더라도 아무도 그것을 생명이라고 하지 않는다.

오십 년 전 내가 초등학교 때는 나일론은 물과 공기와 석탄으로 만들어진다고 배웠다. 어린 마음에 그 말이 이해가 가지 않았다. 선생님도 시원한 설명을 해 주시지 않았다. 나중에 유기화학과 생화학을 배우면서 그 뜻을 알게 되었다.

나일론과 같은 유기합성물질은 주성분이 탄소, 수소, 산소, 질소이다. 나일론이 물, 공기, 석탄으로 만들어졌다는 얘기는 물을 이루고 있는 수소와 산소, 공기 속의 질소, 그리고 석탄의 탄소 성분이 나일론을 만드는 성분과 같다는 얘기이다. 그 당시 선생님들도 학생들도 그 의미는 전혀 모르면서 가르치고 배웠던 것이다. 유

* 다음에 살펴보겠지만 사람의 세포는 대장균과 같이 계속 분열하지 못한다. 분열할 때 마다 텔로미어(telomere)라고 불리는 염색체의 말단에 있는 DNA들이 조금씩 파괴되고, 일정 수만큼 분열하면 텔로미어를 넘어서 염색체의 유전자들이 파괴되기 때문에 스스로 아폽토시스(apoptosis)라고 불리는 죽음의 길을 선택한다.

기합성물질 뿐 아니라 생체를 구성하는 물질도 탄소, 수소, 산소, 질소로 이루어져 있다.

탄수화물의 순환과정을 살펴보자. 식물은 공기 중의 이산화탄소와 뿌리에서 흡수한 물을 햇빛에너지를 이용하여 결합시켜서 포도당을 만들고 이 포도당이 결합하여 탄수화물을 이룬다. 이 과정을 광합성이라 한다. 광합성과정에서 부산물로 산소가 만들어져서 공기 중으로 내뿜어진다.

식물이 만든 탄수화물을 사람이 먹게 되면, 탄수화물 속의 탄소와 사람이 호흡으로 들이마신 산소(식물에 의해 만들어진)가 여러 가지 복잡한 과정 끝에 분해 된 후에 다시 결합하여 이산화탄소와 물로 변하여 체내에서 빠져 나오게 된다. 이 과정 속에 우리 몸을 움직이고 우리 몸의 여러 가지 반응을 일으키는 ATP라는 에너지 물질이 형성된다.

즉, 이산화탄소와 물이 햇빛에너지의 도움으로 식물에 의해서 탄수화물로 변환되고, 사람의 몸에서는 탄수화물이 여러 가지 과정을 거쳐서 다시 이산화탄소와 물로 빠져나가는 것이다. 사람에게 필요한 에너지는 근본적으로 햇빛에서 오는 것이다. 햇빛이 이산화탄소와 물이 포도당으로 만들어졌다가 다시 이산화탄소와 물로 만들어지는 과정 속에서 ATP를 만드는 것이다.

탄수화물이 분해되어 만들어진 아세틸코에이(acetyl CoA)라는 물질이 서로 결합하여 지방을 만들고, 탄수화물이 분해되면서 만들어지는 중간단계의 물질들과 질소가 결합하여 아미노산이 되고, 아미노산들이 연결되어 단백질을 이룬다.

306

결국, 나의 육체를 이루고 있는 탄수화물, 단백질, 지방들도 근본적으로는 보이지 않는 공기와 물로부터 온 것이다. 내가 죽으면 흙 속의 미생물들이 내 몸을 분해하여 다시 나의 육체를 이루고 있는 물질들은 흙 속으로, 공기 속으로 흩어 놓을 것이다.

아기가 태어나 성장할 때까지는 몸 안의 탄수화물, 단백질, 지방의 양이 늘어날 수밖에 없지만, 그 후에는 평형상태를 유지한다. 나의 몸을 이루고 있는 물질들은 그렇게 평형상태를 이루면서 계속 새로운 것으로 교체된다. 새로운 탄수화물, 단백질, 지방으로 바뀌어 질 뿐 아니라, 탄수화물, 단백질, 지방으로 이루어진 세포, 세포로 이루어진 조직과 기관들, 심장도, 간장도, 위도, 장도, 시간이 지나면 다 새롭게 바뀌어 나간다.

예를 들어서 나의 몸을 이루고 있는 물질 중 10년 전 나를 이루고 있는 물질은 하나도 남아 있지 않다. 10년 전 나를 이루고 있던 물질과, 지금의 나와, 앞으로 10년 후의 나를 이루고 있을 물질이 다 전혀 다른 물질이라면 나라는 존재를 어떻게 규정할 수 있을까? 10년 전 나는 흙 속에, 공기 중에, 물 속에 있었는데 지금은 나를 이루고 있다. 10년 후 지금의 나는 산산이 분해되어서 다시 공기 중으로, 흙 속으로 돌아가 있을 것이다.

10년 전의 나를 이루고 있는 물질과, 지금의 나를 이루는 물질과, 또 10년 후의 나를 이루는 물질과는 아무런 연관이 없지만 그 물질들은 변함없이 나라는 생명체의 일부분이기 때문에 하나의 관련을 갖게 된다. 그렇다면 이제 나라는 생명체를 정의할 수 있을 것 같다.

생명은 바로 내 속에서 이루어지는 통일성인 것이다. 서로 상관없는 물질들이 나라는 존재를 이루고 있다. 지금 공기 중에 있는 어떤 물질도, 흙 속에 있는 어떤 물질도 나라는 현재의 통일성을 만나면 생명체의 일부가 되는 것이다. 그 통일성은 영원하지 못해서 시간이 지날수록 10년 전과 10년 후를 똑같이 연결해 주지 못하기 때문에 우리는 늙어간다. 그러다가 어느 순간에는 1분 전의 나와 1분 후의 내가 하나의 통일성으로 연결이 되지 못한다. 바로 죽음이다.

다시 생명체와 죽음을 정의해 보자. 생명은 하나의 박테리아가, 하나의 세포가, 하나의 조직이, 하나의 장기가 이루지 못하는 전체의 통일성이다. 과거의 나를 이루는 물질과 현재의 나를 이루는 물질을 하나의 존재로 연결해 주는 것이 통일성이다. 그 통일성이 점차적으로 무너져 가고 있는 상태를 늙음이라고 하고 통일성이 완전히 깨어진 상태를 죽음이라고 한다.

파괴되어질 통일성이 없는 존재에게는 죽음이 찾아올 수 없다. 다시 말하면 죽음이 기다리고 있는 존재만이 생명체라고 말할 수 있다. 결국 한 바퀴 돌다 보니 원래의 정의로 돌아오게 되었다.

예정된 죽음

대장균은 20분마다 분열한다. 한 마리가 두 마리로 분열하고 두 마리가 네 마리가 분열한다. 영양조건이 충분하다면 하룻밤사이에 한 마리의 대장균이 수천억 마리로 늘어난다. 그 수천억 마리의 대장균은 유전인자를 비롯하여 모든 면에서 동일하다.

사람의 세포는 어떠할까? 사람의 몸을 이루고 있는 눈에 보이지 않는 체세포 하나하나가 대장균보다 1000배 정도 더 크다. 이 거대한 세포도 역시 분열한다. 그러나 대장균과 같이 하나의 세포에서 분열한 세포들처럼 모든 면에서 동일할까?

사람의 세포를 밑이 넓은 접시형태의 배양기에서 키우다 보면 흥미 있는 현상을 발견하게 된다. 처음에는 세포가 분열하여 바닥에 얇게 깔리기 시작한다. 세포의 수가 많아져서 벽에 닿기 시작하면 세포는 억제되어 더 이상 분열을 하지 못한다. 즉 사람의 세포는 배양접시의 한 겹 이상을 채우지 못 하는 것이다.

이러한 성질은 매우 중요하다. 예를 들어서 사람의 간(肝)세포(liver cell)를 생각해 보자. 간이 차지해야 하는 위치와 크기가 있다. 간이 한없이 분열해서 너무 커져서 위가 차지해야 하는 부분까지 점령해서는 안 될 것이다. 즉, 인간의 세포는 어느 정도 자라면 더 이상 자라지 못하도록 조절된다. 간세포가 갖고 있는 또 다른 중요한 성질이 있다. 간세포는 일정한 수명이 있다. 대장균과 같이 영양조건이 충분하면 한없이 분열하는 것이 아니라 간세포는 50번 정도 분열한 후에는 더 이상 분열하지 못하는 것이다.

몸의 새로운 조직은 체세포가 분열하여 새로운 체세포를 만들면서 생긴다. 분열된 체세포는 여러가지 면에서 동일하게 보이지만 어느 순간부터는 더 이상 분열할 수 없게 되는 것이다. 즉 마치 누군가에 의해 프로그램 되어 있는 듯이 세포에 내재되어 있는 수명이 있는 것이다.

그런데 어떤 이상한 세포가 나타나서 막 자라기도 한다. 이 세포는 벽에 닿아도 억제되지 않고 계속 분열하여서 두 겹 세 겹으로 바닥을 채우기 시작한다. 어느 시간이 흐른 후에 보면 처음 많았던 정상세포는 다 어디 가고 그 이상한 세포만이 남게 된다. 바로 암세포인 것이다. 때문에 간에서 암세포가 생기면 50번뿐 아니라 한없이 분열한다. 한없이 자랄 뿐 아니라 혈액을 통해서 다른 조직으로 가서 그곳에서 또 한없이 분열하기 시작하여 어느덧 정상적으로 분화된 세포*들은 다 없어지고 제대로 세포의 역할을 하지 못하는 암세포들만 남게 되어 개체는 어느덧 죽음에 이르게 되는 것이다.

사람의 세포와 같이 복잡한 세포는 유전자가 박테리아에는 없는 염색체에 정렬되어 있다. 염색체는 분열할 때마다 길이가 짧아진다. 그것을 방지하기 위해서 염색체 말단에 텔로미어(telomere)라는 의미 없는 긴 DNA가 존재한다. 세포가 분열을 반복하면서 텔로미어가 어느 정도 이상 짧아지면 텔로미어가 더 이상 방어를 하지 못하고 이제 분열할 때마다 염색체의 유전자가 파괴되기 시작한다. 그렇게 되면 세포가 죽음의 길로 들어간다.

* 수정란으로 시작한 세포가 300개 가까운 다양한 조직세포로 분화된다. 분화된 세포도 모두 같은 유전자를 갖고 있지만 어떤 유전자는 닫히고 어떤 유전자는 열려서 다른 역할을 한다. 암세포는 각각 다른 조직의 세포라는 특성을 잃고 원래의 수정란과 비슷한 상태로 돌아간다. 이것을 역분화(de-differentiation)이라고 한다. 체세포 복제가 일반화된 지금 역분화라는 단어가 많이 쓰이지만 체세포복제 이전에는 주로 세포가 암세포로 변하는 과정에서 역분화라는 표현이 사용되었다.

세포에는 텔로미어의 길이를 다시 길게 하는 텔로미라제라는 효소가 있다. 하지만 텔로미라제는 일반 세포에서는 작동하지 않고 암세포와 생식세포에서만 작동한다. 텔로미라제에 의해 암세포는 내재된 수명이 없기 때문에 한없이 분열한다. 생식세포에 텔로미라제가 작용하지 않으면 우리는 부모가 남겨놓은 텔로미어에 제한되는 수명만 살 수 있다. 지금은 극복되었지만, 처음 복제된 체세포복제동물 돌리의 수명은 매우 짧을 수밖에 없었다.

진화론적 관점에서 바라볼 때 의문점이 생긴다. 진화의 목적이 더 나은 개체의 형성에 있다면 왜 사람은 암세포와 생식세포와 같이 수명이 제한되지 않은 세포를 사용하지 않고 일정한 수명이 있는 세포를 사용할까? 세포는 왜 그 자체에 일정한 수명을 갖고 있을까?

진화론적 죽음의 재구성

진화론적으로 이 사건을 다시 바라보자. 박테리아에서 염색체가 있는 세포로 진화하는 순간이 있었을 것이다. 그런데 만들어진 세포에 텔로미어를 처음부터 만들어 놓지는 않았을 것이다. 그러면 그렇게 만들어진 세포는 수명이 매우 짧아서 몇 번 분열한 후 죽게 된다. 다시 진화를 시작해야 할 것이다.

이번 진화는 수도 없이 다시 만들어짐을 반복하면서도 생존을 위해서 텔로미어가 있는 진화를 선택해야 할 것이다*. 이렇게 만들어진 텔로미어에 의해서 삶은 늘어났지만 텔로미어의 길이에 한정되는 죽음은 그대로 존재하게 되었다. 그래서 모든 만들어진 존재가 어느 정도 분열하면 사멸하게 된다.

이제 텔로미어 뿐 아니라 텔로미라제의 존재가 반드시 필요하다는 것을 알게 되었다. 무한대의 시간 속에서 다시 진화를 반복한 결과 드디어 텔로미어와 함께 텔로미라제가 있는 존재가 나타났다**. 이번 진화는 완벽한 것 같다.

하지만 텔로미라제로 죽음을 극복한 이후, 또 문제가 생겼다. 오래 살게 되면 DNA뿐 아니라 오래된 단백질과 같이 세포의 노폐물의 축적이 동시에 진행될 것이다. 차라리 오래된 세포가 죽고 새로 세포를 만드는 것이 나을 수 있다. 진화는 처음부터 세포가 아니라 전체를 생각해야 한다***. 그래서 전체의 입장에서 죽음을 극복하기 보다는 생식세포를 제외하고 일반 세포에서는 텔

* 이런 반복과정을 진화의 유일한 이론인 자연선택이라고 표현한다. 텔로미어가 만들어질 때까지 계속 반복해야 한다.

** 텔로미어와 함께 텔로미라제가 처음부터 동시에 만들어져야 진화가 가능하다.

*** 인체에는 무려 300개에 가까운 다른 조직이 있다. 다시 말하면 같은 유전자를 갖고 있는 수정란이 300개의 다른 역할을 하는 세포로 분화할 뿐 아니라, 3차원적인 통일적 구조를 동시에 디자인해야 한다.

312

로미라제의 발현이 억제되어 수명이 한정되는 개체의 죽음을 선택하게 되었다.

이것은 현재의 진화론에 입각해서 시행착오 끝에 생명과 죽음이 만들어지는 것을 재현한 시나리오라고 할 수 있다.

세포 내에 예정된 죽음이 있기에 그 세포들로 이루어진 개체에게도 예정된 죽음이 있다. 역사적으로 어느 누구도 죽음을 피할 수 없었다.

모든 장애를 무한대의 시간으로 다 극복했다는 진화. 진화가 쉽게 일어나기 위해서 제일 먼저 극복해야 했었던 죽음. 그리고 죽음을 회피하는 것은 살펴보았듯이 진화론적으로 상대적으로 매우 쉽게 보인다. 그러나 인류의 역사가 시작된 이래로 아무도 늙어 가는 과정과 죽음에 이르는 길을 피할 수 없었다.

어쨌든 수명을 한정해서 존재의 사멸이라는 죽음이 찾아온다면 어떻게 진화가 진행될 수 있었을까? 인간의 수명과 관련된 진화과정 만으로도 의문이 생긴다. 죽음이 찾아오는 상황에서의 진화라는 과정을 더 과학적으로 이해해보자.

남자와 여자

죽음이라는 과정을 생식이라는 과정과 함께 생각해 보자. 생물에게 죽음이라는 과정이 없다면 생식이라는 과정 역시 없을 것이다.

우리가 죽을 수밖에 없기 때문에 우리는 우리의 유한한 삶의 한계를 생식이라는 과정을 통하여 극복하는 것이 아닌가? 그런 의미에서 우리가 죽어야 한다는 사실과 우리가 아이를 낳고 자손에게 우리의 형질은 물려줘야 한다는 사실은 분리할 수 없는 동전의 양면에 불과하다고 볼 수 있다.

인류의 역사를 통하여 많은 사람들이 죽음이 무엇인가를 생각해 보고 그것을 극복하고자 노력하였다.

진시황은 인간으로서 누릴 수 있는 모든 영화와 권력을 누렸다. 그것을 앗아가는 죽음이라는 과정을 피하고자 불로초를 찾았으나 그의 모든 권력으로도 죽음을 향하여 늙어 감을, 다가오는 죽음을 피할 수 없었다*. 어떤 인간도 다가오는 죽음을 피할 수는 없었던 것이다.

독일의 유신론적 실존주의 철학자인 야스퍼스는 인간은 죽음 앞에서 일회적이고 유한한 삶의 한계를 역사라는 행위를 통하여 극복하고 있다고 표현하였다. 야스퍼스의 말을 생물학적으로 다시 표현하면, 우리의 자손을 통하여 이어지는 그 삶을 통하여 우리는 영원히 살아가고 있다는 것이다. 바로 죽음 앞에서의 우리의

* 죽을 수밖에 없었는지, 스스로 죽음을 선택했는지는 의문이다.

314

한계를 말하고 있다. 그런데 인간은 왜 죽어야 하는가?

흙을 이루는 간단한 성분에서 이렇게 만물의 영장으로 진화하기까지의 변화는 과학적으로 설명이 불가능할 정도로 복잡하고 미묘한 것이라고 볼 수 있다. 어쨌거나 우리는 생물이 진화하는 데 장애가 되는 어떤 장애물도 극복하여 만물의 영장이라고 하는 인간에까지 이르렀다. 또한 무한대의 시간선상에서 보았을 때, 진화가 이루지 못할 일은 하나도 없을 것 같다. 그러나 그렇게 모든 것을 해결하는 만병통치의 약인 진화도 죽음을 벗어나지 못했다.

진화가 죽음을 피할 수 없다면 그러면 어떻게 해야 할 것인가? 생식이라는 우회적인 방법으로, 개체는 없어지지만 종족은 보존하는 대체적인 방법을 만들어 낸 것인가?

생식이라는 과정은 또 무엇인가? 진화는 개체의 생존에 유리한 방향으로 진행된다. 그렇다면 진화에 가장 유리한 형질은 개체가 오래 사는 방향일 것이다. 개체가 죽지 않게 된다면 그보다 더 바람직한 진화의 방향은 없을 것이다. 그러나 진화의 방향은 생물이 죽음을 극복하는 쪽으로보다는 자손에게 못 다한 일을 물려주는 쪽으로만 진행되어 온 듯싶다. 더군다나 생식이라는 과정은 개체의 생존과는 아무런 상관이 없다. 개체는 사라지고 오로지 종족만이 살아남는 것이다. 개체는 죽어 없어지지만 종족을 보존하기 위하여 생식이라는 과정이 자연적으로 생겨날 수 있을까?

진화론적으로 죽음과 생식이라는 과정을 다시 정리해 보자. 개체의 생존에 가장 유리한 방향으로의 진화의 방향은 죽음을 극복하는 일이다. 그러나 죽음이라는 과정은 도저히 극복 불가능하였다. 그래서 생식이라는 과정이 대신 생겨났다. 개체의 죽음은 피할 수 없지만 생식을 통한 종족의 보존은 가능하였기 때문이다. 그럴듯해 보이지만 이 개념은 큰 모순을 간직하고 있다.

진화론에 따르면 하등생물은 단성생식을 하지만, 진화의 높은 단계에 있는 모든 생물은 양성생식을 한다. 즉, 암컷과 수컷이 따로 있어서 생식을 하는 것이다. 죽음을 극복하지 못하였을 때 개체의 수명은 매우 짧을 수밖에 없다. 진화론적인 시간으로 말하면 아무리 간단한 진화도 개체의 일회적인 삶 속에서 일어나기는 어렵다.

다시 말하면 개체가 우연히 생겨서 진화했다고 가정할 때, 어느 순간 그 개체가 생식이라는 과정을 개체의 일회적이고 유한한 삶의 기간에, 즉 그 개체의 생존기간에, 개발해 내지 못한 개체는 더이상 진화할 수 없게 되든지, 사멸할 수밖에 없는 것이다.

생식이라는 과정이 얼마나 복잡하고 미묘하며 신비한 과정인지를 모르는 사람은 없을 것이다. 하지만 그 복잡한 생식기관은 처음부터 완벽하게 만들어져야 한다. 오늘날 불임부부가 거의 10%에 달함을 생각할 때, 처음부터 생식기관이 완벽하지 않다면 제대로 된 자손을 만들 수 없음은 자명하다.

'불완전하게나마 만들어서 차차 보완해 가자'하는 진화론적 방법은 적어도 생식과정에는 통하지 않는다. 생식기관은 처음부터 완벽하지 않으면 써 먹을 수 없다. 길게 잡아서 천년을 살 수 있는 개체가 생겨나더라도 진화의 관점에서는 그 개체의 생존기간에 완벽한 생식기관을 만들어내기에는 시간이 너무 짧다.

생식기관이 진화론적으로 생기기 위해서는 또 하나의 큰 문제점이 있다. 생식을 위해서는 상대방이 필요하다는 점이다*. 처음부터 완벽한 생식기관이 생겨야 할 뿐 아니라, 또 다른 기막힌 우연으로 자기의 생존에는 아무런 도움이 되지 않지만 복잡 미묘한 생식을 위한 기관들을 다 갖춘 개체가 따로따로 생겨나야 한다는 점이다. 남자와 여자가 갖고 있는 복잡한 생식기관들은 자기에게는 아무 필요가 없는 기관이며 오직 상대방이 있을 때만 의미를 갖게 된다.

진화론적으로 암수가 이루어지는 단계를 다시 표현해보자: 우연히 암수가 이유 없이 각자의 복잡한 생식기관을 가지고 어느 순간 지구상에 생겨났고, 그런데 우연하게도 각자에게는 전혀 필요 없는 거추장스러운 기관들을 이용하여 후손을 만들 수 있게 되었다….

이 세상에 남자와 여자가 존재하게 된 것은 우리가 알고 있는 진화론으로는 설명이 불가능하다. 진화론이 과학적으로 불가능하다는 것은 다음의 더 큰 모순을 통해서 다시 느껴보자.

* 만약 기능은 만들었는데 상대방을 사랑하고 싶은 마음이 들지 않는다면 자손이 만들어지지 않을 것이다. 에로스의 마음뿐 아니라 생식을 위한 행위의 즐거움이 없다면, 오르가즘을 디자인하지 않았다면 처음부터 다시 시작해야 할 것이다.

닭이 달걀을 낳고 달걀에서 닭이 태어난다. 닭이 있어야지 달걀이 있을 수 있고, 달걀이 있어야 닭이 태어날 수 있다. 도저히 어느 것이 먼저인지를 선택할 수 없을 것 같다.

생체를 이루는 여러 가지 물질들이 많이 있지만 가장 중요한 두 가지를 든다면 단백질과 DNA라고 말할 수 있을 것이다. DNA는 단백질을 만드는 정보를 담고 있는 설계도라고 볼 수 있으며, 단백질은 그 설계도에 의해서 만들어져 실제로 물건을 만드는 공작기계라고 볼 수 있다. 나머지 탄수화물과 지질 등은 물과 포도당 등이 단백질에 의해 분해되어 만들어질 뿐이다.

단백질은 20개의 다른 아미노산으로 이루어지며, 각 아미노산의 배열순서에 따라 단백질의 삼차원적 구조가 만들어지는데, 단백질마다 다른 구조를 갖고 또 각 구조마다 다른 특정한 기능을 갖게 된다.

DNA는 아데닌, 시토신, 구아닌, 티민의 4개의 다른 염기로 이루어지며 3개의 염기가 하나의 아미노산의 정보를 갖는다. 3개의 염기가 나타낼 수 있는 정보의 수는 $4^3 = 64$이기 때문에 20개의 아미노산을 여유 있게 표현할 수 있다.

단백질이 아미노산의 배열정보에 따라 서로 다른 구조를 나타내며, 구조마다 다른 특정한 기능을 갖는 반면에, DNA는 이중나선이라는 단 한가지의 구조만을 가지며 단지 염기의 배열에 따라 단백질을 만들 수 있는 정보만을 갖고 있다. 마치 컴퓨터가 이진법에 의해 무한대의 정보를 표현하는 것과 같다.

인간게놈프로젝트가 밝히는 유전자의 수는 약 3만개 정도로 짐작되고 있다. 각 유전자는 단백질을 만드는 DNA 염기서열로 표현되는 정보를 담고 있다. DNA의 염기서열에 담겨져 있는 유전정보는 리보솜이라는 세포 내 기관에서 아미노산의 정보로 바뀌어 단백질로 합성된다.

생체에서 일어나는 모든 반응은 효소라는 단백질에 의해서 일어난다. 효소만 있으면 공기와 물을 바탕으로 생체에 필요한 어떤 물질도 만들 수 있다. DNA마저도 효소에 의해 만들어지고, 탄수화물과 지질도 효소에 의해 만들어진다.

하지만 효소는 일정한 수명이 있어서 일정시간이 지나면 파괴된다. 따라서 효소가 계속 만들어지기 위해서 언제든지 필요할 때면 만들 수 있는 설계도가 필요하다. 효소를 만드는 설계도는 바로 DNA의 배열순서에 담겨져 있다. DNA는 핵 안에 존재하며 세포의 수명이 다하도록 안정하다.

즉, 생체에서는 DNA에 단백질을 만드는 정보가 담겨져 있고, 단백질에 의해 DNA가 만들어지고 있다. 그렇다면 태초에 DNA가 먼저 만들어졌을까? 단백질이 먼저 만들어졌을까? 이것은 닭이 먼저인가? 달걀이 먼저인가? 하는 것과 똑같은 질문이라고 볼 수 있다.

실제로 달걀에는 닭을 만들 수 있는 정보가 DNA에 담겨져 있고, 닭에 필요한 단백질들이 DNA로부터 발현되어서 닭이 만들어지고 닭으로서의 특성을 유지하게 된다. 그리고 닭의 생식기관에서 달걀이 만들어진다.

즉, 닭이 먼저라고 주장하는 사람은 태초에 단백질이라는 기능이 먼저 만들어졌으니 진화했다고 주장하는 셈이고, 달걀이 먼저라고 주장하는 사람은 태초에 DNA라는 설계도가 먼저 만들어졌으니 창조되었다고 주장하는 셈이다.

단백질로부터 DNA의 형성

설계도가 먼저인가? 작동하는 기계가 먼저일까? 진화론적 설명에 의하면 아미노산들이 우연히 오랜 시간에 걸쳐 합성되어 반응을 촉매하게 되었고, 그렇게 형성된 단백질의 촉매반응에 의해서 다른 모든 반응들이 점차적으로 일어나게 되었다고 설명한다. 즉, 진화론은 닭이 먼저 만들어졌고 달걀은 필요에 의해 나중에 만들어졌다고 설명한다.

최근에는 DNA도 아니고 단백질도 아니고, RNA라는 물질이 최초로 만들어졌다는 견해마저 튀어나오고 있다(catalytic RNA)*. 하지만 이 경우에도 결국은 같은 의문점에 도달하게 된다.

단백질은 불안정하기 때문에 오랜 시간에 걸쳐서 어떤 기능을 하는 단백질이 우연히 만들어졌더라도 시간이 지나면 파괴된다. 또 같은 단백질이 자연적으로 만들어지기까지는 다시 한없는 오랜 시간이 걸릴 것이다. 그래서 생체는 필요할 때 쉽게 단백질을 만들기 위해서 DNA라는 설계도를 만들게 되었다.

이것이 진화론적인 설명이다. 하지만 말로는 이렇게 쉽지만 단백질의 아미노산의 배열에 해당하는 DNA의 배열을 설계도로 만드는 것은 그렇게 간단하지 않다. 우선 그 역반응인 생체 내에서 DNA로부터 단백질이 만들어지는 과정을 살펴보자.

먼저 핵 안에 있는 설계도인 DNA는 계속 간직되어야 하기 때문에, DNA의 정보는 m-RNA(messenger RNA)라는 DNA와 비슷한 물

* RNA에서 스스로 필요 없는 부분을 잘라내는 기능을 하는 것이 밝혀졌다. 이 발견 하나로 태초에 RNA가 만들어졌다는 진화의 새로운 가설이 어떤 과학적 검증도 없이 만들어졌다. 진화의 모든 이론은 검증되지 않은 가설에 불과하다.

질에 담겨져 핵 밖에 있는 리보솜이라는 세포 내 기관으로 이동한다. 리보솜에서는 t-RNA(transfer RNA)라는 물질에 의해서 DNA의 정보는 특정한 아미노산의 배열로 바뀌게 된다. t-RNA의 한 쪽에서는 특정한 DNA의 정보를 읽어낼 수 있게 되어 있고, 다른 한쪽에는 그 DNA의 정보에 해당하는 특정한 아미노산이 결합하게 된다. 즉, t-RNA는 DNA의 정보와 아미노산의 정보를 모두 갖고 있기 때문에 DNA의 정보를 아미노산의 정보로 전환시켜 줄 수 있는 것이다.

DNA의 정보로부터 단백질이 합성되는 과정이 제대로 이루어지기 위해서는 적어도 200 종류 이상의 단백질과 RNA가 한 치의 오차도 없이 협력하여야 한다. 단백질의 합성 과정은 체내에서 일어나는 반응 중 가장 복잡한 시스템으로 알려져 있다. 실제로 세포 내에서 필요한 에너지의 40% 정도가 단백질을 합성하는데 쓰여질 정도로 세포는 단백질을 만드는데 총력을 기울이고 있다. 하지만 200 종류의 단백질과 RNA 중, 한 개만 역할을 제대로 하지 못해도 단백질이 만들어지지 못하든지, 구조가 잘못 이루어진 변형된 단백질이 만들어질 수 있다. 구조가 변형된 단백질은 원래의 기능을 하지 못한다.

이는 처음부터 단백질 합성에 필요한 200 종류 이상의 물질이 완벽하게 존재하여야만 DNA와 단백질의 정보는 서로 연결될 수 있다는 것을 의미한다. 부족한 대로 단 몇 가지의 필요한 물질만 갖고 DNA의 정보를 단백질로 만드는 것은 불가능하다*.

진화가 계속적으로 이루어지기 위해서는 그 역반응, 단백질의

* 진화는 처음부터 완벽해야 한다. 예를 들어서 남자와 여자는 완벽하게 한 세대에 자손을 만들 수 있도록 만들어져야 한다. 단백질의 구조정보로부터 DNA 배열의 정보로 바뀌는 것도 단 번에 수백 개의 완벽하게 완성된 단백질에 의해서 수행되어야 할 것이다.

구조의 정보가 일차원적인 DNA의 배열순서로 바뀌는 일이 있어야 한다. 그렇지 않으면 백만 년에 걸쳐서 우연히 만들어진 단백질은 순식간에 파괴되고, 다시 우연히 단백질이 만들어지기까지 몇백만 년을 기다려야한다. 실제로는 백만 년이라는 세월도 한 개의 단백질이 우연히 만들어지기까지에 부족할 수 있다. 진화는 무한대의 시간에서 어떤 일도 가능하다고 본다.

단백질은 아미노산의 배열에 따라 특정한 구조를 형성하며, 그 구조에 의해 특정한 기능을 갖는다. 놀랍게도 아직 현재 과학의 수준으로는 단백질의 아미노산의 배열 순서를 다 알게 되더라도 그 단백질이 어떤 구조를 갖게 될지, 또 어떤 기능을 할지에 대해서 예측이 불가능하다. 그러한 예측을 정확하게 할 수 있다면 당장 노벨상을 받을 것이다.

만약 진화론의 설명과 같이 어떤 기능을 하는 특이한 구조의 단백질이 우연히 생긴 후에 그 단백질을 다시 만들 수 있는 정보인 DNA의 배열 순서를 만들기 위해서 어떤 일이 일어나야 할 것인가? 실험실에서 일을 한다면 먼저 단백질의 아미노산의 순서를 결정하여야 하고, 그 각각의 아미노산에 해당하는 DNA의 염기서열을 정한 후, 염기서열에 맞게 DNA를 각각 연결해야 한다.

DNA를 정확하게 순서에 맞추어서 연결하는 일은 저절로 일어나는 일이 아닐 뿐 아니라 화학적으로도 매우 복잡한 일이어서 DNA를 연결할 수 있는 방법을 개발한 학자는 노벨화학상을 받았다. 그런데 자연은 어떻게 단백질의 삼차원적인 구조를 DNA라는 완전히 다른 정보체계로 전환시킬 수 있었을까? 그런 일이 자연적으로 일어났다면 수없이 많은 자취들(단백질 합성 과정의 예와 비교하면 적어도 세포에서 합성에너지의 40%이상을 소모하는 200개 이상의 거대 효소단백질과 RNA를 포함하는 시스템)이 어딘가에서 발견되어야 하는데, 실제로 그러한 자취는 자연계 어디에서도 발견되지 않았다.

진화론에서와 같이 우연으로 특정기능을 하는 단백질이 만들어졌다고 가정하자. 이렇게 만들어진 단백질의 삼차원적 구조를 DNA라는 정보체계로 바꾸는 일은 상상하기 힘들 정도로 복잡한 시스템일 것이다. 어떻게 그런 일이 이루어졌을까? 어떤 상상도 떠오르지 않을 정도이다. 진화는 '무한대의 시간 속에서 이런 복잡한 시스템이 우연히 나타나서 단백질의 3차원적 구조의 정보를 DNA의 염기서열 안에 담아놓았다'고 설명할 수밖에 없다. 사실 진화론은 이런 미묘한 부분은 질문을 던지지도 않는다.

DNA로부터 단백질의 형성

과연 진화가 얘기하듯 단백질이 먼저일 수 있는가? 살펴보았듯이 과학적으로 있을 수 없는 일이지만 한 가지 단백질의 3차원적 구조정보가 우연히 DNA로 옮겨졌다고 가정해보자.

인간제놈프로젝트에 의하면 사람에게는 3만개 정도의 유전자가 있는 것으로 추정된다*. 3만개나 되는 단백질의 정보가 각각 모두 우연히 유전자의 DNA 정보로 옮겨질 수 있었단 말인가? 더구나 만들어진 DNA들은 자체로는 아무런 의미도 없고 오직 단백질을 만들 수 있는 정보만을 담고 있다. 아무런 의미 없는 DNA들이 어떻게 합성이 되었는데, 알고 보니 우연의 일치로 그것이 단백질의 아미노산 배열의 정보를 담고 있다? 그런 일은 어떤 가정을 하더라도 가능할 것 같지 않다. 남자와 여자가 한 세대 안에 만들어져야만 하는 것보다 더 황당한 이야기이다.

어쨌든 무한대의 시간 속에서 단백질의 구조 정보를 담고 있는 DNA가 모두 만들어졌다고 하자. 그것만으로는 부족하다. 이제는 DNA로부터 단백질이 차질 없이 만들어지는 새로운 시스템(200 종류 이상의 거대 물질들에 의한 단백질 합성 시스템)도 또 만들어야 한다**. DNA가 간신히 만들어진 상태에서 이 복잡한 단백질 합성 시스템을 진화라는 긴 시간 속에서 또 만들어야 한다.

무한대의 시간 속에서 진화는 드디어 DNA로부터 단백질이 만들어지는 과정을 또 만들어냈다.

* 처음에는 사람의 유전자의 수는 10만개가 넘을 것으로 생각되었으나, 인간제놈프로젝트가 완성되어 처음 발표될 때는 3만-6만개로 추정되었다. 현재는 3만개 이하로 추정된다. 현대의 생물학은 염기서열을 다 아는데도 인체의 유전자의 개수가 몇인지도 모른다. 우리가 알고 있는 유전자는 전체 사람 DNA의 10%도 되지 않는다. 더구나 유전자안에서도 10%만 단백질을 만드는 정보를 담고 있다. 결국 전체 유전자의 1% 정도만 단백질을 만드는 정보를 담고 있다. 그 나머지 99% DNA의 기능은 무엇일까?

* 생체의 모든 작용은 DNA가 아니라 단백질에 의해서 이루어지기 때문이다. 단백질에서 DNA가 만들어지고, 이제 다시 DNA에서 단백질이 만들어져야 한다.

이제 단백질로부터 DNA를 만들었던 거대한 시스템은 사라져야 한다. 실제로 세포에 단백질로부터 DNA라 만들어졌던 진화의 과정은 어떤 자취도 없다. 자취가 없이 사라진 것인가? 아니면 원래 그런 것은 없었던 것인가? 현대과학은 이러한 의문점에 대해서 그럴듯한 가설조차도 제시하지 못하고 있다.

진화론에서 얘기하듯이 단백질이 먼저 만들어지고 단백질 구조를 담는 정보를 염기배열순서에 담는 일은 불가능하다는 것을 확인했다. 그렇지 않다면 또 다른 가능성은 창조론에서 얘기하듯 DNA가 먼저 만들어진 것인가?

많은 사람들이 현대과학의 수준이 설마 아미노산의 배열 순서를 다 알더라도 단백질의 구조조차 예측할 수 없는 수준밖에 되지 않을까 의아해 할 것이다. 그렇기 때문에 생명을 분자수준에서 전혀 이해하지 못하던 19세기에는 과학적으로 여겨졌고 절대 진리로 받아들여졌던 진화론은 분자생물학이 발전함에 따라 예측했던 바와 같이 점차로 증명되기보다는 오히려 의문점만 쌓여가고 있다.

허수공간에 형성된 질서

수업시간에 처음 닭이 먼저인가 달걀이 먼저인가 물어보면 거의 반반 갈라진다. 닭이 먼저라는 것은 단백질이라는 기능이 필요에 의해서 먼저 만들어졌다는 진화론적인 견해이고, 달걀이 먼저라는 것은 모든 단백질을 만들 수 있는 설계도가 이미 DNA에 내재되어 있었다는 창조론적인 설명이다.

앞에서 살펴본 바와 같이 진화의 모순점을 지적하고 다시 같은 질문을 하면 달걀이 먼저였다는 견해가 많아지지만 닭이 먼저였다는 견해를 끝까지 지지하는 학생들도 많다.

학생들에게 내가 진화론자인가, 창조론자인가 물어보면 당연히 창조론자라고 하겠지만 나는 진화론자이기도 하다. 나는 우리가 알고 있는 물질적 관점으로는 도저히 있을 수 없는 일이지만 실제로 세상에서 일어난 사실(fact)을 인정하기 때문이다. 일어날 수 없는 일이 일어난 것은 어떤 이유가 있었을 것이다.

진화와 창조, 모두 나타난 사실을 설명하려는 노력이다. 진화론이 좀 더 과학적인 표현을 사용하기 때문에 증명된 이론으로 보이지만, 현대과학의 패러다임인 물질주의 관점으로는 증명되지 않은 가설이라는 점에서는 두 가지 모두 다를 바 없다.

이 책은 물리적 영역과 파동적 영역이 동시에 존재함을 밝히고 있으며, 보이지 않는 파동적 영역이 물질이라는 옷을 입고 있음을 설명한다.

* 사람의 유전자는 히스톤이라는 단백질에 싸여 보호되며 동시에 닫혀있다. 히스톤 단백질이 메틸화되면 문이 닫히고, 아세틸화되면 문이 열린다. 히스톤이 열린 후에도 DNA에 붙어있는 메틸기가 떨어질 때 비로소 DNA가 전사된다. 두 가지 문이 모두 열릴 때 비로소 유전자가 발현되는 것이다.

** 태교가 중요한 것은 당연하다. 양수로 엄마가 섭취한 중금속이나 알콜, 카페인 그리고 담배성분들이 전달된다. 임신 중 산모가 좋은 음식을 먹어야 하는 것도 당연히 태교의 부분이 되어야 할 것이다. 하지만 영양환경을 넘어서 스트레스와 같은 심리적 환경도 태아 유전자의 표현양식에 영향을 준다. 전통적인 태교, 즉, 산모가 스트레스를 받지 않는다든지 혹은 산모가 좋은 생각, 올바른 행동과 같은 몸과 마음의 가짐이 후생유전학에 의하면 태아의 유전자의 표현에 절대적인 영향을 미친다.

[14]. 강길전, 홍달수, "양자의학-새로운 의학의 탄생" 돌을새김 (2013)

실제로 허수공간에서 형성되는 3D파동에 의한 장에 의해서 유전자의 표현양식이 달라질 수 있다. 2부에서 살펴본 장칸젠의 달걀로부터 오리의 형질을 전사하여 물갈퀴가 있는 닭을 만든 실험과 태고의 유전자를 정전장에 의해 다시 발현한 스위스 구이도의 실험은 그런 가능성을 보여주고 있다.

최근 유전자의 표현양식이 돌연변이가 아니라 물리적 환경적인 영향에 의해서 달라진다는 개념이 후생유전학(epigenetics)이라는 이름으로 정통학계에서도 연구되고 있다*. 예를 들어서 빛과 전자파, 그리고 정전장을 포함하는 모든 물리적 장 환경과 스트레스와 같은 심리적환경과 식생활을 비롯한 영양환경과 중금속과 화학물질에 의한 환경오염과 같은 외부적 요인들이 유전자의 표현양식에 영향을 주며, 이러한 유전자 표현양식의 변화는 유전된다 [14].

인간제놈프로젝트에 의하면 인간의 유전자의 수는 약 3만개 정도인 것으로 알려져 있다. 각각의 유전자는 주어진 상황에서 발현을 하든지 말든지 두 가지의 가능성이 있다. 3만개의 유전자가 표현할 수 있는 형질은 약 $2^{30000} ≒ 10^{10000}$가지이다. 이는 상상할 수 없이 많은 숫자이다. 인간의 세포는 모두 같은 유전자를 갖고 있다. 유전자가 어떻게 표현되는가에 따라서 수정란으로부터 300개에 가까운 다른 조직으로 분화되었다. 다른 조직으로 분화되는 것은 영속적인 유전자의 패턴의 변화라고 할 수 있으나 물리적 심리적 환경의 변화에 의해서 일시적인 후생유전학적 표현양식의 변화가 일어날 수 있고, 이런 환경이 지속될 때 새로운 유전자 표현양식은 유전되기도 한다**.

다른 조직으로 분화될 뿐 아니라 분화된 조직은 3차원적 특정 위치에 존재한다. 예를 들어서 간세포는 간에서만 만들어지고, 신장세포는 신장에서만 만들어진다. 간이나 신장의 세포는 왜 간이나 신장의 위치에서만 만들어질까?

나는 그 답을 홀로그램에서 찾는다. 인체는 홀로그램이다. 우주라는 홀로그램의 부분이고, 또 인체의 부분은 인체라는 홀로그램의 부분이기 때문에 전체를 기억한다. 예를 들어 간은 단독으로 간으로 존재하는 것이 아니라 인체라는 홀로그램 속에서 간으로 존재한다. 그렇기 때문에 간은 전체 속에서 간으로 존재할 수 있는 것이다. 홀로그램 속에서 간의 위치에 간의 필드(場)가 자연스럽게 형성된다. 간의 필드가 바로 간 유전자들의 발현에 대한 명령이다.

3만개의 유전자를 조합하면 무엇이든지 만들어낼 수 있다*. 예를 들어 닭에 있는 유전자의 거의 대부분을 사람도 갖고 있다. 그렇다면 사람의 유전자에 닭이 만들어지는 패턴을 집어넣을 수 있다면 사람의 유전자로부터 닭이 만들어질 수도 있을 것이다**. 이제 3D파동과 허체이론을 이용해서 성경의 창세기를 다시 표현해 본다***.

빛이 있으라 하심에 빛이 있었고……. (창세기 1장 3절)

태초에 모든 것을 만들어 낼 수 있는 다양한 생명들의 설계도가 공간에 있었다. 그 설계도는 허수공간에 3D파동에 의해 허체라는 질서를 형성한다. 허체라는 질서에 의해서 세상의 물질이 만들어

* 진화가 쉽게 일어나는 것은 유전자에 이미 다양한 가능성이 내재되어 있기 때문이라고 본다. 다시 말하면 획득형질에 의해서 유전자의 변화가 일어나는 것이 아니라 이미 유전자는 모든 획득형질을 받아들일 준비가 되어 있는 것이다. 획득형질은 돌연변이가 아니라 이미 존재하는 유전자의 후성유전학적 유전자의 재조합에 의해 만들어진다.

** 인간과 생쥐는 99%의 유전자를 공유하고 있다. 유전자가 아니라 표현양식이 다를 뿐이다.

*** 보이지 않는 세계를 탐구하는 종교라는 진리탐구와 물질세계만을 대상으로 하는 과학이라는 진리탐구가 뉴패러다임 안에서 서로 만날 수 있다. 여기서 성경을 예로 들었지만 당연히 성경의 표현에 한정되지 않는다.

지고, 관계가 형성되기 시작하였다.

> 땅의 흙으로 사람을 지으시고 생기를 그 코에 불어넣으시니
> 사람이 생령이 되니라. (창세기 2장 7절)

허체의 질서에 의해서 DNA와 단백질이라는 거대물질도 형성되었고 모든 가능성을 포함하는 유전체*도 오랜 시간에 걸쳐서 만들어졌다**. 허수공간에 형성된 각각의 생명체가 만들어지는 질서***에 의해서 각각의 생명체들이 만들어졌고 마지막으로 사람도 형성되었다.

* 전체 유전자를 개별 유전자와 달리 유전체(제놈)라고 표현한다.

** 2부에서 살펴보았듯이 산알과 세포의 관계, 암 미생물과 암의 관계, 미생물들에 의해서 형성되는 질서, 모두 3D파동에 의한 허수공간의 질서로부터 비롯된다고 할 수 있다.

*** 4D파동이라고 할 수 있다. 3D파동은 물질이 만들어지는 허수공간의 질서, 4D파동은 관계를 만드는 허수공간의 질서이다. 지금도 사람의 마음으로부터 4D파동이 형성되고 있다.

참고문헌

1. 김현원 "생명과 허체의 질서" 응용미약에너지학회지, 14, 1, 33.(2016)
2. Won H. Kim, "Light in the Beginning" Journal of Vortex Science and Technology, 2(2) http://dx.doi.org/10.4172/2090-8369.1000118(2015)
3. 김현원, 고상백, 김춘배, "형태공명장에 관한 실험적 접근" 응용미약에너지학회지 6, 2, 1(2008)
4. 뷔르긴, "태고의 유전자" 류동수 옮김, 도솔(2008)
5. 장칸젠, "생체전자기장이 일으킬 인류혁명" 지금여기 1/2, 13(1998)
6. Sheldrake, L. "A New Science of Life"(1988); "The Presence of the Past"(1995);. Park Street Press(London)
7. Reich, W. "The Bion Experiments", First Octagon(1979); "Cancer Biopathy" Orgone Institute Press(1973)
8. Cantwell, A. "The Cancer Microbe" Aries Rising Press(1990)
9. Béchamp, A. "The Blood and its Third Anatomic Element" John Ousley(1912)
10. Kong, D. & Kim, W. "The Sanal Theory of Bong Han Kim", Heretic's Notebook(Pulse of the Planet 5), 5, 95(2002)
11. 김봉한, 경락과학(1966); 등원지, "경락의 대발견", 일월서각(1986)
12. Kaoru, K "Dissolution of Minerals in Relation with the Origin of Life" Advances in Colloid and Interface Science, 71, 299(1997)
13. Won H. Kim, "Era for New Paradigm" Journal of Vortex Science and Technology, 1, http://dx.doi.org/10.4172/2090-8369.1000105
14. 강길전, 홍달수, "양자의학-새로운 의학의 탄생" 돋을새김 (2013)

에필로그
Epilogue

하늘에는 돌이 없다

다음은 벵베니스트의 연구가 한창 논란 중에 있을 때, 벵베니스트가 의학 잡지 란셋(The Lancet)에 보낸 글 중의 내용이다.

> "이 모든 논란을 바라볼 때, 19세기 운석의 존재를 놓고 열띤 논쟁을 하고 있던 중, 놀라울 정도로 자신만만하게 자기주장을 내세우던 한 프랑스 학자의 발언이 떠오른다. 그는 '하늘에는 돌이 없기 때문에, 하늘에서 돌이 떨어질 수 없다.'고 말했다."

1900년 미국의 뉴컴교수는 사람은 절대로 자기 무게보다 무거운 엔진을 달고 하늘을 날 수 없다고 선언한 바 있다. 그리고 1903년 12월 10일 스미스소니언 연구소의 랑그레가 정부로부터의 거액의 투자지원 아래 제작했던 '그레이트 에어드럼' 호가 포토맥 강물 속으로 추락해버렸다. 그러나 바로 7일 후 12월 17일 미국의 자전거 제조업자였던 라이트 형제의 프라이어 호가 하늘을 날았다.

라이트 형제는 목숨을 걸고 직접 자신들이 시험비행에 나서서 최초로 하늘을 날았던 것이다. 자전거 판매로 얻은 작은 수익의 일부가 개발비용의 전부였던 라이트 형제가 국가의 거액투자액을 지원받은 연구를 눌렀던 것이다.

이러한 예는 수도 없이 많이 있다. 에디슨의 창의력은 어떤 연구소보다 혼자서 더 많은 것을 개발할 수 있었다. 에디슨은 돈이 부족하지는 않았으니 상대적으로 행복하게 살았다고 할 수 있다. 에디슨과 동시대 사람으로 에디슨보다 더 뛰어난 천재로 알려진 니콜라 테슬라의 경우는 시대를 너무 앞서 갔기 때문에 개발비용이 없어서 많이 고생했다.

오스트리아의 뛰어난 천재 빅터 샤우버거도 마찬가지이다. 테슬라 못지 않은 천재 빌헬름 라이히는 미국의 감옥에서 죽기까지 했다. 믿기 어려운 일이지만 미국에서 라이히가 죽은 후 라이히의 책을 분서갱유까지 했다.

라이히 박사가 죽은 해에 내가 태어났다. 나도 옛날에 태어났다면 분명히 이단과학자로 큰 고생을 했을 것이다. 현재의 나도 어려움을 겪고 있다고도 할 수 있지만 선배 과학자들에 비하면 아무것도 아니다. 시대가 이단의 과학을 어느 정도 수용할 수 있을 정도로 바뀌기도 하였으니 나는 선배 과학자들에 비해서 아주 행복하다고 할 수 있다.

노벨상 특공대

사실 국가에서 첨단연구라고 주장하는 연구는 첨단연구일지는 몰라도 창의적인 연구는 아니다. 외국에서 이미 하고 있는 연구들을 바로 뒤이어서 따라잡으려고 하는 것이다. 절대로 노벨상을 받을 수 있는 연구들이 아니다. 모두들 노벨상을 평생의 업적을 통해 받는 것으로 생각하지만 그렇지 않다.

많은 학자들이 실제로 순간의 영감으로 노벨상을 받았다. 과학의 역사를 바꾼 위대한 업적은 평생의 업적이 아니라 개인의 순수한 창의력에 의해서 받은 경우가 많았다.

DNA의 구조를 밝혀서 분자생물학의 시조가 된 왓슨(Watson, J)과 크릭(Crick, F), 수소결합이 무엇인지도 몰랐던 왓슨의 순간의 영감으로 DNA의 구조는 밝혀졌고, 20대의 나이에 왓슨은 노벨상을 받았다.

현재 가장 많이 사용되고 있는 분자생물학의 혁명을 일으킨 PCR(Polymerase Chain Reaction) 방식을 개발한 케리 뮬리스(Mulis, K). 그는 여자친구를 만나러 캘리포니아의 고속도로를 달리다 문득 떠오른 생각에 너무 흥분해서 비상차선에 주차했다. DNA 합성을 반복하는 방법을 생각했다. 하나가 2개가 되고, 4개, 8개, 16개, 이렇게 열 번을 반복하면 1000배가 넘게 되고, 20번을 반복하면 100만 배가 넘게 된다. 그렇게 되면 아무리 적은 양의 DNA도 분석할 수 있을 정도로 증폭된다(매번 DNA를 합성하기 위해서 이중나선의 DNA의 구조를 풀기 위해서 온도를 올려야 하는데 그때마다 DNA 폴리머라제가 파괴되기 때문에 새로 DNA 폴리머라제를 넣어주어야 했으나, 온천에서 발견된 박테리아에서 발견된 열에 안정한 DNA 폴리머라제가 발견된 이후로, 자동적으로 온도를 '올렸다 내렸다'를 반복하기만 하면 원판 DNA의 증폭이 이루어지게 되면서 모든 연구실에서 사용하는 일반적인 방법이 되었다).

그는 이렇게 간단한 방법을 아무도 생각하지 못 했을 리 없다고까지 생각했다. 그에게 나중에 노벨상을 안겨준 PCR을 최초로 발표한 자리는 학회의 초라한 포스터 발표였다. PCR을 최초로 입증한 실험을 도와준 사람은 바로 딸의 공부를 도와주었던 수학과 대학원생이었다.

왓슨과 함께 DNA구조를 밝혔던 크릭은 DNA에서 RNA가 만들어지고, RNA로부터 단백질이 만들어진다는 센트럴 도그마라는 개념을 만들어 냈다. 센트럴 도그마를 진리로 생각해서 모든 사람이 DNA에서 RNA가 만들어진다고 생각했다. 그런데 그렇지 않을 수도 있다고 생각한 학자들이 있었다. 실제로 그러한 역할을 하는 RNA에서 DNA가 만들어지는 역전사효소(reverse transcriptase)를 보여준 미국의 볼티머어와 테민은 노벨상을 받았다.

나는 수업시간에 한국에서 노벨상을 받는 가장 쉬운 방법은 노벨상 특공대를 조직하는 길이라고 말한다. 노벨상 특공대는 100명 정도의 과학자를 모아 기존의 진리로 알려진 100가지 정도의 학설을 무조건 아니라고 생각하고 가능성을 증명해 보는 것이다. 황당하게 보이겠지만 나는 분명히 100명 중 몇 명은 노벨상을 받을 것으로 확신한다.

물질가설과 뉴패러다임

이러한 예를 들기 시작하면 한이 없을 것이다. 진리인 것처럼 알려지고 있는 수많은 사실들이 사실은 가설에 불과한 경우가 많다. 가장 큰 가설이 바로 물질가설이다. 현대과학과 의학은 이 세상이 물질로 이루어지고, 생체반응도 모두 물질간의 만남으로 바라본다.

이 책은 그 가설이 근본적으로 틀렸다는 것을 보여준다.

20세기 최고의 수학자라고 일컬어지는 오스트리아의 괴델은 〈불완전성 정리〉를 통해서 어떤 명제가 참이면서도 참인지의 여부를 그 패러다임 안에서는 항상 증명할 수 있지 않다는 것을 수학적으로 이미 증명한 바 있다.

새로운 명제의 진위를 구별하기 위해서는 더 높은 패러다임에서 바라보아야 하는 것이다. 그렇기 때문에 끊임없이 새로운 패러다임이 등장할 수밖에 없는 것이다.

이 책은 물질주의라는 현대과학의 패러다임을 벗어나는 새 패러다임을 제시한다.

도망자 로간

오래전 도망자 로간이라는 영화가 있었다. 핵전쟁 이후 인류가 돔에서 살게 되었는데 돔에는 젊은 사람들 밖에 없다. 30세가 되면 아름다운 낙원으로 가는 행사를 한다. 모든 사람이 모여 지켜보는 가운데 30세에 도달한

젊은이들을 공중에 떠어놓고 강한 레이저광선을 발사해 공중분해 시켜버리지만 지켜보는 사람들은 낙원으로 간 젊은이들에 대해서 박수를 치고 환호를 한다.

사실은 돔에 일정한 수의 사람들만 살 수 있기 때문에 30세가 되면 모든 사람들을 죽여 버리는 것이다. 돔에는 이러한 것들이 모두 거짓이라고 생각하는 사람들도 물론 있었고, 그들을 제거하기 위해서 추적하는 추적자도 있었다. 로간은 원래 추적자였는데, 어느 날 진실을 알게 되었고, 오히려 도망자 쪽 사람이 되어버렸다.

로간과 같이 도망자들을 추적하던 파트너에게 돔의 지배자들로부터 출두하라는 지시가 왔다. 놀랍게도 회의실에는 처음 보는 노인들이 있다. 돔에는 30세 이상의 사람은 모두 낙원으로 보냈기 때문에 존재하지 않는다. 돔의 지배자들은 로간의 파트너에게 진실을 알리고 제안을 한다. "자네가 로간을 잡으면 우리와 같이 30살 넘게 행복하게 지배자로서 살게 해 주겠다."

영화에서의 돔에 살고 있는 모든 사람들은 거대한 거짓에 사로잡혀 살고 있다. 우리는 현대과학과 의학이 갖고 있는 물질이라는 패러다임의 돔 속에서 살고 있다.

빨간약을 선택하는 당신에게

성경에서는 사탄을 공중권세를 잡고 있다고 표현하고 있다. 오랜 시간이 흘러서 이 표현이 바로 우리가 물질이라는 환상에 사로잡혀 있는 것을 말하는 것이라고 생각하게 되었다.

사탄은 우리가 단순히 물질이 우연히 만나서 작은 관계가 형성되고 더 큰 관계가 형성이 되는, 우연한 만남의 연속으로부터 자연선택이라는 필요성

336

에 의해 형성되었고, 이 세상의 모든 것이 물질과 물질의 만남에 의한 것이라고 믿을 때 미소를 짓는다.

영화 메트릭스에서 네오에게 진실을 알게 하는 빨간 약과 모든 것을 잊고 다시 이 세상에 머무르게 해 주는 파란 약 중의 하나를 선택하라고 한다. 네오는 빨간 약을 선택한다. 그렇게 해서 이 세상이 사실은 거대한 환상에 불과하다는 진실을 알게 되고, 충격을 받게 된다.

불교에서는 이 세상을 상(想)이라고 표현한다. 쉽게 표현하면 상은 신기루라고 할 수 있다. 불교는 상을 넘어서는 진실이 있다는 것을 가르치고 있다. 그것을 보는 것을 깨달음이라고 한다.

이 세상은 도망자 로간의 돔이라고도 할 수 있고, 메트릭스의 세상이라고도 할 수 있다. 성경과 불경이 그 사실을 얘기하고 있다.

20세기의 패러다임인 양자과학은 입자는 동시에 파동이라는 사실을 밝혔지만 21세기의 물리학은 물질의 궁극을 찾는 입자과학에만 머무르고 있다. 우리는 물질이고 물질로서만 병을 고칠 수 있다는 거대한 환상이 바로 현대의학이다. 빨간약을 선택하는 것은 지혜라고도 할 수 있지만 동시에 용기가 없으면 하지 못한다. 하지만 빨간약을 선택해서 진실을 알고 난 후에는 더 큰 용기가 필요하다. 영화 메트릭스에서 볼 수 있듯이 진실을 알고도 거짓세상으로 다시 돌아가기 원하는 사람들도 있기 때문이다.

조화와 상생의 과학

같은 진리인데도 종교와 과학은 항상 다른 방향으로 가고 있다. 지금까지의 물질과학이 사실 수준이 낮아서 인류가 원하는 진리를 제대로 표현할 방법이 없었기 때문이다. 하지만 우리가 물질이고 세상이 물질이라는 환상을 벗어나면, 그 우물을 넘어서 밖을 보면 끝없이 넓은 새로운 세계가 보일 것이다.

앞으로 진행될 뉴패러다임 과학은 인류를 한층 더 높은 차원으로 이끌어 줄 것이다. 뉴패러다임 과학은 우리의 삶을 풍요롭게 해 줄 뿐 아니라 종교와 과학도 진리 안에서 만나서 같이 손잡고 나아가는 것도 가능할 것이다.

그동안 현대과학은 과학의 대상을 측정 가능한 물리적 영역으로만 한정해 왔다. 보이지 않고 측정할 수 없는 파동적 영역은 철저히 배격해서 종교적인 영역으로만 한정해 왔다.

과학의 힘은 막강해서 현대인은 종교 안에서는 이러한 보이지 않는 세계가 본질이라고 생각하면서도, 막상 세상에서의 삶에서는 보이지 않는 세계를 비과학적이란 단어로 무시해버린다. 하지만 존재하는 현상이 있는데 과학적으로 설명이 안 된다면 비과학이 아니라 현대 과학의 수준이 미약해서 이해하지 못하는 초과학의 영역이라고 생각하는 것이 더 정당할 것이다. 이런 현상들을 탐구함으로써 과학은 그 지평을 넓혀갈 수 있을 것이다.

산업혁명에서 뒤졌기 때문에 현재까지도 동양이 서양에 열세를 보이고 있다. 하지만 동양의 직관적인 사고는 현재의 과학적 사고로 해결할 수 없는 많은 문제에 대답을 줄 수 있다. 그런 면에서 앞으로 새로이 전개되는 뉴패러다임 과학의 세계에서 동양은 가능성을 보여준다. 하지만 물리적 영역만을 대상으로 하는 뒤늦게 배운 서양학문이 모든 것을 해결하는 진리라고 생각한다면 다가오는 세상에서도 또 다시 뒤질 수밖에 없을 것이다.

다가오는 세상에서 기존의 물리적 영역만을 대상으로 하면서 진행되어 왔던 파괴와 대립의 과학이 아니라 더욱 본질적인 파동적 영역을 대상으로 하는 조화와 상생의 과학을 만나게 될 것을 기대한다.

부록 1
'김현원 교수 서포트 모임'에서
'뉴패러다이머'까지

어디서 와서 어디로 가는가?
수호천사가 찾아오다
뉴패러다임 과학의 시작
치유미네랄, 유엠
치유에너지, 유엔
전기정화기, 유엘
촉매미네랄, 유락

그래도 지구는 돈다!

어디서 와서 어디로 가는가?

내가 개발한 제품들을 처음에는 책을 보고 전화하는 환자들에게 무료로 공급하였고, 내 책 〈생명의 물, 우리 몸을 살린다〉에는 부록으로 유엠을 첨부하여 공급하였다. 그랬더니 어떤 이온수기 업체에서 제품을 팔면서 책을 끼워 공급한다는 말도 안 되는 이유로 출판사를 고발한 적도 있었다. 무료로 나눠주는 것도 한계가 있고 결국 킴스워터라는 회사로 사업자등록증을 만들고 정식으로 공급하게 되었다.

내 개발제품이 혁신적이었기 때문에 아무도 나를 보호할 수 없다고 생각하고, 아내가 킴스워터를 통해서 처음에는 유엠을 공급하다, 자연스럽게 제품들이 개발되면서 유엘, 유엔, 그리고 피부용 미네랄로 유락까지 확대되었다. 그런데 2010년 4월 경찰이 찾아와서 나의 개발품들을 공급하고 있는 킴스워터를 압수수색하였고, 그 후 경찰과 검찰조사로 이어졌다. 아내가 어떻게 될까 걱정하고 있었는데 모든 것이 나, 김현원 교수를 겨냥하고 있었다.

결국 나의 뉴패러다임 과학은 사기, 식품위생법, 의료기기법 위반, 화장품법 위반으로 약식기소에 의한 벌금형을 받았다. 당연히 나는 벌금형에 불복할 수밖에 없었고, 정식 재판을 신청하였다. 단순 벌금 사건이 5년간 재판이 진행되면서 대법원까지 갔고, 대법에서도 1년 이상을 끌면서 2016년 2월 최종 벌금형이 확정되었다. 현재 헌법소원을 신청 중이다.

수호천사가 찾아오다

영국에서 박사학위를 마치고 미국에 있을 때, 6살이던 딸이 갑자기 가슴이 아프다고 했다. 대수롭게 여기지 않고 병원을 갔는데, 병원진단에서 뇌하수체 종양(Craniophyangioma)이 발견되었다. 종양이 뇌하수체를 자극해서 6살 나이에 2차 성징이 시작된 것이다. 다행히 세계 최고 수준의 의사로부터 수술을 받으면서 종양은 제거했으나, 뇌하수체도 함께 제거할 수밖에 없었다.

뇌하수체가 없으니 아이는 뇌하수체가 생산하는 호르몬들(갑상선호르몬, 스테로이드호르몬, 성장호르몬, 바소프레신)을 먹거나, 주사하거나, 코에 스프레이를 해야 했다. 그 중 가장 힘든 것이 바소프레신이라는 호르몬이었다.

바소프레신은 콩팥에서 물을 재흡수하는데 필요한 호르몬이다. 바소프레신이 몸 안에서 떨어지면 콩팥에서 물이 재흡수가 되지 않으니까 물을 한없이 들이켜야 하고 소변을 한없이 봐야 한다.

바소프레신을 하루에 2~3차례씩 코에 스프레이 해야 하는데, 약기운이 떨어질 때마다 손발이 차지고, 심장박동이 빨라지고, 힘이 쭉 빠지고 아이가 매우 힘들어했다. 더구나 바소프레신은 냉장보관 해야 하는 약이기 때문에 학교에 항상 바소프레신을 보관하는 냉장고를 갖다놓아야 했다(지금은 상온보관해도 되는 편리한 약이 나왔다). 아이는 소풍도 가지 못하는 상황이었고 평생 그렇게 힘들게 살아갈 수밖에 없었다.

귀국 후 연세대 교수로 있으면서 1부에 자세히 소개한 서양의 동종요법(Homeopathy)을 알게 되었다.

동종요법은 한마디로 독을 이용해서 자연치유력을 강화시켜서 스스로 질병을 치유하도록 도와주는 방법이다. 그런데 자연치유력을 강화시키기 위해서라도 독을 바로 쓰게 되면 인체에 문제가 되기 때문에 인체에 해가 없도록 물리적으로 두드려주거나 흔들어주면서 독을 희석하는 방법을 개발했다. 그렇게 희석할 때 놀랍게도 독성물질이 용액에 한 분자도 남아있지 않을 정도까지 희석을 해도 그 효과는 사라지지 않고 오히려 그 효과가 희석을 거듭하면 더 증가하는 것이 발견되었다. 동종요법은 그렇게 독의 독성은 희석을 통해서 없애고, 독성물질이 나타내는 자연치유력만을 물속에 기억시켜서 질병을 치유하는 것이다.

　　나는 독성물질 대신 딸아이가 필요로 하는 바소프레신의 정보를 기억시키면 애가 좋아질 것 같다는 생각을 하게 되었다. 그래서 동종요법의 방법대로 호르몬의 정보를 담은 물을 만들어서 아이에게 마시게 했다. 그런데 놀랍게도 보통 아이가 오후 2시경 약기운이 떨어지는데, 물을 마신 다음날 오후 6시까지 약 기운 떨어지는 시간이 연장되는 것이었다. 당시 초등학교를 다니고 있었기 때문에 그 정도면 아이가 생활하는데 아무런 불편함이 없었다.

　　그리고 그 시간은 점차적으로 길어져서 어느 순간부터는 하루에 한 번만 바소프레신을 사용해도 되게 되었다. 나와 내 아내의 평생소원이 내 딸이 하루에 한 번만 약을 넣어도 되는 것이었다. 그런데 그 소원이 내가 별 기대하지 않고 만든 물 때문에 단번에 이루어진 것이다. 놀라운 것은 단지 약기운이 떨어지는 시간이 늘어났을 뿐만 아니라 약기운이 떨어질 때 나타나는 힘든 증상들도 모두 없어졌다는 점이다. 신기함을 넘어서 이렇게 쉽게 문제가 해결되었다는 점이 오히려 허무할 정도였다.

하지만 물질이 없이 호르몬의 효과가 나타난다는 사실은 과학적으로 설명할 수 없었다. 나도 아이에게 나타난 사실을 쉽게 믿을 수 없었다. 그래서 가끔 물을 중지하기도 했다. 그때마다 바로 옛날 상태로 돌아갔고 아이는 또 힘들어 했다.

이런 일을 반복하면서 호르몬의 정보(3D파동)가 동종요법의 방법에 의해서 물에 기억되는 것을 확신하게 되었다.

그런데 아이의 키가 160cm가 되었을 때 아이가 자기는 조그만게 좋고 더 이상 키가 크고 싶지 않다고 말하는 것이었다. 당시에는 바소프레신은 동종요법으로 해결 했지만 성장호르몬은 매일 주사를 맞고 있을 때였다. 매일 주사를 맞는다는 것이 아이에게 쉬운 일이 아니었을 것이다.

그래서 이번에는 성장호르몬 주사를 중지하고 대신 성장호르몬을 물에 기억시켜서 아이에게 주었다. 놀랍게도 성장호르몬이 기억된 물만 마신 후에도 아이의 성장은 계속되어서 키가 168cm까지 자랐다.

사실 성장호르몬은 단지 키가 크는 용도뿐 아니라 우리 몸의 대사 작용을 위해서도 적절하게 필요하다. 성장호르몬이 전혀 나오지 않는다면 성장기를 넘어도 일주일에 한번 정도 성장호르몬 주사가 필요하다. 아이는 나날이 건강해져서 완전히 정상인과 같은 삶을 살고 있다. 소풍도 못 가던 아이가 지금은 외국유학까지 다녀왔다.

이렇게 물에 관심을 갖게 된 후 우리나라에 물을 전문으로 연구하는 학자가 없다는 것을 알게 되었다. 물연구를 진행하면서 물에 관한 책을 출간하게 되었는데, 책에서 딸아이가 좋아진 얘기를 썼다.

그걸 보고 많지는 않지만 딸아이와 똑같이 뇌하수체를 절제한 환자들이 연락해 왔다. 그래서 그런 아이들을 내가 도와주게 되었는데, 그 아이들도 모두 다 좋아지는 것을 볼 수 있었다.

100미터도 걷지 못해서 고등학교를 휴학할 수밖에 없었던 아이가 내가 보내 준 물을 마시고 좋아져서 학교를 다시 갈 수 있게 되었을 뿐 아니라 지금은 대학생이 되었다. 목이 말라서 하루에 6~7번을 밤에 깨던 어떤 아이는 사흘에 한 번 정도만 약을 먹어도 괜찮을 정도까지 변했다.

이런 사례들을 보면서 물의 치유능력이 내 딸 뿐 아니라 많은 사람에게 도움이 될 수 있는 일반적인 능력이라는 것을 알게 되었다.

그 후 정보를 담은 물이 뇌하수체를 절제한 환자들뿐 아니라 다양한 질환에도 적용되는 것을 알게 되었다. 어떤 분은 갱년기 증상이 심한데 방법이 없냐고 부탁해서 갱년기 여성한테 필요한 여성호르몬을 물에 기억시켜서 주었다. 역시 심한 갱년기 증상이 사라지는 것을 볼 수 있었다. 그렇게 해서 물의 기억하는 능력이 특정한 호르몬 뿐 아니라 다양한 호르몬에도 그대로 적용되는 것을 알게 되었다.

이렇게 기억된 호르몬의 정보(3D파동)는 호르몬이 결핍된 분들에게 도움이 되지만 물질 호르몬과는 달라서 어떤 부작용도 발견할 수 없었다.

내가 만든 물은 동종요법의 원리를 이용하여 만들었기 때문에, 집에서 원액을 일반 물에 100배 희석해서 사용하라고 한다. 그런데 어떤 아이가 모르고 냉장고에 담긴 원액을 그대로 마셨다. 그 엄마가 놀라서 전화했을 때, 아무런 문제없으니 걱정하지 말라고 했다. 3D파동이 담긴 물은 약이 아니기 때문에 부작용도 없고, 과용량(overdose)으로 인한 위험도 없는 것이다.

호르몬 3D파동이 담긴 물을 일반인이 마셔도 부작용은 없다. 단지 필요한 환자에게 효과만 있을 뿐이다. 동종요법이 가장 안전한 대체요법으로 알려진 이유이기도 하다.

나는 아픈 내 딸이 인연이 되어 물연구를 시작하게 되었고, 내 딸뿐 아니라 많은 환자들을 도와주게 되었다. 물연구는 자연스럽게 뉴패러다임 과학으로 이어졌다. 수호천사로 찾아온 내 딸로부터 모든 인연이 시작된 것이다.

뉴패러다임 과학의 시작

처음에는 전통적인 동종요법의 방법대로 호르몬을 물리적으로 흔들어주면서 희석해서 물에 기억시켰지만, 나중에는 지구공명주파수로 형성된 미약자장을 단속적으로 주어서 전자적으로 호르몬의 정보를 증폭할 수 있는 전사장치를 개발해서 스위치만 누르면 쉽게 호르몬의 3D파동을 물에 옮길 수 있게 되었다.

딸아이가 단순히 물을 마시면서 몸이 좋아지는 것을 체험하면서 물에 관심을 갖게 되었고 외국의 자료들도 구해서 물에 관한 연구를 하게 되었다. 그러면서 시중에 물에 관한 책 중에서 과학적인 시각으로 쓰인 책도 거의 없다는 것을 알게 되었다. 그래서 물에 관한 책을 여러 권 쓰게 되었고, 〈내 몸에 좋은 물 2002〉, 〈첨단과학으로 밝히는 물의 신비 2002〉, 〈생명의 물 우리 몸을 살린다 2004〉, 〈생명의 물 기적의 물 2007〉, 〈물파랑새 2009〉 등을 펴내면서 이론적으로 물의 기억력을 설명하기 위해서 노력했다.

영어로 〈Science of New Paradigm〉을 출간했고, 번역본으로 시작했다가 이 책 〈뉴패러다임 과학과 의학〉까지 이어졌다.

치유미네랄, 유엠

딸아이가 일본으로 유학가면서 물을 일본으로 매번 보내는 것이 힘들어서 세라믹 볼 등의 형태로 바소프레신의 3D파동을 담는 방법을 개발하였다.

자연계의 좋은 에너지를 담고 있고, 당시 유행하던 알칼리환원수를 만들 수 있는 세라믹 볼의 조합들을 개발했고, 그 세라믹 볼들의 조합을 치유미네랄이라는 뜻으로 유(癒)엠이라고 명명했다*.

이렇게 만든 세라믹 볼들이 물과 접촉해서 점차적으로 물에 3D파동을 옮겨서 물에 호르몬의 3D파동을 기억시킨다. 호르몬의 3D파동을 담은 유엠이 호르몬 정보수로 호르몬이 기억된 원액을 희석해서 마시는 것과 동일한 것을 딸아이를 통해서 확인할 수 있었다.

유엠을 사용하게 되면서 아이에게 물이 아니라 유엠을 몇 봉지

* 이렇게 만든 미네랄조합의 이름을 어떻게 지을까 고민하던 중 아이가 낮잠을 자다가 깨더니 갑자기 어떤 할아버지가 유엔이라는 단어를 아빠에게 알려주라고 했다는 것이다. 아이는 외국에서 돌아와서도 계속 외국인학교를 다녔기 때문에 한자를 잘 모르는 아이였는데, 그 할아버지는 치유의 유(癒)자라고 뜻까지 가르쳐주었다고 한다. 그러면서 아이는 엔이 무슨 뜻인지는 모른다고 하였다. 나는 N이 에너지를 의미함을 바로 알 수 있었다. 그렇게 해서 치유에너지라는 뜻의 유엔으로부터 유엠과 유엘, 유락 등의 이름이 만들어졌다.

보내면 되게 되었다.

유엠은 정보를 담는 그릇이 물에서 세라믹으로 확대되었다는 것을 의미한다. 음식을 공중에 던져서 줄 수는 없다. 그릇에 담아 주어야 한다. 물뿐 아니라 유엠과 같은 세라믹볼도 정보를 담을 수 있는 그릇일 뿐이다. 이렇게 정보를 유엠에 담을 수 있게 되자 호르몬원액을 매번 일본에 공수해서 그때마다 희석해서 사용하는 것보다 훨씬 더 편리하게 되었다.

이렇게 3D파동을 담은 정보유엠은 역시 뇌하수체절제 환자들에게 먼저 사용했고, 그 아이들도 동일한 효과를 체험하게 되었다. 유엠에는 단순히 딸 아이가 필요로 하는 호르몬 뿐 아니라 모든 호르몬 그리고 두뇌에 필요한 사이토카인(호르몬과 같이 세포에 큰 영향을 주는 물질) 등과 같은 특정정보도 담길 수 있다는 것을 점차적으로 확인할 수 있었다.

이렇게 만든 정보유엠은 그 당시 나에게 3개월마다 원액을 공급받아야 했던 많은 환자들에게 사용해보았고, 호르몬이 기억된 물과 동일한 효과를 보이는 것을 알게 되었다.

정보유엠이 만들어진 이후로 매우 편해졌다. 물을 직접 공급하지 않아도 정보미네랄 한통만 들고 다니면 세계 어디서든지 나에게 필요한 약리물질의 3D파동이 담긴 물을 만들 수 있게 되었기 때문이다.

치유에너지, 유엔
그런데 정보유엠의 경우 유엠에 담긴 3D파동이 오랫동안 유지되지 않는 단점이 있었다*. 약 1개월 정도만 지나면 호르몬 정보가 많이 줄어들어서 정보유엠을 사용하는 아이가 힘들어하는 것을 볼 수 있었다. 그래서 유엠에 담겨있는 호르몬의 정보를 오랫동안 유지시켜줄 수 있는 방법을 찾게 되었다.

* 3D파동의 구조가 시간에 따라서 흐트러지면서 효력도 떨어진다. 이것은 마치 단백질의 기능이 구조로부터 오는 것과 같다. 단백질의 구조가 흐트러지면 기능도 떨어진다.

물에 3D파동을 오랫동안 유지시켜주기 위해서 다양한 방법을 시도했다. 처음에는 일반적인 자성매체를 사용했다. 자성매체로는 가장 쉽게 구할 수 있는 시중의 비디오테잎을 사용했다. 비디오테잎은 3D파동을 잘 기억하였다. 하지만 비디오테잎은 인체에 해로운 외부의 전자파나 수맥파와 같은 정보도 역시 쉽게 받아들였다. 때문에 한 달 정도만 지나면 특정호르몬의 효과가 사라졌다. 그래서 호르몬의 정보를 발생은 시키는데 전자파와 수맥파와 같은 인체에 해로운 정보를 더 이상 받아들이지 않는 새로운 시스템의 개발이 필요했다.

호르몬의 정보를 어떻게 옮길 것인가? 답은 디지털화하는데 있다는 생각이 들었다. 비디오테잎을 만들기 위해서 사용되는 순철로 만든 자성체 용액을 구해서 전사장치를 이용해서 그 용액에 호르몬의 정보를 전사했다. 호르몬의 3D파동이 담긴 용액에 강한 빛을 쬔 후, 호르몬을 통과한 빛을 컴퓨터에 저장하여 포토샵 등의 프로그램을 이용해서 특정 형상을 만들었다. 형상 자체가 에너지를 발생하는 기하학적인 형상을 사용하면 더 좋겠지만 어떤 형상도 상관없었다. 컴퓨터에 저장된 형상을 스티커 형태로 인쇄한 후, 스티커를 물병에 부착했다.

놀랍게도 이렇게 만든 디지털 스티커는 그 자체에도 호르몬의

3D파동이 담겨있어서 호르몬의 3D파동을 담은 유엠의 수명을 오랫동안 유지시켜 줄 뿐 아니라, 스티커 자체만 물병에 붙여도 물에 호르몬의 3D파동이 옮겨지는 것을 확인할 수 있었다.

이렇게 만든 디지털화된 에너지의 이름을 치유에너지라는 뜻으로 유(癒)엔이라고 이름지었다. 영어에서 Energy를 N으로 표시하기 때문이다. 유엔은 딸아이의 꿈을 통해서 하늘로 받은 이름이라고 생각한다.

그 후 스티커를 만드는 방식으로 3D파동을 담은 카드를 만들어 공급하였다. 민감한 분들은 카드를 몸에 지니는 것만으로 약리물질의 효능을 체험할 수 있었다고 말을 해왔다. 본문에 있는 바와 같이 회전전자파를 측정한 결과, 놀랍게도 독성을 중화하고, 사람을 건강하게 하는 회전전자파가 아무 것도 아닌 플라스틱 카드에서 관찰되었다.

실제로 정보유엔카드에는 모든 물질의 정보를 담을 수 있었다. 많은 환자분들이 정보유엔카드를 이용해서 몸이 건강해졌다고 전해왔다.

특별히 다양한 두뇌질환 환자가 카드를 몸에 지니는 것만으로도 좋아졌다. 학교선생님은 ADHD 성향을 가진 아이의 의자 밑에 카드나 스티커를 부착함으로써 아이의 상태가 좋아지고, 교실에 카드 몇 장을 배열함으로써 아이들이 수업시간에 졸지 않고 협력하는 일들이 일어났다고 알려왔다.

수맥전문가들도 카드에 의해서 수맥이 차단된다고 알려 오기도 했다. 수맥의 에너지(사실은 땅속에서 나오는 유해파장)도 현대과학의 수준으로는 객관적으로 측정하기 어렵다. 하지만 사람에 대한 영향은 측정이 가능하다. 그래서 수맥 위에 있는 분들의 몸이 나빠지는 것은 이미 학회에서 여러 차례 발표된 바 있다.

유엔을 이용하면 환경을 치유공간으로 바꿀 수 있다. 수맥 등의 유해파를 차단할 뿐 아니라, 특정 약리물질의 3D파동을 카드를 통해서 공간에 담을 수 있기 때문에 특정질환을 치유하는 공간을 만들 수 있는 것이다. 예를 들어서 우울증을 치유하는 공간, 당뇨를 치유하는 공간, 암환자에게 도움이 되는 공간 등 어떠한 질병이든 환자에게 도움이 되는 공간을 만들 수 있는 것이다.

전기정화기, 유엘

유엠을 만들기 전에 전기분해 알칼리환원수를 사용해본 결과, 아내의 주부습진이 사라졌다. 전기분해 알칼리환원수의 기능성에 깜짝 놀랐다. 아이에게 물을 만들어주면서 시중의 물에 관한 서적들을 살펴보았다. 대부분의 책들이 과학적 시각으로 쓰이지 않아서 미흡해보였다. 차라리 내가 갖고 있는 지식을 정리하는 것이 낫겠다고 생각되었다. 전기분해 알칼리환원수의 기능성 등을 정리하면서 동시에 물을 과학적으로 이해할 수 있는 책, 〈내 몸에 좋은 물〉을 출간하게 되었다. 책을 읽고 많은 분들이 나에게 이메일을 보내고 전화하는 것을 보고, 좋은 물에 대한 국민들의 열망을 실감할 수 있었다

그런데 몸이 민감한 분에게 좋은 물이라고 전기분해 알칼리환원수를 주었더니 그 분은 물이 아주 탁하다고 입에 삼키지를 못하는

것이었다. 그래서 생각해 본 결과 전기분해 알칼리환원수의 경우 6각수를 만드는 좋은 역할을 해서 병을 치유하는 역할은 하지만 전기분해 과정에서 나오는 전자파도 기억한다는 것을 알게 되었다.

전자파가 물에 기억되어서 알레르기를 일으키고 또 알레르기를 중화시키는 전자파를 찾아서 물에 담아서 환자를 치유하기 위해서 사용하는 것은 이미 논문으로도 발표되었다(1부 내용 참조).

〈내 몸에 좋은 물〉에 전기분해 알칼리수환원수가 몸에 좋다고 이미 책에 썼고, 많은 분들이 제 말을 믿고 전기분해 알칼리환원수를 사용하는 정도에까지 이르렀다. 그래서 이 문제를 해결하기 위해서 전기분해 알칼리환원수에 좋은 정보를 담는 방법을 연구하기 시작했다.

딸을 통해서 알게 된 정보를 옮겨주는 방법들을 사용하면 가능할 것 같았다. 하지만 아무리 해도 전자파를 기억하고 있는 물을 바꾸는 것은 불가능했다.

그래서 생각한 것이 전기 자체에 좋은 정보를 담는 일이었다. 실제로 전자파가 인체에 해로운 이유를 전문가에게 물어보아도 아무도 제대로 된 답을 하지 못했다. 그런데 좋은 물을 만드는 해법은 물이 아니라 바로 전기에서 찾을 수 있었다.

어느 날 응용미약에너지학회에서 아주대의 오홍국 교수와 만난 자리에서, 휴대폰의 배터리의 에너지를 측정한 결과 배터리에 전기가 많이 충전되어 있을수록 에너지가 나쁘다는 얘기를 들었다.

오교수의 얘기를 듣고 전기가 나쁜 정보를 담고 있기 때문에 전자파가 나쁜 것이 아닌가 하는 생각을 하게 되었다.

처음에는 전기를 정화하기 위해서 자성물질(비디오테잎)을 사용해 보았다. 그렇게 했더니 휴대폰에서 열이 거의 나지 않았다.

많은 분들에게 필자가 만든 비디오테잎을 나누어 준 후 전기라인을 비디오테잎으로 감싸서 휴대폰을 충전해 보도록 했다. 모든 분들이 이구동성으로 휴대폰에서 열이 나지 않는다고 했다.

이렇게 좋은 전기로 충전한 휴대폰을 받는 사람의 생체정보를 측정한 결과(꽃마을병원에서 QRS로 측정) 일반 휴대폰을 받을 때 완전히 무너졌던 생체정보가 오히려 평소보다 더 높게 관찰되었다. 생체정보가 높은 것은 인체에 도움이 된다는 것을 의미한다. 이 결과는 좋은 전기를 사용하게 되면 휴대폰을 받으면서 몸이 오히려 건강해질 수 있다는 것을 의미한다.

하지만 비디오테잎에 정보를 담는 것은 큰 단점이 있었다. 비디오테잎은 좋은 정보를 발생하지만 동시에 전자파와 같이 나쁜 정보를 받기도 한다. 그래서 정보 발생은 하는데, 나쁜 정보는 받아들이지는 않는 방법이 필요했다. 바로 답은 디지털화된 3D파동에 있다는 것을 알게 되었다.

이렇게 해서 만든 전기정화장치를 치유전기라는 뜻으로 유엘(癒L,치유전기)이라고 이름 지었다. 유엘을 주위의 아는 분들에게 사용해본 결과 기대보다 더 뛰어난 효과를 발휘하였다.

대부분의 사람들이 컴퓨터를 보면서 어깨가 결리는 사람이 결리지 않게 되고, 눈이 충혈 되는 사람이 역시 더 이상 충혈 되지 않고, 피곤하지 않다고 했다. 뇌파를 측정한 결과, 컴퓨터를 보면서 뇌파가 오히려 안정되었다.

전기담요를 사용해도 전혀 피곤하지 않다고 하였다. 유엘로 변환된 전기밥솥으로 밥을 한 경우, 여름에 하루만 지나도 상하던 밥이 사흘이 지나도 상하지 않는다고 보고한 분도 있었다. 에어컨을 틀어도 냉방병이 없다고 하였다.

그 후 유엘을 정식으로 공급하게 되었다. 유엘을 사용했던 많은 사람들이 같은 결과를 보고하고 있다.

유엘은 모든 전기기구를 인체의 건강에 도움이 되도록 바꿀 수 있다. 유엘 테크놀로지가 도입된 전기기구는 인체에 도움이 되는 전자파를 발생한다. 인류가 벗어나고자 하나 숙명으로 받아들일 수밖에 없었던 전자파의 문제를 유엘이 완전히 해결했다고 할 수 있다.

촉매미네랄, 유락

유락은 마지막으로 개발된 나의 뉴패러다임적 발명품이다. 유락은 칼슘, 마그네슘, 아연 등의 미네랄을 인체에 흡수되기 쉬운 상태로 만들었고, 자연계의 화강암 계통의 암석을 액상화한 촉매미네랄을 함유하고 있다. 촉매미네랄은 암석의 기본구조를 그대로 간직하면서 인체에서 강하게 촉매작용을 한다.

유락은 초산화상태의 산소화합물을 촉매로 액티바를 액상화하여 액티바의 기능성을 극대화하였고, 칼슘, 마그네슘, 아연, 게르마늄 등의 미네랄을 인체에 흡수되기 쉽도록 수용화하였다.

유락미네랄은 물에 한 방울만 넣어도 물이 클러스터가 작은 인체친화적인 물(6각수)로 변하였다. 유락미네랄에 의해서 국이나 찌개 등이 맛있게 변하며, 특히 술이 오랫동안 숙성*된 것과 같이 순하게 변하였다. 처음 유락을 개발한 것은 10년이 넘었고, 술자리에서 술을 기품 있게 만들고 다음날 숙취가 없어지는 것을 많은 사람들이 체험할 수 있었다.

유락미네랄은 간 건강에 특히 도움이 되었다. B형 간염 바이러스 보균자가 유락미네랄을 마시고 바이러스가 사라진 경우도 있었다. 그 외에도 유락미네랄은 특히 피부개선효과가 탁월하였기 때문에 그동안 유락을 주로 피부용으로 공급하였다.

1부에서 밝힌 바와 같이 최근 유락미네랄을 한의원을 통해서 환자치료에 적용해보았다(하루 15ml). 놀랍게도 당뇨, 관절염, 간질환, 두뇌질환, 피부질환, 입안건조증, 위장질환, 복통, 근육통증, 남성발기부전 등 다양한 질환에 치유효과를 보이는 것을 확인할 수 있었다.

특히 당뇨환자의 경우 거의 예외 없이 혈당수치와 당화혈색소 수치가 낮아졌다. 더구나 남성당뇨의 대표적 합병증인 발기부전이 사라졌다. 복통환자의 경우 신기하게 즉각적으로 통증이 사라졌을 뿐 아니라 이후 재발하지도 않았다. 견비통 환자의 경우도 즉각적인 통증이 사라지기도 했다.

왜 유락미네랄이 이렇게 다양한 질환에 만병통치약과 같은 효과를 보이는지 나도 이해하기 어렵다. 유락미네랄이 인체의 다양한 메카니즘에 촉매작용을 함으로써 다양한 효과를 나타내지 않을까 짐작할 뿐이다.

유락은 만성적인 미네랄 부족에 시달리는 현대인에게 흡수되기 쉬운 양질의 미네랄을 제공할 뿐 아니라, 유락의 촉매작용에 의해서 인체의 면역기능과 생리활성이 촉진되어 자연치유력이 강화됨으로써 만병통치약이라고 할 수 있을 정도의 다양한 치유효과가 나타난다. 자연미네랄과 함께 사용할 때 유락미네랄의 효과는 극대화될 수 있다.

유락미네랄을 자동차의 냉각수에 첨가하였을 때, 자동차의 성능이 개선되고, 새차증후군을 일으키는 유기휘발물질(VOC)과 차량의 악취가 사라지는 것이 관찰되며, 피곤함이 개선되는 등, 운전자의 생체리듬이 개선되어 안전운행에 도움이 될 것으로 기대된다.

유락미네랄은 양계농장에서 적용하였을 때 닭의 치명적인 질병인 콕시듐 증을 예방 및 치료하였고, 성장을 촉진하였고, 육질을 개선하였다. 양돈농가에서는 돼지축사의 악취를 60% 저감하였으며, 축사환경 개선과 함께 돼지의 사료의 양은 줄고 증체량은 늘어나서 8% 정도의 사료대비 생산성이 증가하였다.

유락미네랄은 식물성장에도 탁월한 효과를 보였는데, 모든 식물에서 유락미네랄은 성장을 촉진하였고, 식물의 신선도가 오래 유지되며 맛의 개선효과가 우수하여 고부가가치 작물의 생산을 가능케 하였다.

유락미네랄은 뉴패러다임 과학의 산물로 미네랄의 영역을 확대했다. 유락미네랄은 지구가 당면한 과제인 건강, 에너지, 환경, 식량 문제들에 대해서 답을 제공할 수 있을 것으로 기대된다.

그래도 지구는 돈다!

2010년 4월 경찰이 찾아와서 나의 개발품들을 공급하고 있는 킴스워터를 압수수색하였고, 그 후 경찰과 검찰조사로 이어졌다. 나의 뉴패러다임 과학은 사기, 식품위생법, 의료기기법 위반, 화장품법 위반으로 벌금형을 받았다.

내 과학이 근거 없는 사기이고, 유엠은 식품첨가물이고, 유엘과 전사장치는 의료기기이고, 유락은 화장품 법을 위반했다는 것이다.

유엠이 식품첨가물인지는 아무리 봐도 이해가 되지 않았다. 식약처에서도 유권해석해주지 않았다. 전기정화기 유엘과 전사장치를 왜 의료기기로 판단했는지도 이해되지 않았다. 피부용 미네랄로 공급하던 유락이 화장품인지도 이해되지 않았다.

나는 당연히 벌금형에 불복할 수밖에 없었고, 내가 나서서 정식 재판을 신청하였다. 그렇게 시작한 단순 벌금 사건이 5년간 재판이 진행되면서 2016년 2월 최종 대법에서도 1년 이상을 끌면서 벌금형이 확정되었다. 물론 나는 인정하지 않았기 때문에 현재 헌법소원을 신청 중이다. 그동안 어떤 일들이 진행되었는지 살펴보겠다.

다음은 검찰의 공소장 중 사기관련 내용이다.

'피고인 김현원이 '전사 장치', '유엠', '유엔', '유엘'을 제작하고 마치 암 치료 등 대부분의 질병을 치유하는 신비한 효능이 있는 것처럼 광고하는 방법으로 소비자들을 기망하여 판매하기로 마음먹고, 인터넷 홈페이지 및 쇼핑몰 사이트에 이들 제품들의 효능에 관해 광고게재 하였고, 사실 '전사 장치'는 구조적으로나 과학적으로 어떠한 물질의 파동정보를 전사하거나 증폭시키는 기능이 전혀 없는 장치이고 현존하는 과학기술 하에서는 물질의 파동정보를 전사하는 장치가 존재하지 아니하며 이를 실현시킬 방법이 없었고, '유엠'이나 '유엔', '유엘'은 위 '전사 장치'를 이용하여 제작된 것에 불과하므로, 인체에 유익한 물질의 파동정보가 전사되어 있거나 이를 사용함으로써 신체에 유익한 결과를 발생시킬 수 있는 제품은 존재하지 아니하고 이를 제조할 수도 없었으며 피고인 김현원 또한 이러한 사실을 잘 알고 있었다…….'

이 사건은 처음 나의 제품에 의해 피해를 보고 있을 것으로 짐작되는 모 단체로부터 제보가 들어갔고, 경찰에서 조사가 시작되었다.

특히나 경찰은 조사가 끝날 무렵 무죄추정의 원칙(형사 절차에서 인권 보호를 위한 기본 원리 중 수사 기관에 의해 현행범으로 체포 및 구속된 사람이라도 유죄 판결이 확정될 때까지 무죄로 추정된다는 원칙)을 무시하며 아직 기소도 되지 않은 수사 중인 사건임에도 일방적으로 '명문대 교수가 과학적 근거가 없는 제품을 만들어서 금품을 갈취하기 위해서 사기행위를 했다'라는 기자회견을 진행하였다.

검사출신 나의 친구 변호사는 경찰조사만으로 구속된 것도 아니고 아직 기소*되지도 않은 사건인데, 경찰이 기자회견까지 하면서 일방적으로 사람을 매도하는 것을 본 일이 없다고 한다. 기자회견을 통해서 이렇게 나의 명예는 한없이 실추되었다.

* 기소는 재판에 회부된다는 것을 의미한다. 입건은 사건으로 접수되었다는 의미이다. 나도 이런 법정 용어들의 의미를 나의 사건을 통해서 알게 되었다.

명문대 물박사의 사기사건은 방송국마다 9시뉴스에서 방송되었다. 뉴스에서 방송이 나간 후, 몇 개의 다큐프로그램에서 진실을 밝히고 싶다고 전화했다.

메스컴에 대한 불신으로 다 거절했으나, SBS의 '그것이 알고 싶다'는 집요했다. 집까지 찾아와서 강한 의지를 보였다. SBS 기자가 그럼 교수님의 제품이 어떤 효과가 있냐고 물었다.

그동안 환자들이 보내왔던 이메일들을 보냈다. 몇 시간 후 다시 기자로부터 전화가 왔다. 그냥 몸이 좋아지는 물인 줄 알았는데 이렇게 기적이 일어나는 물인지 몰랐고, 이러한 사례들을 방송한 후, 예상되는 후폭풍을 감당할 수 없을 것 같다고…… 그렇다고 객관적 시각을 유지해서 그들의 주장과 함께 반반씩 보도했다가는 교수님께 도움이 되지 않을 것 같아서 어쩔 수 없이 방송을 진행할 수 없을 것 같다고…….

모든 언론이 나는 매도하는 처지에서 SBS의 '그것이 알고 싶다' 팀의 제안은 일말의 기대를 가지게 했는데 결론은 방송불가로 끝이 나고 말았다.

그런데 내 사건이 보도되면서 뜻밖의 기적이 일어나기 시작했다. 핍박받는 김현원교수를 돕기 위해서 내 제품으로 효과를 본 많

358

은 사람들이 이메일로 치유사례를 보내왔다.

수백 통의 이메일이 순식간에 들어왔고, 온 가족이 기적을 체험했던 언론계의 황규환 회장님을 중심으로 '김현원교수 서포트모임'이 형성되었다(이 모임은 최종 대법 판결 이후 '뉴패러다이머-뉴패러다임 과학을 추구하는 사람들의 모임'으로 이름을 바꾸었다. cafe.daum.net/khwsupport). 서포트모임의 숫자는 점점 늘어나서 지금은 5천명의 회원이 실명으로 가입되어 있다.

서포트모임이 없었다면 내가 얼마나 힘들었을까? 경찰조사를 마치고 힘들고 지쳐서 무력감에 빠져 있을 때 서포트모임이 결성되었다. 서포트모임이 얼마나 나에게 힘과 용기가 되었는지는 더 말할 필요가 없다.

성경에 바알신을 믿는 선지자들과 싸워 이겼던 엘리야가 그 후 도망 다니면서 무력감에 빠져서, "나만 홀로 남았는데 그들은 내 목숨마저도 없애려고 찾고 있습니다." 이렇게 하느님을 원망하는 엘리아에게 하느님의 음성이 들린다.

"나는 이스라엘 땅에 바알에게 무릎 꿇지 않은 칠천명을 남겨놓았다……." 엘리아에게 전한 하느님의 음성이 바로 나에게는 서포트모임이었다.

사기사건에는 피해자가 있어야 한다. 그런데 아무런 피해자가 없기 때문에 경찰은 조사과정에서 피해자를 만들기 위해서 5천명이 넘는 소비자에게 전화했다. 다음은 경찰로부터 전화를 받은 분들로부터 온 이메일 제보이다.

"오늘 경찰이 찾아와서 만났습니다.

이런 저런 설명을 하면서 피의자 진술을 해 달라고 했습니다.

그래서 확실하지 않기 때문에 할 수 없다고 했으며 저도 알아볼 수 있는 시간을 달라고 했습니다. 왜냐하면 이야기 도중 유엘이 전자파 차단이 되지 않기 때문에 그것만 봐도 사기라는 것입니다. 어느 기관에서 시험한 결과까지 보여 주었습니다.

제가 교수님 책을 읽어 봤기 때문에, 원래 과학적으로 증명하기가 어려운 부분들이 있다고 나름대로 답변도 하고 해명도 했습니다만, 맹신하지 말라고 하더군요.

2~3일 내로 다시 전화 하겠다고 했는데 어떻게 답변해야 할지 모르겠습니다.

전사장치도 아무것도 아니라고 하며, 유엠은 개발한게 아니고 무슨 워터에서 가져다가 여러 가지 섞어 판매 한 것이라고 했습니다. 그래서 제가 물건 납품한 사람이 고발해서 이런 일이 생겼냐고 하니까 소비자가 고발했다고 했습니다.

저는 이렇게 답변 했습니다.

"물을 먹은지 그리 오래되지 않았다. 물맛이 좋았다. 유엘은 전자파 차단 때문에 샀다. 유엔 카드는 수맥 차단 때문에 샀다."고 했습니다.

그랬더니 전자파가 차단이 되더냐고 해서 나는 전문가가 아니라서 모른다고 했습니다. 그리고 우리가 어떻게 전문적인 것을 알겠느냐 전문가한테 가서 물어보라고 했습니다.

그랬더니 전문가한테 물어본 결과라고 합니다.

두꺼운 자료를 보여 주면서 증거를 대는데 좀 당황스러웠습니다.

그러나 이 일에 동의 할 수 없다고 했습니다.

그랬더니 내일 또 전화를 하겠다는 겁니다.

그래서 며칠간 알아 볼 시간을 달라고 했더니 2일 후에 또 하겠다는 겁니다.

경찰이 미리 전화 연락 주고 온 것도 아니고 집 앞에 와서 전화를 했는데 저도 놀랐습니다.

두 분이 집으로 왔는데 상당히 집요했어요. 제가 아는 상식선에서 설명을 했더니 맹신하지 말라고 했으니까요. 물론 리스트에 제 이름을 올리진 않을겁니다.

경찰에게 이렇게 말했습니다.

"물에 대한 전문가가 우리나라에 많지 않은 것 같은데 잘 알지도 못하면서 남의 앞길 막고 싶지 않다."고 했습니다.

토션장 얘기도 했는데 침 맞을 때 기가 눈에 안 보이는 것처럼 그런 거라고 설명했는데 보이는 것만 믿으니 그것도 말이 안 통하더라구요. 저도 답답하고 속이 많이 상합니다.

그런데 경찰이 유엠을 구입한 모든 사람을 대상으로 찾아가고 있는지요? 제가 두 사람에게 소개 했는데 그 사람들 찾아가면 저는 정말 입장이 난처해지는데요.

책을 읽어본 사람들도 아니고 저만큼이라도 상식도 없으며 제 권유로 샀거든요.

집이 서울이라 찾아갈 확률도 많은 것 같은데요.

경찰이 안 찾아가면 정말 다행이구요.

경찰이 찾아가면 안되는데…… 난감 난감입니다.

제가 강권하다시피 해서 구입한 사람들이거든요.

또 다른 분으로부터 온 이메일이다.

"수사관으로부터 전화가 와서 오늘 퇴근 후에 공덕동에서 수사관을 만나기로 하였었는데, 약속시간을 정하기 위해 전화를 먼저 걸었습니다. 대화 도중 제가 '킴스워터 제품으로 피해 본 사실이 없다'는 것을 분명히 하자, 그렇다면 만날 이유가 없다고 하더군요.

뭔가 과장 왜곡시켜서 억지로 '피해'라는 것을 만들어내고 있다는 느낌을 받았고, 피해 상황을 연출하고, 걸려들만한 사람들만 직접 접촉하고 있는 것 같았습니다. 오히려 그 '피해'라는 것을 무엇으로 입증할런지 많은 의구심이 듭니다. 이런 형평성 없는 표적수사나 기획수사로부터 잘 극복이 되어 더욱 공고한 시스템이 될 수 있는 기회가 되었으면 좋겠습니다.

작은 힘이라도 최선을 다 하고 싶습니다. 아직 도움이 못 되어드려 송구스럽고, 방법을 찾는 데에 가능한 한 동참하려고 합니다. 모쪼록 평안히 잘 해결되기를 간절히 기도하겠습니다."

경찰이 소비자들에게 사기를 치고 있는 것이 아닌가 하는 생각이 들 정도이다. 이렇게 5000명에게 전화한 결과 경찰은 총 피해자 14명을 만들 수 있었다. 그러나 피해자로 이름을 올린 분들 중에 내가 이름을 알고 있는 분들도 있어서 연락했더니 모두가 경찰

362

조사를 받았고 진술내용에 사인을 한 적은 있지만 피해자 진술을
한 것은 아니라고 한다. 더구나 그 중 몇 분은 피해자 진술을 한 후
에도 계속 구입하고 있을 뿐 아니라, 나를 돕기 위해서 일부러 경
찰에 갔다 와서 제보까지 한 분마저도 피해자 리스트에 있었다.

다음은 사기사건에 대한 변호사의 의견서이다.

* 피고의 변소와 관련 증거를 종합하면 피고는 제품의 이론적 근거가
확실하며 효험을 본 분들이 속출하기에 효과를 확신한 후, 자연미네랄
등 제품을 제조, 판매한 것이어서 회원들을 속였다고 볼 수 없고

* 가사 효험을 보지 못한 제품 구매자가 있다고 하더라도 식약청의
승인을 받은 일반 의약품도 그 투약자들이 주관적으로 효과를 보지 못
하는 경우의 수가 약 30%에 이르는 점을 감안할 때 광역수사대에서 전
화한 구매자 약 5000명중 피해건수는 77건(중복 구매자 포함)이며, 피해자
의 수는 총 14명이므로 통계상 1%미만인 점은 킴스워터에서 판매했던
제품이 기존 어떤 의약품이나 기능성 식품들에 비해서 안전하다는 것을
반증해주는 예라고 할 수 있음(예를 들어서 대부분의 약은 70% 정도의 사람에게
만 효능이 나타남).

* 구매자 약 5000명중 피해건수 77건(중복 구매자 포함)의 피해자 14
명 중 사실 확인서를 작성해 준 3명은 피해목록 일람표의 90%이상을
구입한 분들이며 그 외에도 나머지 피해자 중 이○○과 유○○은 제품
의 효능을 인정하여 본 사건 기소 이후에도 추가 주문하여 계속 사용하
고 있습니다.

* 또한 그 동안 광역수사대는 조사과정에서 킴스워터에서 제품을 구매한 거의 모든 사람들에게 전화해서, 김현원교수가 개발했다는 모든 제품이 효과 없다는 것을 자세하게 설명하고 김현원교수를 고발하는 일에 동참하자고 종용하였을 뿐 아니라, 심지어는 구매자집 앞까지 찾아와서 전화하고, 킴스워터로부터 피해를 보지 않았기 때문에 고발하는 일에 동참할 이유가 없다는 분에게 2~3일내에 다시 전화하겠다고 거의 협박에 가까운 얘기를 듣게 되어, 구매자들이 걱정스러운 나머지 김현원교수에게 메일을 보내왔습니다. 이러한 경찰의 과잉수사부분에 대한 부분은 피고 김현원에게 보내온 메일들과 킴스워터의 게시판에 올라온 내용들을 첨부합니다.

* 다시 표현하면 피해자로 진술한 분들은 전체 구매자의 불과 0.2%에 해당할 뿐이며, 피해자의 진술내역도 건강상, 금전상 실질적 피해가 아니라, 광역수사대에서 '이 제품이 사기이며 마셔서는 안 되는 물인데 어떻게 생각하냐'는 등의 답변을 유도하는 것에 대해서, '그렇다면 피해를 보았다고 생각할 수도 있다'는 등, 이 사건이 유죄임을 전제로 한 질문에 일반적인 답변을 한 것에 불과하기 때문에 피해자로 전혀 볼 수 없습니다.

* 본 사건 기소이후 범죄일람표내역의 구입을 많이 했던 피해자들과 통화해본 결과 광역수사대에서 작성된 진술서마저도 본인의사와 상관없이 수사관의 유도심문에 의해서 작성된 잘못된 진술서라며 피해자들은 킴스워터로부터 피해사실이 없다는 사실확인서를 자발적으로 작성해 주었고, 이에 증거 자료로 제출합니다.

이런 사실확인서들이 증거로서 제출되었음에도 불구하고 약식 기소에 의한 벌금형을 선고받았다.

5000명이 넘는 소비자에게 전화해서 사기죄를 만들기 위해서 최선을 다 했던 경찰 입장에서는 내가 구속이나 기소가 아니라 단지 벌금형을 선고받았다는 것에 충격을 받았을 것이다*.

하지만 나는 절대로 벌금형을 승복할 수 없었기 때문에 정식 재판을 청구했다. 순진하게 내가 죄가 없으니 진실이 쉽게 밝혀질 수 있다고 생각해서 처음에는 변호사도 없이 참석했다. 하지만 판사가 변호사 없이 진행할 수 없다고 해서 할 수 없이 변호사를 선임해야 했다.

대부분의 판사들은 이 사건을 당혹스러워 했다. 어떤 판사는 처음 재판에서 재판을 어떻게 진행하겠다고 한 후, 일 년 동안 재판을 진행하지 않고 있다가 인사이동이 되어 다시 다른 판사가 주심으로 나타나곤 했다. 골치 아픈 사건을 판단하지 않고 다음 판사에게 넘기는 것이다.

사건기록이 8000페이지가 넘었으니, 나도 그들의 입장을 이해할 수 있다.

당연히 검찰은 국과수나 기존 대학교수들에 물어본 자료들을 들고 나왔다. 당연히 그들은 물의 기억력과 같은 과학을 들어본 일도 없었을 것이다. 하지만 그들이 모른다고 과학이 존재하지 않는 것은 아니다. 실제 국내에서 뉴패러다임 과학의 대가인 방건웅 박사와 김재수 박사가 나와서 뉴패러다임 과학이 존재하고, 나의

* 그들의 과잉수사는 실제로 경찰 내부에서도 논란이 많았다고 한다. 나는 이 사건을 통해서 경찰이나 검찰이 진실을 밝히기 위한 노력이 아니라 게임의 법칙에서 단지 이기고자 한다는 것을 알게 되었다.

365

과학이 세계에서 앞서가는 수준임을 입증해주었다.

법정에서는 사기사건의 피해자로 지목되었던 분들이 나와서 본인이 피해자가 아닐 뿐 아니라 몸이 좋아져서 감사하고 있는 사람이라고 증언까지 했다. 검찰이 제시한 모든 자료는 모두 진실이 아닌 것으로 반박된 셈이기 때문에 당연히 적어도 사기죄에 대해서는 무죄를 확신할 수밖에 없었다.

그런 과정 속에서 3번째 재판을 맡게 된 판사가 용기 있게 검찰이 제시한 원안 그대로의 벌금형을 부과하였다. 나도 아내도 서포트모임의 모든 회원들도 실망할 수밖에 없었다.

검찰이 제시한 모든 증거가 재판과정에서 진실이 아닌 것으로 드러났는데도 판사가 원안 그대로 유죄를 선고할 수 있다는 점이 도저히 이해가 되지 않았다. 사법부는 도대체 무엇을 근거로 재판을 하는지 어이가 없었다.

당연히 항소(1심에 불복하여 고법에 재판을 신청)하였다. 그런데 항소과정에서 변호사가 항소시일을 하루 넘겼다. 일반적으로 항소시일을 하루 넘겨도 판사재량으로 재판은 진행된다고 한다. 2심의 판사는 사건을 받아들여 일 년 가까이 재판을 진행하다가 인사이동으로 떠나고 새로운 판사가 주심이 되었다. 그런데 이 새로운 판사는 일 년 가까이 진행된 재판을 항소시일을 하루 넘겼다는 이유로 기각하였다. 2심에서는 결론적으로 재판자체를 기각당한 셈이다.

항소심 자체를 기각 당했으니 대법원에 상고할 수밖에 없었다. 대법은 진실을 밝혀줄 것으로 기대했다. 대법에서도 이 사건을 1년 6개월이나 끌었다. 그런데 결국 2016년 2월 단순 벌금사건을 6년간 재판한 끝에 다음과 같이 상고를 기각한다는 판결을 받았다.

상고를 기각한다.

이유

항소인이 항소이유서를 그 제출기간 내에 제출하지 아니한 경우에도 직권조사사유가 있는 때에는 항소법원은 항소기각의 결정을 할 것이 아니라 직권으로 심리하여 법정의 항소이유가 있다고 인정하는 때에는 원심판결을 파기하여야 한다. 여기서 직권조사사유라 함은 법령적용이나 법령해석에 오류가 있는지 등 당사자가 주장하지 않은 경우에도 법원이 직권으로 조사하여야 할 사유를 말한다.

원심은, 피고인들이 소송기록접수통지서를 적법하게 송달받고도 항소이유서 제출 기간 내에 항소이유서를 제출하지 않았고, 항소장에도 항소이유의 기재가 없으며 아무런 직권조사사유도 발견할 수 없다는 이유로, 판결로서 피고인들의 항소를 모두 기각하였다. 기록에 비추어 살펴보면 이러한 원심의 조치에 상고이유의 주장과 같이 직권조사사유와 의료기기법상 '의료기기'의 법위 등에 관한 법리를 오해한 위법이 없다.

그러므로 상고를 모두 기각하기로 하여, 관여 대법관의 일치된 의견으로 주문과 같이 판결한다.

2심 판사 뿐 아니라 2016년 대법판결 역시 판결자체를 회피한 셈이다. 2심에서 일 년이나 진행되던 재판을 기각하고, 항소장에 항소이유의 기재가 없다는 표현이 판결문에 적혀있다니 도저히 이해할 수 없는 일이다. 대법에서 우리의 항소이유서 마저도 읽어보지 않았다는 말인가? 하지만 이것은 나의 뉴패러다임 과학에 대해서는 사형선고와 같다고 할 수 있겠다. 현재 헌법소원을 진행 중이다.

대법판결이 난 며칠 후 유력 언론사인 D일보에서 전화가 왔다. 내 책 〈생명의 물, 기적의 물〉을 D일보에서 출간하였고, D일보의 월간지에서 나를 취재한 적이 있었다. 나와 가깝다면 가까운 신문이다.

D일보의 K기자에게 나의 과학을 1시간가량 설명해주었으나, 나중에 그 초점이 뉴패러다임 과학이 아님을 알 수 있었다. 그는 어떻게든지 내 사건을 신문에 내고자 하였다.

다음 전화에서 K기자는 식약처에서 내사중임을 알려주었다. 그리고 킴스워터에서 대법판결이후도 제품을 공급하고 있으며, 식약처에서 내사 중이라는 사실을 신문에 내겠다고 했다. 당혹스러울 수밖에 없었다.

그동안 법적으로 문제가 없도록 보완을 했기 때문이다. 하지만 앞으로 뉴패러다임 과학을 어떻게 진행해야 할 것인가에 대해서 많은 분들의 의견을 들어보고 법적보완을 하기 위해서 6개월간 제품을 공급하지 않겠다고 이미 공지한 상태였다. 어쨌든 제보가 들어갔으면 법에 시달릴 수밖에 없다. 더구나 신문에서 시비를 하면 또 얼마나 많은 구설수에 시달릴 것인가?

다음날 아침 명상 중, 식약처에 제보자가 바로 D일보의 K기자라는 생각이 떠올랐다. 나름대로 확인한 결과, K기자가 제보자임이 확인되었다. 말로만 듣던 언론의 추악한 모습을 눈으로 확인한 셈이다.

북 치고 장구 치듯이, 본인이 제보하고 식약체에서 내사 중임을 나에게 친절하게 알려준 K기자에게 이 사실을 문자로 보냈더니 어떤 반응도 없었고, 사건은 그 후 신문에 보도되지도 않았다. 그전에 '혹시 이 사건을 보도하기 위한 외부의 압력이 있었던 것이 아니냐'는 나의 질문에, '맹세코 어떤 세력의 사주도 받지 않았다'고 항변하는 장문의 글을 보내왔던 K기자로서는 의외이다. D일보가 K기자가 바로 어떤 세력임을 입증해준 셈이다.

위의 글은 2010년 4월부터 2016년 2월까지 내가 겪었던 어려움을 정리한 내용이다. 이런 시련 속에서 현대과학으로 설명할 수 없는 뉴패러다임 과학을 이론적으로 설명하기 위한 노력들이 진행되었다.

이 책은 그 산물이다. 뉴패러다임 과학을 향한 나의 투쟁은 헌법소원으로 계속 이어지고 있다.

부록 2
UN카드에 담긴 디지털 3D파동

그동안 디지털화해서 컴퓨터에 저장된 약리물질의 3D파동들을 부록에서 정리했다. 최근 현대의학이 밝힌 호르몬, 신호전달물질, 약리물질의 3D파동, 미네랄이나 자연계의 암석과 같은 물질들의 3D파동을 각각 단일 물질 카드로 만들었을 뿐 아니라, 카시마 하루키의 칼라파동도 사용하였다. 나의 컴퓨터가 바로 사이버약장이라고 할 수 있겠다.

단일 물질들 뿐 아니라 질병별로 혹은 용도별로 여러 물질들의 디지털 3D파동들을 한 개의 카드에 표현할 수도 있다. 단일 물질의 3D파동 뿐 아니라 각 세트에 포함된 물질의 3D파동들을 한 개의 단일카드로 포함할 수도 있고, 나아가서 전체 모든 물질의 3D파동을 한 개의 단일카드(All-In-One)로 표현할 수도 있다.

단일 물질의 3D파동을 담은 카드의 효과가 물론 더 강할 것이나 All-In-One 카드도 모든 물질의 효과를 적절하게 나타낸다. 건강한 사람들은 All-In-One 카드만 사용해도 건강을 유지할 수 있고, 특정질환의 환자들은 특정 약리물질 세트카드 혹은 특정 약리물질의 3D파동을 담은 단일카드들을 사용하면 도움이 될 수 있을 것이다.

다음 자료들은 최근까지 발표된 의학적 논문의 내용들을 정리한 것이다.

CONTENTS

1-1 두뇌종합

두뇌안정(BS) 두뇌안정용. 간질이나 경련 등 두뇌안정이 필요할 때 사용합니다. (가바, 옥시토신, N-아세틸시스테인, 케타민, 렙틴, 라파마이신, 리튬, 메트포르민, BDNF, 웅담, 로즈마리, 부메타나이드, 자석의 N극 등의 두뇌안정 물질들을 정리)

두뇌활성(BA) 마음안정 및 두뇌활성용. 그리고 우울증을 비롯한 대부분의 마음질환에 도움되는 물질들입니다. (세로토닌, 도파민, 노긴, 아만다마이드, 노르에피네프린, 케타민, 라파마이신, 멜라토닌, 성장호르몬, 옥시토신 등의 두뇌관련물질들)

강한 두뇌활성(BD) 강하게 두뇌를 활성 시킬 필요가 있을 때 도움이 되는 물질입니다. (니코틴, 글루타메이트, cGMP, 미맨틴, 메틸렌블루, DMOD, 롤리프람 등)

두뇌조화(BB) 전체적으로 두뇌를 조화롭게 하고 자율신경의 밸런스를 조절해 주는 칼라파동입니다.

두뇌재생(BR) 뇌세포의 재생을 촉진하는 칼라파동입니다.

두뇌허브(BH) 두뇌 활성 자연물질들을 정리했습니다. (산삼, 석창포, 원지, 녹각, 육계, 용골, 우슬, 영지, 부자, 토사자, 사상자, 오미자, 금은화, 속단, 승마, 모려, 도라지, 육종용, 건지황, 천문동, 천마, 침향 등)

1-2 두뇌보호

인체보호(UN) 인체를 수맥과 전자파와 같이 외부의 해로운 파동으로부터 보호하고 자율신경밸런스를 지켜주며, 외부에너지로부터 보호해주는 칼라파동과 자연계의 물질들의 3D파동입니다.

자율신경(AN) 자율신경밸런스를 지켜주는 칼라파동들과 3D파동을 담았습니다.

무의식카드(SC) 표면무의식과 심층무의식의 응어리를 모두 제거합니다.

뇌하수체(PG) 뇌하수체 종양 및 뇌하수체 관련 질환에 도움을 주며 카드나 유엠에 의한 명현반응에 도움이 되며 두뇌를 맑게 해 줍니다.

송과체(PNG) 예지력과 창조력의 근원으로 알려진 송과체의 퇴화(석회화)를 막는 칼라파동을 담았으며, 두뇌를 외부에너지로부터 보호해줍니다.

동조파보호(RSP) 원래 의사를 환자의 탁한 기운으로부터 보호하기 위해서 만든 칼라파동입니다. 일반인에게 적용할 때 외부의 탁한 에너지로부터 인체를 지켜줍니다.

인체보호칼라(HPT) 자율신경의 조화를 이루어주며, 두뇌밸런스를 지켜주며, 외부의 유해에너지를 제거해주며 인체를 외부 에너지로부터 지켜줍니다.

인체회복(HR) 인체의 에너지를 정상적으로 회복시켜줍니다.

1-3 두뇌호르몬

두뇌팩터(BNG) 신경세포를 보호하고 신경세포의 성장을 촉진하며 우울증과 기억력과 인지상승, 발달장애, 자폐에 기능성을 보이며 비만억제 효과를 보이는 BDNF, GDNF와 노긴의 3D파동이 담겨있습니다.

엔돌핀(EN) 면역을 증가시키고 통증을 없애고 기쁜 마음을 주는 엔돌핀과 그와 유사한 작용을 하는 엔케팔린의 3D파동을 담았습니다.

아난다마이드(AM) 마리화나와 같은 역할을 하는 뇌의 천연성분입니다. 면역기능상승, 통증제거효과를 보이며 두뇌활성 및 전체 두뇌질환에 효과를 보이며, 외상후중후군(PTSD) 및 자폐에 치료효과를 보입니다.

옥시토신(O) 사회성과 신뢰성을 길러주고, 자폐에 특별한 기능성을 보이며 오르가즘을 촉진시켜주어 사랑의 호르몬으로 알려져 있습니다. 통증제어, 숙취해소효과가 최근 보고되었고, 지방연소를 촉진해서 다이어트에 효과적이며 수명연장효과도 보입니다.

아세틸콜린(A) 창의력과 두뇌를 활성시켜 줍니다. 부교감신경을 올려주기 때문에 안정시켜주는 역할을 하며, 스트레스로 인한 교감신경항진으로 인한 질환들-자가면역질환들에 효과가 있습니다.

세로토닌(S) 우울증의 원인물질이기도 하면서 두뇌에 가장 광범위한 역할을 하는 물질입니다. 행복호르몬으로도 알려져 있으며, 최근 면역기능을 활성화시켜주는 것이 보고되었습니다.

도파민(D) 창의력과 담대함을 주고 기력을 회복시켜줍니다. 남성 성기능을 강화시켜줍니다.

가바(GA) 두뇌의 흥분된 상태를 침착하고 안정되게 해줍니다. 도파민과 상반된 역할을 합니다.

KLOTHO 두뇌보호, 인지능력상승, 치매예방과 노화방지 효과가 입증된 KLOTHO의 3D파동을 담았습니다. KLOTHO에 이상이 생기거나 부족하면 근육과 뼈의 소실, 동맥경화 등 노화가 촉진됩니다.

페닐에틸아민(PEA) 사랑받는다는 감정을 전달해주며 식욕을 억제합니다. 초콜릿에도 함유되어 있습니다. 폭력적이거나 포악한 사람을 부드럽게 해주기도 합니다.

1-4 두뇌건강

EPO(Erythropoeitin) 조혈기능 촉진, 신경세포 보호, 신경손상을 치료하며 척추손상을 회복시킨 논문도 보고되었습니다. 기억력을 향상시키고 신장을 보호하고 기력향상에 도움이 됩니다.

리튬(LI) 우울증 조울증을 치료하고, 신경안정 효과를 보이며 두뇌줄기세포를 성장시킵니다. 최근 파킨슨씨병에 대한 치유 효과가 보고되었습니다.

알키미온(ALC) 공간에너지를 오랜 시간에 걸쳐 금속에 담았으며 강한 두뇌 및 인체보호효과를 보입니다.

RETINOIC ACD(RA) 비타민A가 만들어내는 물질로 다양한 기능성을 보입니다. 특히 신경세포의 성장, 분화, 성숙에 관여하며, 당뇨치료효과, 항암효과를 보이며, 눈 건강과 청력보호효과를 보입니다.

NCS (N-ACETYL CYSTEIN) 두뇌보호효과와 함께 항산화효과 항염증작용을 보이며 조울증, 우울증, 정신분열증, 마약중독 및 자폐치료에도 도움이 됩니다.

메트포르민(MF) 원래 당뇨약으로 개발되었으나 혈당조절효과 외에 심혈관질환예방, 항암효과, 임신중독증, 다낭성난소증후군 뇌세포성장과 두뇌활성효과, 치매예방효과,

자폐치료 효과 그리고 수명연장효과가 보고되었습니다.

캡사이신(CP) 통증수용체를 활성화해서 두뇌의 신경영양인자(CNTF) 발현이 증진되어 파킨슨씨병이 치료될 수 있다는 논문이 최근 발표되었습니다. 캡사이신은 항암효과와 다이어트 효과도 보입니다.

강황(KH) 카레의 성분 커큐민이 고농도로 함유되어 있으며 항암효과를 보이며 치매예방과 손상된 두뇌를 치료합니다.

씨놀(SN) 감태에서 추출한 강력한 항산화물질로 파킨슨씨병과 같은 두뇌질환을 포함해서 노화방지, 항염증, 혈액순환개선, 암, 당뇨, 아토피, 천식, 비염, 자가면역질환, 관절염, 신경통, 고혈압, 심장질환, 성기능강화 등 모든 질환에 만병통치약과 같은 효과를 보입니다.

아피게닌(AP) 항산화작용과 항염증작용을 하며 강한 항암효과를 보입니다. P53을 활성화시켜서 세포자살을 유도하고 신생혈관을 억제해서 전립선암, 자궁암, 유방암, 대장암에 치료효과를 보입니다. 줄기세포로부터 뇌세포의 분화를 촉진시키고, 뇌세포 간의 연결을 더 강력하게 해주어 노인성 치매, 파킨슨씨병, 정신분열증에 효과가 있다는 논문이 최근 보고되었습니다.

메틸렌블루(MB) 치매와 파킨슨씨병에 대한 치료효과와 미토콘드리아를 활성화시켜서 조로증을 치료하며 건강한 세포에서도 미토콘드리아를 활성화시켜 수명연장효과를 보이는 것이 최근 보고되었습니다.

천마(Gastr) 천마는 하늘에서 내려와 마비를 치료한다는 의미를 갖습니다. 모든 두뇌질환-치매, 뇌졸중, 간질, 고혈압 등에 대한 치료효과를 보입니다. 천마의 성분들은 강한 항산화작용을 합니다.

대마오일(HPO) 대마오일은 암, 파킨슨씨병, 간질을 비롯한 경련억제와 우울증을 비롯한 두뇌질환, 자가면역질환, 관절염, 당뇨 외에 최근 뼈성장에 도움이 되며 골밀도 소실을 방지하는 것이 보고되었습니다.

멜라토닌(ML) 불면증에 효과뿐 아니라 시차적응, 뼈와 치아 강화, 관절염 등에 도움이 되며 수명연장효과와 강한

항산화효과를 보입니다. 전자파로부터 인체를 보호하는 역할도 합니다.

1-5 사랑호르몬

옥시토신(O) 사회성과 신뢰성을 길러주고, 자폐에 특별한 기능성을 보이며 오르가즘을 촉진시켜주어 사랑의 호르몬으로 알려져 있습니다. 통증제어, 숙취해소효과가 최근 보고되었고, 지방연소를 촉진해서 다이어트에 효과적이며 수명연장효과도 보입니다.

남성페르몬(MPHR) 암컷을 유혹하기 위해서 곤충들이 사용하는 남성페르몬으로, 최근 논문에서 마우스에서 비록 임신 전에 노출된 경우에도 태아의 두뇌발달을 촉진시키는 것이 보고되었습니다. 임신전후에 사용할 때 아이의 머리가 좋아질 수 있습니다. 남성페르몬은 남성의 정체성을 증가시킵니다.

여성페로몬(FPHR) 수컷을 더 편안하게 해주고 공격성을 없애줍니다. 공격적인 남성의 경우 폭력성이 줄어들 수 있습니다. 여성의 경우 여성의 정체성을 더해주고, 임신가능성을 높여준다고 합니다.

페닐에틸아민(PEA) 사랑받는다는 감정을 전달해주며 식욕을 억제합니다. 초콜렛에도 함유되어 있습니다.

1-6 우울증

두뇌팩터(B&G) 신경세포를 보호하고, 우울증과 기억력과 인지능력 상승, 발달장애, 자폐에 기능성을 보이며 비만 억제에도 효과를 보이는 BDNF, GDNF의 3D파동이 담겨 있습니다.

도파민(D) 창의력과 담대함을 주고 기력을 회복시켜줍니다. ADHD, 우울증과 하지불안증후군 등에 도움이 되며 남성기능에 도움됩니다.

옥시토신(O) 사회성과 신뢰성을 길러주고, 자폐에 특별한 기능성을 보이며 오르가즘을 촉진시켜줍니다. 사랑의 호르몬으로 알려져 있습니다. 통증제어효과, 숙취해소효과가 최근 보고되었고, 지방연소과정을 촉진해서 비만 다이

어트에 효과적이며 수명연장효과도 보입니다.

세로토닌(S) 우울증의 원인물질이기도 하면서 두뇌에 가장 광범위한 역할을 하는 물질입니다. 행복호르몬으로도 알려져 있습니다. 남성기능향상에도 도움됩니다.

아난다마이드(AM) 마리화나와 같은 역할을 하는 뇌의 천연성분입니다. 면역기능상승, 통증제거효과를 보이며 두뇌활성 및 전체 두뇌질환에 효과를 보이며, 외상후중후군(PTSD) 및 자폐에 치료효과를 보입니다.

페닐에틸아민(PEA) 사랑받는다는 감정을 전달해주며 식욕을 억제합니다. 초콜렛에도 함유되어 있습니다.

케타민(KT) 마취제와 진통 용도로 사용되고 있으며 아난다마이드와 같이 두뇌의 응어리를 풀어주는 효과가 있으며, 우울증, 조울증, 정신분열증에 효과가 있습니다.

1-7 ADHD

두뇌팩터(B&G) 신경세포를 보호하고, 우울증과 기억력과 인지능력 상승, 발달장애, 자폐에 기능성을 보이며 비만 억제에도 효과를 보이는 BDNF, GDNF의 3D파동이 담겨 있습니다.

도파민(D) 창의력과 담대함을 주고 기력을 회복시켜줍니다. ADHD, 우울증과 하지불안증후군 등에 도움이 되며 남성기능에 도움됩니다.

세로토닌(S) 우울증의 원인물질이기도 하면서 두뇌에 가장 광범위한 역할을 하는 물질입니다. 행복호르몬으로도 알려져 있습니다. 남성기능향상에도 도움됩니다.

가바(GA) 두뇌의 흥분된 상태를 침착하고 안정되게 해줍니다. 도파민과 상반된 역할을 합니다.

아세틸콜린(A) 창의력과 두뇌를 활성화시켜 줍니다.

옥시토신(O) 사회성과 신뢰성을 길러주고, 자폐에 특별한 기능성을 보이며 오르가즘을 촉진시켜줍니다. 사랑의 호르몬으로 알려져 있습니다. 통증제어효과, 숙취해소효과가 최근 보고되었고, 지방연소과정을 촉진해서 비만 다이어트에 효과적이며 수명연장효과도 보입니다.

멜라토닌(ML) 불면증에 효과뿐 아니라 시차적응, 뼈와 치

아 강화, 관절염 등에 도움이 되며 수명연장효과와 강한 항산화효과를 보입니다. 전자파로부터 교란으로부터 인체를 보호하는 역할을 합니다.

하이포크레틴(H) 수시로 잠을 자는 기면증을 위한 정보입니다. 각성도를 높이며, 우울증에도 도움이 되며, 알콜중독, 니코틴중독이나 약물중독 및 ADHD에도 도움됩니다.

페닐에틸아민(PEA) 사랑받는다는 감정을 전달해주며 식욕을 억제합니다. 초콜릿에도 소량 함유되어 있습니다. 자폐와 ADHD의 경우 농도가 낮습니다.

노르에피네프린(NP) 교감신경계에서의 신경전달물질로 작용하며, 집중력증가, 혈류량증가, 대사활동증가를 보이며 말초혈관을 수축시켜 혈압을 올립니다. 우울증과 ADHD 약들의 타겟입니다.

메틸페니데이트(MPH) ADHD와 기면증 치료제로 도파민과 노르에피네프린의 농도를 체내에 유지시켜줍니다. 치료제로도 사용될 수 있으며, 실제 약(콘서타)을 사용하는 경우 약에 대한 해독의 역할을 합니다.

설탕(SGR) 설탕해독과 설탕을 먹고 싶은 마음을 줄여줍니다. 단 것을 먹고 나타나는 저혈당이 두뇌에 쇼크를 줍니다. 비행소년들이 단 것을 많이 먹었다는 통계도 있습니다.

N극(Npole) 자석의 N극의 파동으로 인체를 침착하게 하고 염증과 통증을 억제하고 암을 억제합니다.

1-8 파킨슨(P)

도파민(D) 창의력과 담대함을 주고 기력을 회복시켜줍니다. 파킨슨씨병 치료약의 타겟입니다.

세로토닌(S) 우울증의 원인물질이기도 하면서 두뇌에 가장 광범위한 역할을 하는 물질입니다. 행복호르몬으로도 알려져 있습니다. 남성기능향상에도 도움됩니다.

두뇌팩터(BNG) BDNF, GDNF와 NOGGIN의 3D파동으로 파킨슨씨병에 대한 치료효과가 알려졌습니다.

옥시토신(O) 사회성과 신뢰성을 길러주고, 자폐에 특별한 기능성을 보이며 오르가즘을 촉진시켜주어 사랑의 호르몬으로 알려져 있습니다. 통증제어, 숙취해소효과가 최근 보고되었고, 지방연소를 촉진해서 다이어트에 효과적이며 수명연장효과도 보입니다.

아세틸콜린(A) 창의력과 두뇌를 활성시켜 줍니다.

라파마이신(RP) 수명연장효과, 자폐예방 및 치료효과, 항암효과, 자가면역질환에 대한 효과가 입증된 라파마이신의 3D파동을 담았습니다. 심혈관질환예방, 항암효과, 뇌세포성장과 두뇌활성효과, 치매예방효과, 자폐치료, 수명연장 효과를 보이는 메트포르민(MF)같이 사용하여 상승효과를 나타냅니다.

리튬(LI) 우울증 조울증을 치료하고, 신경안정 효과를 보이며 두뇌줄기세포를 성장시킵니다. 최근 파킨스씨병에 대한 치유 효과가 보고되었습니다.

NCS(N-ACETYL CYSTEIN) 두뇌보호효과와 함께 항산화효과 항염증작용을 보이며 조울증, 우울증, 정신분열증, 마약중독 및 자폐치료에도 도움이 됩니다.

메틸렌블루(MB) 치매와 파킨슨씨병에 대한 치료효과와 미토콘드리아를 활성화시켜서 조로증을 치료하며 건강한 세포에서도 미토콘드리아를 연장시켜 수명연장효과를 보이는 것이 최근 보고되었습니다.

아세틸콜린(A) 창의력과 두뇌를 활성시켜 줍니다. 부교감신경을 올려주기 때문에 안정시켜주는 역할을 하며, 스트레스로 인한 교감신경항진으로 인한 질환들-자가면역질환들에 효과 있습니다.

파킨슨(PN) 동종요법의 파킨슨정보를 담았습니다.

LGL D-LACATE와 GLYCOLATE, 로자탄의 3D파동입니다. D-LACATE와 GLYCOLATE는 미토콘드리아를 보호해주고 제초제와 같은 농약으로부터 얻은 두뇌손상을 회복시켜주며 파킨슨씨병을 개선하는데도 도움이 됩니다. 로자탄은 혈압약이나 신경세포를 보호해주고 파킨슨, 치매 알츠하이머를 예방해줍니다. 미토콘드리아를 활성화시켜주고 근육소실을 방지해줍니다.

키네틴(KIN) 식물성장호르몬으로 여드름치료, 주름개선 등의 효과로 화장품원료로도 쓰이고 있으며, 최근 미토콘드리아의 기능을 회복시켜주고, 파킨슨씨병을 개선시켜주는 것이 보고되었습니다.

봉독(BT) 봉독의 파킨슨씨병을 개선시키는 능력이 최근 보고되었습니다.

니코틴(Nicotine) 니코틴이 두뇌를 강하게 활성화시키며 자폐를 포함하는 다양한 두뇌질환에 치료효과를 보입니다. 최근 니코틴이 파킨슨씨병에 대한 치료효과를 보이는 것이 보고되었습니다.

피오글리타존(PF) 당뇨치료제이나 메트포르민과 같이 두뇌보호효과 치매예방효과 그리고 최근 파킨슨씨병에 대한 치료효과가 보고되었습니다.

카페인(CF) 콜라, 에너지드링크, 커피 등 카페인음료에 대한 해독작용을 하며, 피로회복에 도움이 되며, 간을 보호하는 효과와 파킨슨씨병에 대한 치료효과가 최근 보고되었습니다.

MINOCYCLIN(MC) 항생제이며 최근 치매 파킨슨 루게릭병에 치료효과를 보이는 것이 알려졌습니다. NCS와 함께 사용할 때 상승작용이 보고되었습니다.

글리백(GL) 백혈병치료제로 항당뇨효과와 최근 파킨슨씨병에 대한 치료효과가 보고되었습니다.

글루타메이트(GT) 물질로서의 글루타메이트는 고농도로 존재하면 두뇌를 과도 활성시킵니다. 카드도 강한 명현현상을 일으킬 수 있기 때문에 심할 경우, 접촉시간을 서서히 늘립니다. 치매 알츠하이머와 뇌졸중으로 인한 두뇌손상의 경우에도 사용하면 좋습니다.

치담(HBF) 우담남성, 반하의 3D파동을 담았습니다. 우담남성, 반하는 치담제로 뇌의 폐기물 처리장치의 효율을 높입니다. 치담은 담을 다스린다는 뜻으로, 담은 비생리적(병리적) 체액을 말합니다. 두뇌에서 퇴행성뇌질환과 관련된 베타아밀로이드, 제대로 구조가 만들어지지 않은 단백질, 과도한 염증물질 등이 담에 해당합니다. 퇴행성 두뇌질환에 꼭 필요합니다. 구기자, 죽력, 강황도 치담의 역할을 합니다.

구기자산수유(KS) 간과 신장에 뛰어난 약성을 보이는 구기

자와 산수유의 3D파동을 담았습니다. 최근 구기자가 치매의 원인물질 베타아밀로이드 침착을 개선하는 것이 보고되었습니다.

싱귤레어(SG) 천식약으로 개발되었으나 치매를 완화하고 멈출 수 있는 것이 최근 밝혀졌습니다. 늙은 쥐의 뇌에서 염증을 제거하고, 혈류두뇌장벽(BBB)의 강도를 개선하며, 늙은 쥐들의 신경성장을 촉진해서 늙은 쥐들의 학습과 기억을 젊은 쥐들과 비교할 수 있을 정도로 회복시켰습니다.

캡사이신(CP) 통증수용체를 활성화해서 두뇌의 신경영양인자(CNTF) 발현이 증진되어 파킨슨씨병이 치료될 수 있다는 논문이 최근 발표되었습니다. 캡사이신은 항암효과와 다이어트 효과도 보입니다.

롤리프람(RP) 치매와 알츠하이머, 파킨슨씨병과 같은 퇴행성 두뇌질환에서 생성되어 축적되는 두뇌의 독성물질을 청소하도록 도와주는 성분입니다. 환자의 인지능력을 상승시켜주는 것이 보고되었습니다.

로바스타틴(RVST) 콜레스테롤 저하제이나 치매와 자폐를 포함하는 다른 기전에 의해 형성되는 다양한 퇴행성뇌질환에 모두 치료효과를 보이는 것이 최근 보고되었습니다.

S극(Spole) 활기 있게 하고, 기력을 주며, 식물과 동물성장을 촉진시킵니다. 다른 카드의 기능을 증폭하는 작용을 합니다. 근육에 힘을 더해줍니다.

N극(Npole) 침착하게 하고 염증과 통증을 억제하고 암을 억제하고, 약한 근육을 탄탄하게 해줍니다.

1-9 치매 알츠하이머 뇌졸중

도파민(D) 창의력과 담대함을 주고 기력을 회복시켜주며, 파킨슨씨병 치료약의 타겟입니다.

두뇌팩터(BNG) BDNF, GDNF와 NOGGIN의 3D파동으로 파킨슨씨병에 대한 치료효과가 알려졌습니다.

세로토닌(S) 우울증의 원인물질이기도 하면서 두뇌에 가장 광범위한 역할을 하는 물질입니다. 행복호르몬으로도 알려져 있습니다. 남성기능향상에도 도움됩니다.

옥시토신(O) 사회성과 신뢰성을 길러주고, 자폐에 특별한 기능성을 보이며 오르가즘을 촉진시켜주어 사랑의 호르몬으로 알려져 있습니다. 통증제어, 숙취해소효과가 최근 보고되었고, 지방연소를 촉진해서 다이어트에 효과적이며 수명연장효과도 보입니다.

아세틸콜린(A) 창의력과 두뇌를 활성시켜 줍니다.

리튬(LI) 우울증 조울증을 치료하고, 신경안정 효과를 보이며 두뇌줄기세포를 성장시킵니다. 최근 파킨스씨병에 대한 치유 효과가 보고되었습니다.

NCS(N-ACETYL CYSTEIN) 두뇌보호효과와 함께 항산화효과 항염증작용을 보이며 조울증, 우울증, 정신분열증, 마약중독 및 자폐치료에도 도움이 됩니다. 메틸렌블루(MB) 치매와 파킨슨씨병에 대한 치료효과가 최근 보고되었습니다.

라파마이신(RP) 수명연장효과, 자폐예방 및 치료효과, 항암효과, 자가면역질환에 대한 효과가 입증된 라파마이신의 3D파동을 담았습니다. 심혈관질환예방, 항암효과, 뇌세포성장과 두뇌활성효과, 치매예방효과, 자폐치료, 수명연장 효과를 보이는 메트포르민(MF)같이 사용하여 상승효과를 나타냅니다. 일반인에게도 도움이 됩니다.

메틸렌블루(MB) 치매와 파킨슨씨병에 대한 치료효과와 미토콘드리아를 활성화시켜서 조로증을 치료하며 건강한 세포에서도 미토콘드리아를 연장시켜 수명연장효과를 보이는 것이 최근 보고되었습니다.

니코틴(Nicotine) 니코틴이 두뇌를 강하게 활성화시키며 자폐를 포함하는 다양한 두뇌질환에 치료효과를 보입니다. 최근 니코틴이 파킨슨씨병에 대한 치료효과를 보이는 것이 보고되었습니다.

MINOCYCLIN(MC) 항생제이며 최근 치매 파킨슨 루게릭병에 치료효과를 보이는 것이 알려졌습니다. NCS와 함께 사용할 때 상승작용이 보고되었습니다.

피오글리타존(PF) 당뇨치료제이나 메트포르민과 같이 두뇌보호효과, 치매예방효과 그리고 최근 파킨슨씨병에 대한 치료효과가 보고되었습니다.

LGL D-LACATE와 GLYCOLATE, 로자탄의 3D파동입니다. D-LACATE와 GLYCOLATE는 미토콘드리아를 보호해주고 제초제와 같은 농약으로부터 얻은 두뇌손상을 회복시켜주며 파킨슨병을 개선하는데도 도움이 됩니다. 로자탄은 혈압약이나 신경세포를 보호해주고 파킨슨, 치매 알츠하이머를 예방해줍니다. 미토콘드리아를 활성화시켜주고 근육소실을 방지해줍니다.

뇌심사향(BN) 북한에서 만든 뇌졸중 특효약으로 정향 침향 세신 소회향 룡뇌의 3D파동을 담았습니다.

미맨틴(MM) 최근 개발된 치매와 알츠하이머 치료제입니다. ISP 동물실험에서 뇌졸중으로 인한 신경손상과 척추마비 증상을 회복시키는 효과를 보인 기적의 물질로 알려졌습니다.

EPO(Erythropoietin) 조혈기능을 촉진시킬 뿐 아니라 신경세포를 보호하며 척추손상을 회복시킨 논문도 보고되었습니다. 기억력을 향상시키고 신장을 보호하고 기력향상에 도움이 됩니다.

글루타메이트(GT) 물질로서의 글루타메이트는 고농도로 존재하면 두뇌를 과도 활성시킵니다. 카드도 강한 명현현상을 일으킬 수 있기 때문에 심할 경우, 접촉시간을 서서히 늘립니다. 치매 알츠하이머와 뇌졸중으로 인한 두뇌손상의 경우에도 사용하면 좋습니다.

DMPD 알츠하이머 증상을 일으키는 다양한 원인들이 있는데, 이 다양한 요소들에 모두 효과를 보이는 것이 최근 보고되었습니다. DMPD를 주사한 치매 쥐가 모두 인지능력을 회복했습니다.

칼슘마그네슘(CAMG) 가장 필수적으로 필요한 미네랄로 인체에 결핍되기 쉽습니다. 많은 질환들이 칼슘마그네슘 부족으로 비롯된다 해도 과언이 아닙니다. 최근 마그네슘이 알츠하이머의 진행을 억제한다고 보고되었습니다.

싱귤레어(SG) 천식약으로 개발되었으나 치매를 완화하고 멈출 수 있는 것이 최근 밝혀졌습니다. 늙은 쥐의 뇌에서 염증을 제거하고, 혈류두뇌장벽(BBB)의 강도를 개선하며, 늙은 쥐들의 신경성장을 촉진해서 늙은 쥐들의 학습과 기억을 젊은 쥐들과 비교할 수 있을 정도로 회복시켰습니다.

초오(CHO) 맹독이라서 부자와 함께 사약으로도 쓰이기도 했습니다. 하지만 관절염, 류마티스 관절염, 근육마비, 척추염, 좌골신경통, 구완와사, 손발저림, 중풍 등 신경통 및 마비증상에 특효약이며, 강심 및 진통작용을 하며, 정신분열증과 신경쇠약증에도 효과를 보입니다. 물질이 아니기 때문에 카드에 담긴 3D파동은 부작용이 없이 약효를 나타낼 수 있습니다.

치담(HBF) 우담남성, 반하의 3D파동을 담았습니다. 우담남성, 반하는 치담제로 뇌의 폐기물 처리장치의 효율을 높입니다. 치담은 담을 다스린다는 뜻으로, 담음은 비생리적(병리적) 체액을 말합니다. 두뇌에서 퇴행성뇌질환과 관련된 베타아밀로이드, 제대로 구조가 만들어지지 않은 단백질, 과도한 염증물질 등이 담음에 해당합니다. 퇴행성 두뇌질환에 꼭 필요합니다. 구기자, 죽력, 강황도 치담의 역할을 합니다.

구기자산수유(KS) 간과 신장에 뛰어난 약성을 보이는 구기자와 산수유의 3D파동을 담았습니다. 최근 구기자가 치매의 원인물질 베타아밀로이드 침착을 개선하는 것이 보고되었습니다.

롤리프람(RP) 치매와 알츠하이머, 파킨슨씨병과 같은 퇴행성 두뇌질환에서 생성되어 축적되는 두뇌의 독성물질을 청소하도록 도와주는 성분입니다. 환자의 인지능력을 상승시켜주는 것이 보고되었습니다.

로바스타틴(RVST) 콜레스테롤 저하제이나 치매와 자폐를 포함하는 다른 기전에 의해 형성되는 다양한 퇴행성뇌질환에 모두 치료효과를 보이는 것이 최근 보고되었습니다.

S극(Spole) 활기 있게 하고, 기력을 주며, 식물과 동물성장을 촉진시킵니다. 다른 카드의 기능을 증폭하는 작용을 합니다. 근육에 힘을 더해줍니다.

N극(Npole) 침착하게 하고 염증과 통증을 억제하고 암을 억제하고, 약한 근육을 탄탄하게 해줍니다.

1-10⁻¹ 불면증

멜라토닌(ML) 불면증에 효과뿐 아니라 시차적응, 뼈와 치아 강화, 관절염 등에 도움이 되며 수명연장효과와 강한 항산화효과를 보입니다.

수면(SL) 수면에 도움이 되는 자연물질들의 3D파동과 칼라파동을 정리하였습니다.(Melatonin, GABA, 세로토닌, 옥시토신, 피톤치드, Progesteron, N극, 산조인, 상추, 양파, 생지황, 하수오, 석창포, 원지, 가시오가피, 맥문동, 생지황, 천마, 침향, 솔잎, 로즈마리, 피톤치드, 오미자, 영지, 마늘, 연잎) 배게 밑에 두시면 수면에 도움이 됩니다. 불면증이 없는 분들에도 두뇌건강에 도움이 됩니다.

글리신(GLY) 미토콘드리아를 정상화시켜서 노화방지 효과를 보이며 숙면을 촉진합니다.

1-10⁻² 기면증

하이포크레틴(H) 수시로 잠을 자는 기면증을 위한 정보입니다. 각성도를 높이며, 우울증에도 도움이 되며, 알콜중독, 니코틴중독이나 약물중독에도 도움됩니다.

도파민(D) 기면증의 탈력발작을 없애줍니다.

두뇌팩터(BNG) BDNF, GDNF와 NOGGIN의 3D파동입니다.

메틸페니데이트(MPH) ADHD와 기면증 치료제로 도파민과 노르에피네프린의 농도를 체내에 유지시켜줍니다. 치료제로도 사용될 수 있으며, 실제 약(콘서타)을 사용하는 경우 약에 대해 해독의 역할도 합니다.

1-11 뇌전증

가바(GA) 침착하고 안정하게 해줍니다. 두뇌의 흥분된 상태를 균형 있게 해 줍니다. 과도흥분상태를 진정시켜 줍니다. 뇌전증약들이 가바를 타겟으로 합니다.

아난다마이드(AM) 마리화나와 같은 역할을 하는 뇌의 천연성분입니다. 면역기능상승, 통증제어, 경련을 억제하는 효과를 보이며 두뇌활성 및 전체 두뇌질환에 효과를 보이며, 외상후증후군(PTSD) 및 자폐에 치료효과를 보입니다.

올리고마이신(OG) 뇌전증과 미토콘드리아복합체1(COMP

LEX1)에 문제가 있을 때 도움됩니다.

D-LEUCINE(DL) 뇌전증가 경련에 기존의 약재, 디아제팜보다 더 효과인 것으로 보고되고 있습니다.

미토콘드리아(MIT) 미토콘드리아는 세포에 필요한 에너지를 만들어냅니다. 미토콘드리아를 활성화시키는 칼라파동과 물질들의 3D파동입니다.(2-6에 미토콘드리아 활성물질들의 단일 카드들이 있습니다)

Spermine(SPM) 스퍼민이 신경세포를 진정시켜 뇌전증을 치료할 수 있다고 최근 보고되었습니다.

1-12 조현병(정신분열증)

바소프레신(V) 최근 항이뇨역할을 하는 바소프레신이 조현병에서 감소되어 있는 것이 밝혀졌습니다.

옥시토신(O) 옥시토신은 바소프레신과 함께 사랑의 호르몬으로 사랑의 호르몬으로 알려졌습니다.

가바(GA) 브레이크 역할을 합니다.

도파민(D) 조현병은 도파민 과잉 상태입니다. 과잉상태의 도파민을 정보로서의 도파민카드가 오히려 억제할 수 있을 것입니다.(정보는 기능과 해독의 역할을 동시에 합니다.)

1-12⁻¹ 자폐자연물질

아난다마이드(AM) 마리화나와 같은 역할을 하는 뇌의 천연성분입니다. 면역기능상승, 통증제거효과를 보이며 두뇌활성 및 전체 두뇌질환에 효과를 보이며, 외상후증후군(PTSD) 및 자폐에 치료효과를 보입니다.

옥시토신(O) 사회성과 신뢰성을 길러주고, 자폐에 특별한 기능성을 보이며 오르가즘을 촉진시켜주어 사랑의 호르몬으로 알려져 있습니다. 통증제어, 숙취해소효과가 최근 보고되었고, 지방연소를 촉진해서 다이어트에 효과적이며 수명연장효과도 보입니다. 자폐뿐 아니라 일반인에게도 꼭 필요한 호르몬입니다.

도파민(D) 창의력과 담대함을 주고 기력을 회복시켜줍니다. ADHD, 우울증과 하지불안증후군 등에 도움이 되며 남성기능에 도움됩니다.

세로토닌(S) 우울증의 원인물질이기도 하면서 두뇌에 가장 광범위한 역할을 하는 물질입니다. 행복호르몬으로도 알려져 있습니다. 남성기능향상에도 도움됩니다. 자폐칼라(AUC) 자폐에 도움이 되는 칼라파동과 3D파동을 담았습니다.

아세틸콜린(A) 창의력과 두뇌를 활성시켜 줍니다.

GCMAF 면역기능을 정상화시키고 줄기세포를 활성시키며 자폐에도 큰 도움이 됩니다.

페닐에틸아민(PEA) 사랑받는다는 감정을 전달해주며 식욕을 억제합니다. 초콜릿에도 소량 함유되어 있습니다. 자폐와 ADHD의 경우 농도가 낮습니다.

RETINOIC ACD(RA) 비타민A가 만들어내는 물질로 다양한 기능성을 보입니다. 특히 신경세포의 성장, 분화, 성숙에 관여하며, 당뇨치료효과, 항암효과를 보이며, 눈 건강과 청력보호효과를 보입니다. 최근 retinoic acid 조절 유전자가 자폐와 관련 있는 것으로 보고되었습니다.

NCS(N-ACETYL CYSTEIN) 두뇌보호효과와 함께 항산화효과 항염증작용을 보이며 조울증, 우울증, 정신분열증, 마약중독 및 자폐치료에도 도움이 됩니다.

아이코사노이드(PCE) 오메가3로부터 합성되는 대표적으로 좋은 아이코사노이드인 프로스타글란딘E1과 프로스타사이클린의 3D파동을 담았습니다. 면역조절, 아토피, 피부개선, 혈전방지 및 용해, 혈관확장, 남성기능촉진, 혈압조절, 다이어트, 우울증, 자폐 등 광범위한 역할을 합니다.

카멜밀크(CM) 낙타의 밀크입니다. 모유와 거의 같은 성분이며, 면역기능상승과 피부건강에 좋은 것으로 알려져 있습니다. 강한 항산화작용을 하며 자폐아에게 큰 도움이 되는 것으로 보고되었습니다.

바소프레신(V) 신장에서 물을 흡수하도록 도와주기 때문에 요붕증에 도움이 됩니다. 뇌하수체 절제환자에게 특히 도움이 됩니다. 혈압을 안정되게 해 주며 특히 저혈압에 도움이 됩니다. 뇌에서는 옥시토신과 거의 동일한 작용을 합니다. 사회성을 길러주는 사랑의 호르몬으로 최근 자폐아에 바소프레신의 농도가 매우 낮다고 최근 보고되었습니다. 아주 최근(2016년 1월) 조현병(정신분열증)에서도 바소프레신의 농도가 매우 낮다고 최근 보고되었습니다.

VD(VITAMIND) 비타민D 정상적인 두뇌발달과 기능에 도움이 되며 자폐아에게 부족합니다.

설포라판(SF) 브로콜리의 유효성분으로 자폐치료효과와 강한 항암효과를 보입니다.

치담(HBF) 우담남성, 반하의 3D파동을 담았습니다. 우담 남성, 반하는 치담제로 뇌의 폐기물 처리장치의 효율을 높입니다. 치담은 담음을 다스린다는 뜻으로, 담음은 비**생리적(병리적)** 체액을 말합니다. 두뇌에서 퇴행성뇌질환과 관련된 베타아밀로이드, 제대로 구조가 만들어지지 않은 단백질, 과도한 염증물질 등이 담음에 해당합니다. 퇴행성 두뇌질환에 꼭 필요합니다. 구기자, 죽력, 강황도 치담의 역할을 합니다.

애엽(AY) 인진쑥이 차가운 성질인 반면 애엽은 뜨거운 성질을 갖습니다. 통증완화, 지혈작용을 하고, 특히 여성질환에 도움이 되며, 영성을 증가시키는 효능이 있습니다. 단군신화에 나오는 쑥이 바로 애엽을 말합니다.

1-13 자폐약물

라파마이신(RP) 수명연장효과, 자폐예방 및 치료효과, 항암효과, 자가면역질환에 대한 효과가 입증된 라파마이신의 3D파동을 담았습니다. 심혈관질환예방, 항암효과, 뇌세포성장과 두뇌활성효과, 치매예방효과, 자폐치료, 수명연장 효과를 보이는 메트포르민(MF)같이 사용하여 상승효과를 나타냅니다. 일반인에게도 도움이 됩니다.

메트포르민(MF) 원래 당뇨약으로 개발되었으나 혈당조절효과 외에 심혈관질환예방, 항암효과, 뇌세포성장과 두뇌활성효과, 치매예방효과, 자폐치료 효과 그리고 수명연장효과가 보고되었습니다.

자폐발달장애(AU) 최신 의학적 논문으로 발표된 자폐 및 발달장애에 도움이 되는 것으로 알려진 모든 약리적인 물질들의 3D파동을 담았습니다. 뇌졸중, 파킨슨씨병, 치매, 알츠하이머와 같이 두뇌가 손상된 경우에도 꼭 사용하는

것이 좋습니다. 일반인에게는 강한 두뇌활성의 역할을 합니다.

수라민(SU) 수면증치료제로 개발되었으나 최근 자폐에 탁월한 치료효과를 보이는 것이 보고되었습니다.

부메타나이드(BU) 이뇨제로 개발되었으나 두뇌활성과 자폐에 치료효과를 보이는 것이 보고되었습니다.

토포테칸(TP) 난소암, 소세포암에 효과적인 항암제로 개발되었으나 최근 자폐관련 유전자의 발현을 억제하는 것이 보고되었습니다.

니코틴(Nicotine) 니코틴이 두뇌를 강하게 활성화시키며 자폐를 포함하는 다양한 두뇌질환에 치료효과를 보입니다. 담배에 대한 해독효과도 보이며 금연의지를 갖는 분에게는 담배를 끊도록 도와줍니다.

P53 Retinoic acid receptor-related orphan receptor α(RORα)는 자폐증을 앓는 많은 환아(우)들에게서 그 발현 상태가 축소됐다고 입증된 핵 수용체입니다. p53이 활성화시킬 수 있을 것으로 보고되었습니다.

IGF 모발건강을 지켜주며 성장호르몬분비를 촉진하며, 최근 IGF1의 자폐의 일종인 레트신드롬에서 손상된 신경세포를 정상적으로 회복시켜주는 것이 보고되었습니다. 자폐와 다른 두뇌질환에도 적용 가능할 것입니다.

로바스타틴(RVST) 콜레스테롤 저하제이나 치매와 자폐를 포함하는 다른 기전에 의해 형성되는 다양한 퇴행성뇌질환에 모두 치료효과를 보이는 것이 최근 보고되었습니다.

미맨틴(MM) 최근 개발된 치매와 알츠하이머 치료제이나 자폐치료효과가 최근 보고되었습니다.

2-1 인체건강

종합건강(TH) 80여개의 건강에 도움이 되는 거의 모든 물질의 3D파동을 담았습니다.

미네랄(MI) 인체에 필요한 필수미네랄과 희귀미네랄의 3D파동을 담았습니다.

혈행개선(BL) 만병의 근원인 혈행개선에 도움이 되는 물질과 칼라파동을 종합해서 담았습니다.

천연영양물질(NT) 산삼, 태반, 웅담, 동충하초, 청국장추출물, 강황, 천마, 감초, 글리코영양소, BP, 대마오일 등 자연계의 기능성 물질들의 정보입니다. VT와 NT는 TH와 겹칠 수 있으나 TH보다 훨씬 더 강합니다.

종양면역(CIT) 암환자에게 도움되는 면역증강물질들의 종합으로 일반인에게는 암예방효과가 있습니다.

비타민(VT) 비타민 B, C, D, E, CoQ, GSH, NADH, 엽산, MMS, 피부르산, 레스베라트롤, GN, POLYMVA

아이코사노이드(PCE) 오메가3로부터 합성되는 대표적 좋은 아이코사노이드인 프로스타글란딘E1과 프로스타사이클린의 3D파동을 담았습니다. 오메가3가 인체에 도움이 되는 이유가 좋은 아이코사노이드를 형성하기 때문입니다. 면역조절, 아토피, 피부개선, 혈전방지 및 용해, 혈관확장, 남성기능촉진, 혈압조절, 다이어트, 우울증 등 광범위한 역할을 합니다.

기력증진(AIF) 항산화효과, 면역증강, 육체적 정신적 피로회복을 위한 칼라파동들의 종합입니다.

칼라배경(CB) 1000개 이상의 모든 칼라파동을 담았습니다. 각각 칼라파동의 기능성이 모두 담겨있어서 만병통치약이라고 해도 과언이 아닐 것입니다.

수명연장(AA) 수명을 연장시켜주는 효력이 의학적으로 입증된 텔로미라제, TA-65, 라파마이신, 레스베라트롤, 알파케토글루타린산, GDF11, KLOTHO, b-NMN, 옥시토신의 3D파동이 담겨있습니다.

줄기세포면역(STC) 줄기세포 활성과 면역강화물질의 3D파동들의 종합입니다.

근력회복(MR) 근력회복에 도움이 되는 칼라파동을 담았습니다. 대부분의 사람들이 근육이 굳어있고 근육과 관절 사이에 노폐물이 쌓여있는데 이를 다스리며 여러 개 지니면 더욱 좋습니다.

2-2 수명연장 · 항노화

KLOTHO 두뇌보호, 인지능력상승, 치매예방과 노화방지 효과가 입증된 KLOTHO의 3D파동을 담았습니다. KLOT

HO에 이상이 생기거나 부족하면 근육 뼈의 소실, 동맥경화 등 노화가 촉진됩니다.

옥시토신(O) 사회성과 신뢰성을 길러주고, 자폐에 특별한 기능성을 보이며 오르가즘을 촉진시켜줍니다. 사랑의 호르몬으로 알려져 있습니다. 통증제어효과, 숙취해소효과가 최근 보고되었고, 지방연소과정을 촉진해서 비만 다이어트에 효과적이며 수명연장효과도 보입니다.

멜라토닌(ML) 불면증에 효과를 보이며, 시차적응, 뼈와 치아 강화, 관절염 등에 도움이 되며 수명연장효과와 강한 항산화효과를 보이며, 치매 자폐예방에도 도움된다고 보고되고 있습니다.

NMN(β-NICOTINEAMIDE MONONUCLOTIDE) β-NMN의 3D파동이 담겨있습니다. 장수유전자인 시르투인 유전자를 활성화시킵니다. 최근 쥐를 이용한 실험결과 생후 22개월(사람수명 60세)의 암컷에 1주간 세포변화를 확인한 결과 생후 6개월(사람수명 20세)로 변화된 것으로 확인된 바 있습니다.

AKG(alpha-ketoglutarate) 소식(小食)과 같은 효과를 발휘해서 선충실험에서 수명을 50% 늘렸습니다.

GDF11(GF11) 뇌혈관과 줄기세포를 증가시키고 뇌기능을 개선시키며 심장비대를 억제해주며 근육손상을 회복시켜주며 운동능력을 상승시키며 수명연장효과를 보입니다.

라파마이신(RP) 수명연장효과, 자폐예방 및 치료효과, 항암효과, 자가면역질환에 대한 효과를 보입니다.

메트포르민(MF) 원래 당뇨약으로 개발되었으나 혈당조절효과 외에 심혈관질환예방, 항암효과, 뇌세포성장과 두뇌활성효과, 치매예방효과, 자폐치료 효과 그리고 수명연장효과가 보고되었습니다.

TA(TELOMERASE ACTIVATOR) 텔로미라제에 의해서 암세포는 무한대의 수명을 갖습니다. 텔로미라제의 칼라파동과 최근 개발된 TELOMERASE ACTIVATOR(TA-65)의 3D파동을 담았습니다.

RT 수명연장효과가 입증된 자연물질 레스베라트롤과 공진단, 환소단, 연령고본단의 파동을 담았습니다.

글리신(GLY) 노화된 미토콘드리아를 정상화시켜서 노화방지와 수명연장효과를 보입니다.

싱귤레어(SG) 천식약으로 개발되었으나 치매를 완화하고 멈출 수 있는 것이 최근 밝혀졌습니다. 나이든 쥐의 뇌에서 염증을 제거하고, 혈류두뇌장벽(BBB)의 강도를 개선하며, 나이든 쥐들의 신경성장을 촉진해서 나이든 쥐들의 학습과 기억을 젊은 쥐들과 비교할 수 있을 정도로 회복시켰습니다.

메틸렌블루(MB) 치매와 파킨슨씨병에 대한 치료효과와 미토콘드리아를 활성화시켜서 조로증을 치료하며 건강한 세포에서도 수명연장효과를 보이는 것이 최근 보고되었으며 통증제어 효과도 보입니다.

FGF21(FG) 다이어트와 당뇨에 도움이 되는 호르몬이나 최근 갑상선을 보호하고 면역기능을 증진시키며 동물실험에서 수명을 40%까지 연장시켰다는 논문이 2016년 발표되었습니다.

2-3 줄기세포면역

TF(TRANS FACTOR) 세포의 면역기능을 강하게 활성화시켜서 다양한 질환들에 치료효과를 보입니다.

AVEMAR 밀배아 추출물로 만든 제품으로 헝가리어로 아베마리아라는 뜻으로 암환자의 면역을 강하게 회복시켜줍니다. AHCC와 푸코이단의 3D파동도 함께 담았습니다.

SE2 줄기세포를 활성화시켜줍니다.

LM(LAMININE) 손상된 세포를 회복시켜주고 줄기세포를 활성화시켜줍니다.

SKINE(SSTEMKINE) 락토바실러스 박테리아의 세포벽으로부터 추출한 물질로 줄기세포의 양을 증가시킵니다.

GN(GLYCONUTRIENT) 인체의 모든 기능은 효소에 의해서 일어납니다. 효소단백질이 기능을 잘 할 수 있도록 도와주며 외부의 에너지로부터 보호해주는 효과가 있습니다.

스템카인(SKINE) 줄기세포를 활성화시키는 것으로 알려진 자연물질입니다.

2-4 항산화

씨놀(SN) 감태에서 추출한 강력한 항산화물질로 노화방지, 항염증, 혈액순환개선, 파킨슨씨병과 같은 두뇌질환을 포함해서 암, 당뇨, 아토피, 천식, 비염, 자가면역질환, 관절염, 신경통, 고혈압, 심장질환, 성기능강화 등 모든 질환에 만병통치약과 같은 효과를 보입니다.

아로니아(AR) 뛰어난 항산화작용으로 노화방지 효과와 함께, 시력개선 혈관질환, 당뇨, 다이어트, 피부미용 등 다양한 기능성을 보이는 아로니아의 3D파동을 담았습니다.

탄닌(TN) 복합폴리페놀로 강한 항산화효과를 보이며 방광염 예방효과와 항암효과를 보이며, 충치예방효과, 피부노화억제와 항노화기능을 보입니다.

쏨바귀민들레(SSM) 쏨바귀와 민들레는 디톡스효과, 항산화작용과 항암효과, 항스트레스효과를 보이며 시력향상, 면역력증강, 간보호효과, 위보호효과, 항염증효과들을 보입니다. 진공증류방식으로 추출해서 기능을 극대화했습니다.

아피게닌(Apigenin) 항산화작용과 항염증작용을 하며 강한 항암효과를 보입니다. P53을 활성화시켜서 세포자살을 유도하고 신생혈관을 억제해서 전립선암, 자궁암, 유방암, 대장암에 치료효과를 보입니다. 최근 뇌세포의 성장을 촉진시키고, 뇌세포 간의 연결을 더 강력하게 해주어 치매, 알츠하이머, 파킨슨씨병, 정신분열증에 치료효과를 보인다는 논문이 보고되었습니다.

NCS(N-ACETYL CYSTEIN) 두뇌보호효과와 함께 항산화효과 항염증작용을 보이며 조울증, 우울증, 정신분열증, 마약중독 및 자폐치료에도 도움이 됩니다.

멜라토닌(ML) 불면증에 효과를 보이며, 생체리듬을 정상화해서 시차적응을 돕고, 뼈와 치아 강화, 관절염 등에 도움이 되며 강한 항산화효과를 보입니다.

SOD 활성산소를 제거하는 강한 항산화효소인 SOD(SUPER OXIDE DISMUTASE)의 3D파동입니다.

구연산피부르산(PVCT) 구연산과 피부르산의 3D파동입니다.

항산화음이온(AONI) 생리활성을 촉진하는 음이온과 항산화작용을 하는 칼라파동을 담았습니다.

미토콘드리아항산화(MITA) 미토콘드리아의 전자전달 물질인 COENZYMEQ와 NADH와 미토콘드리아의 항산화를 방지하는 글루타치온의 3D파동입니다.

2-5 비타민

RETINOIC ACD(RA) 비타민A가 만들어내는 물질로 다양한 기능성을 보입니다. 특히 신경세포의 성장, 분화, 성숙에 관여하며, 당뇨치료효과, 항암효과를 보이며, 눈 건강과 청력보호효과를 보입니다.

VB(VITAMIN B) B3의 경우 사회성을 개선해주고, B9의 경우 암줄기세포를 정상세포로 재분화시켜주는 것이 최근 보고되었습니다.

VC(VITAMIN C) 비타민C

VD(VITAMIN D) 비타민D 정상적인 두뇌발달과 기능에 도움이 되며 자폐아에게 부족합니다. 비타민D는 대부분의 사람에 결핍되어 있습니다. 뼈를 강화시켜주고 운동능력을 상승시켜주며 뇌졸중, 당뇨, 류마티스를 비롯한 자가면역질환, 암 예방효과, 관상동맥, 심근경색, 심혈관계질환을 예방해줍니다.

W3 인체에 꼭 필요하고 체내 박테리아 환경을 정상화시키는 오메가3 오일의 3D파동입니다.

B17 강한 항암효과를 보이며, 일반인에게는 면역기능을 강화시켜서 만병통치약과 같은 역할을 합니다.

2-6 미토콘드리아

미토콘드리아(MIT) 미토콘드리아는 세포에 필요한 에너지를 만들어냅니다. 미토콘드리아를 활성화시키는 칼라파동과 물질들의 3D파동입니다.(2-6에 미토콘드리아 활성물질들의 단일 카드들이 있습니다)

DOXYCYCLIN(DOX) 항생제이나 미토콘드리아합성 단백질을 안정화시켜서 수명연장효과를 보입니다.

BHB(β-HYDROXYBUTYRATE) 미토콘드리아를 활성화시켜줍니다.

LGL D-LACATE와 GLYCOLATE와 로자탄의 3D파동입니다. D-LACATE와 GLYCOLATE는 미토콘드리아를 보호해주고 제초제와 같은 농약으로부터 얻은 두뇌손상을 회복시켜주며 파킨슨씨병을 개선하는데도 도움이 됩니다. 로자탄은 혈압약이나 신경세포를 보호해주고 파킨슨, 치매 알츠하이머를 예방해줍니다. 미토콘드리아를 활성화시켜주고 근육소실을 방지해줍니다.

키네틴(KIN) 식물성장 호르몬으로 여드름치료, 주름개선 등에 효과를 보여서 화장품원료로도 쓰이고 있으며, 최근 미토콘드리아의 기능을 회복시켜주고, 파킨슨씨병을 개선시켜주는 것이 보고되었습니다.

POLYMVA 미토콘드리아를 활성화시켜서 면역기능을 강화시켜줍니다. 암환자에게 특히 필요합니다.

메틸렌블루(MB) 치매와 알츠하이머, 파킨슨씨병에 대한 치료효과와 미토콘드리아를 활성화시켜서 조로증을 치료하며 건강한 세포에서도 수명연장효과를 보이는 것이 최근 보고되었습니다.

글리신(GLY) 미토콘드리아를 정상화시켜서 노화방지 효과를 보이는 것이 보고되었습니다.

올리고마이신(OG) 뇌전증과 미토콘드리아복합체1(COMPLEX1)에 문제가 있을 때 도움을 줍니다.

2-7 미네랄

게르마늄(GE) 만병통치약과 같은 역할을 하면서 외부의 에너지로부터 보호해줍니다.

액티바(ACTIVA) 나노 크기의 암석의 기본구조를 그대로 간직해서 촉매작용을 하며 물을 공진시켜서 강한 에너지를 발산하며, 혈액과 혈관을 정화해서 자연치유력을 회복시켜줍니다.

칼슘마그네슘(CAMG) 가장 필수적으로 필요한 미네랄로 인체에 결핍되기 쉽습니다. 많은 질환들이 칼슘마그네슘 부족으로 비롯된다 해도 과언이 아닙니다. 최근 마그네슘이 알츠하이머의 진행을 억제한다고 보고되었습니다.

구리아연(CUZN) 항균작용, 항산화작용, 면역작용, 남성기능강화, 뼈 강화 등의 기능을 보입니다.

유황(SM) 면역기능을 강화시키며 몸을 따뜻하게 해 줍니다.

리튬(LI) 우울증 조울증을 치료하고, 신경안정효과와 두뇌 줄기세포를 성장시킵니다.

셀레늄(SE) 항산화역할과 항암효과 외에 다양한 치유효과를 보입니다.

에너지소금(ES) 1000도 이상의 높은 열로 200시간 가열하여 불순물을 제거한 빛소금의 에너지와 김일훈선생이 생전에 직접 만든 30년이 넘은 인산죽염의 에너지와 발효소금의 에너지를 함께 담았습니다. 일반인의 건강에 도움이 됩니다.

2-8 인체보호금속

알키미온(ALC) 공간에너지를 오랜 시간에 걸쳐 금속에 담았으며 강한 인체보호효과를 보입니다.

금(AU) 항균작용 외에 인체를 외부의 에너지로부터 보호해줍니다.

은(AG) 항균작용 외에 생체재생을 촉진시키는 유일한 물질이며 거의 만병통치약의 기능을 합니다.

백금(PT) 항산화작용과 피부보호효과 외에 인체를 외부의 에너지로부터 보호해줍니다.

다이아몬드(DIA) 인체를 외부에너지로부터 보호해줍니다.

빛소금(LS1000) 1000도 이상의 높은 열로 1000시간(총41일)을 가열하여 제작했으며, 아주 강한 에너지를 담고 있어서, 두뇌질환을 포함해서 많은 난치병 환자들에게 도움이 되며, 외부의 유해에너지로부터 지켜주는 뛰어난 효과를 보입니다.

2-9 천연물질

대마오일(HPO) 대마오일은 암, 파킨슨씨병, 간질을 비롯한 경련억제와 우울증을 비롯한 두뇌질환, 자가면역질환, 관절염, 당뇨 외에 최근 뼈성장에 도움이 되며 골밀도소실을 방지하는 것이 보고되었습니다.

산삼(SS) 천연산삼과 산삼줄기세포의 3D파동을 담았습니다.

웅담(W) 웅담과 자하거(태반)의 3D파동을 담았습니다.

녹용(ANT) 녹용의 3D파동을 담았습니다.

구판(KP) 녹용과 함께 신장을 보호하고 뼈를 튼튼하게 합니다. 최근 항염증효과도 발표되었습니다. 구판(귀판)은 신음(腎陰:신장의 음기)을 보하고 임맥(任脈)을 통(通)하게 합니다. 반면, 녹용은 신양(腎陽:신장의 양기)를 강장(強壯)케 하여 독맥(督脈)을 보(補)하는 효능이 있다고 합니다.

겨우살이(SKPD) 면역기능을 상승시키고, 항암효과와 혈당과 혈압조절에 탁월한 효과를 보이는 겨우살이와 마태, 결명자, 산사자, 구기자, 결명자와 감초를 비롯한 30여종 약재를 발효한 3D파동이 담겨있습니다.

석청(SOM) 산삼과 견줄 정도의 효능을 지닌 석청과 면역증강, 허약체질개선 뇌졸중후유증개선, 간기능개선, 남성기능개선, 관절염 등 다양한 질환에 효과를 보이는 토종가시오가피와 면역을 강화시키는 버섯들(영지버섯, 동충하초, 상황, 꽃송이, 노루궁뎅이)의 3D파동을 담았습니다.

금당(KD) 북한에서 개발한 면역증강제로(금당2) 인삼의 다당체를 희토류와 착화합물로 형성하였고, 에이즈, 조류독감 뿐 아니라 메르스에도 효과 있으며, 암을 비롯한 모든 질환을 치료한다고 선전합니다.

실크아미노산(SQ) 실크를 발효해서 만들어진 유리 아미노산들의 3D파동으로 각 아미노산의 기능이 모두 종합되어 있으며, 만병통치약이라고 할 수 있을 정도로 다양한 기능성을 보입니다.

진공약재(VN) 진공증류방식으로 저온추출해서 기능을 극대화한 약재들의 종합입니다.(은행잎, 로즈마리, 솔잎, 콩나물, 마늘, 생강 계피, 꾸찌뽕, 모링가, 로즈마리, 죽력, 천마, 감초)

마늘생강계피(VGCG) 마늘은 항균효과와 면역기능증강 항염증 항암효과 남성기능강화 등 다양한 기능성을 보입니다. 생강계피도 항균, 항염증 기능 외에 몸을 따뜻하게 하며, 수족냉증에 도움이 되며, 남성기능을 강화할 뿐 아니라 여성에게도 도움이 됩니다. 진공증류방식으로 추출해서 기능성을 강화했습니다.

식물에너지(SO) 식물에 내재하는 치유에너지를 추출하여 담았습니다.

씀바귀민들레(SSM) 씀바귀와 민들레는 디톡스효과, 항산화작용과 항암효과, 항스트레스효과를 보이며 시력향상, 면역력증강, 간보호효과, 위보호효과, 항염증효과들을 보입니다. 진공증류방식으로 추출해서 기능을 극대화했습니다.

구기자산수유(KS) 간과 신장에 뛰어난 약성을 보이는 구기자와 산수유의 3D파동을 담았습니다. 최근 구기자가 치매의 원인물질 베타아밀로이드 침착을 개선하는 것이 보고되었습니다.

탄닌(TN) 복합폴리페놀로 강한 항산화효과를 보이며 방광염 예방효과와 항암효과를 보이며, 충치예방효과, 피부노화억제와 항노화 기능을 보입니다.

황칠(YP) 항산화효과, 면역력상승, 뼈, 치아 재생, 간보호효과, 항암효과가 논문으로 보고되었습니다.

강황(KH) 카레의 성분 커큐민이 고농도로 함유되어 있으며 항암효과를 보이며 치매예방과 손상된 두뇌를 치료합니다.

죽력(BP) 대나무기름을 말하며 예로부터 내려온 전통약재입니다. 생강과 같이 사용하면 효과가 증가합니다. 중풍, 당뇨, 고혈압에 효능을 보이며 눈을 밝게 해 주며, 만성피부병, 팔다리저림에도 도움됩니다.

유익미생물(HBM) 인체에 유익한 미생물을 정리했습니다. 한국의 토종미생물 중에서 우연히 발견되어 뛰어난 기능성이 입증된 유익미생물 4가지 종류와 일본의 대표적 유익미생물 EM도 포함합니다. 거의 만병통치라고 할 정도로 다양한 기능성을 발휘합니다.

발효한약(FH) 한약을 황국균으로 발효(육신곡), 콩을 황국균과 고초균으로 발효(담두시), 곡식을 홍국균으로 발효(홍육신곡)해서 약성을 극대화하고, 선옥균의 3D파동이 첨가되었으며, 항산화물질, 면역강화물질이 증가되었습니다. 당뇨, 고혈압, 중풍예방, 동맥경화(혈액순환), 지방

간(콜레스테롤저하), 비만에 효과를 보입니다.

초오(CHO) 맹독이라서 부자와 함께 사약으로도 쓰이기도 했습니다. 하지만 관절염, 류마티스 관절염, 근육마비, 척추염, 좌골신경통, 구완와사, 손발저림, 중풍 등 신경통 및 마비증상에 특효약이며, 강심 및 진통작용을 하며, 정신분열증과 신경쇠약증에도 효과를 보입니다. 물질이 아니기 때문에 카드에 담긴 3D파동은 부작용이 없이 약효를 나타낼 수 있습니다.

3-1 인체기관 6종

간(L) 간 건강 뿐 아니라 눈 건강에도 필수적으로 필요합니다.

신장(K) 신장건강에 도움이 됩니다.

폐(LU) 폐 건강, 기관지 및 호흡기관련 건강에 도움이 됩니다.

심장(SH) 심장을 강화시키는 정보로 구성되어 있습니다.

위대장(GI) 위 대장에 관련된 한의학적정보와 칼라파동으로 구성되어 있습니다.

눈(EYE) 눈 건강에 도움이 되는 약리물질들과 눈을 보호·치료하는 팔미지황탕과 세간명목탕의 3D파동을 담았고, 혈행개선과 녹내장, 백내장을 치료하는 칼라파동을 담았습니다.

3-2 위췌장질환

위대장(GI) 위, 대장, 십이지장궤양, 췌장염에 도움되는 한의학적정보와 칼라파동으로 구성되어 있습니다.

유산균생효소(LE) 유산균 생효소 및 디톡스 물질들의 3D파동을 담았고, 위, 대장 건강에 도움이 됩니다.

N극(Npole) 침착하게 하고 염증과 통증을 억제하고 암을 억제합니다.

S극(Npole) 활기를 줍니다. 췌장의 염증이 아니라 기능을 회복시키기 위해서는 S극을 사용합니다.

효소(EZ) 밀가루의 글루텐과 카세인을 소화할 수 있는 DPP4의 3D 파동을 담았습니다. 단백질 분해효소의 3D파

동도 포함되어 있습니다.

연년반하탕(SP) 위염과 췌장의 염증에 효과를 보입니다.

3-3 눈건강 6종

눈(EYE) 눈 건강에 도움이 되는 약리물질들과 눈을 보호·치료하는 팔미지황탕과 세간명목탕의 3D파동을 담았고, 혈행개선과 녹내장, 백내장을 치료하는 칼라파동을 담았습니다.

NCS(N-ACETYL CYSTEIN) 강한 항산화작용으로 항염증효과를 보이면 두뇌보호 우울증에 도움이 되며, 백내장을 비롯한 눈 질환에 치료효과를 보입니다.

RETINOIC ACD(RA) 비타민A가 만들어내는 물질로 다양한 기능성을 보입니다. 특히 신경세포의 성장, 분화, 성숙에 관여하며, 당뇨치료효과, 항암효과를 보이며, 눈 건강 외에도 청력보호효과를 보입니다.

혈행개선(BL) 눈 질환의 근본원인이 혈액흐름의 장애로 알려져 있기 때문입니다. 혈액순환에 도움이 되는 20개 이상의 약재들의 정보입니다.

루센티스(LT) 황반변성 치료물질인 루센티스의 파동을 담았습니다.

루테인(LT) 눈건강에 도움이 되는 루테인의 파동을 담았습니다.

엔도스타틴(ET) 종양 뿐 아니라 눈의 비상적인 혈관성장을 억제해서 황반변성을 치료합니다.

도파민(D) 최근 L-DOPA가 노인성 황반변성을 치료하는 것이 알려졌습니다. 도파민이 망막을 보호하기 때문입니다. 도파민을 사용할 수 없기 때문에 도파민의 전구물질인 L-DOPA를 사용하는 것입니다.

아로니아(AR) 뛰어난 항산화작용으로 노화방지 효과와 함께, 시력개선 혈관질환, 당뇨, 다이어트, 피부미용 등 다양한 기능성을 보이는 아로니아의 3D파동을 담았습니다.

스피루리나(SPR) 나선형태의 조류물질로 면역기능 상승, 항산화작용, 해독기능, 피부미용 등 다양한 효과를 보입니다. 복용 후 구내염, 원형탈모, 백내장, 노안개선 등의 효과를 보고하고 있습니다.

P물질-SUBSTANCE-P(SP) 몸속의 줄기세포를 해당부위로 끌어 모아 퇴행성관절염의 진행을 막고 무릎연골을 재생시킵니다. 골다공증 예방과 치료에 도움되며 상처치유, 조직재생, 각막을 재생시켜주기도 합니다. SUBSTANCE-P(P물질)은 통증감각을 전달하기 때문에 과다투여 시 통증을 증가시킬 수도 있습니다,

3-4 간

간(L)

글리시리진(GY) 간경화에 도움이 됩니다.

카페인(CF) 콜라, 에너지드링크, 커피 등 카페인음료에 대한 해독작용을 하며, 피로회복에 도움이 되며, 간을 보호하는 효과와 파킨슨씨병에 대한 치료효과가 최근 보고되었습니다.

가바(GA) 간뿐 아니라 신장건강에도 도움됩니다.

진공쑥(VS) 인진쑥을 진공증류방식으로 저온추출해서 기능을 극대화했으면 간질환에 큰 도움됩니다.

씀바귀민들레(SSM) 씀바귀와 민들레는 항산화작용과 항암효과를 보이며 시력향상, 면역력증강, 간보호효과, 위보호효과, 항염증효과들을 보입니다. 진공증류방식으로 추출해서 기능을 극대화했습니다.

구기자산수유(KS) 간과 신장에 뛰어난 약성을 보이는 구기자와 산수유의 3D파동을 담았습니다.

황칠(YP) 항산화효과, 면역력상승, 뼈, 치아의 재생작용, 간보호효과, 항암효과가 보고되었습니다.

죽력(BP) 대나무기름을 말하며 예로부터 내려온 전통약재입니다. 생강과 같이 사용하면 효과가 증가합니다. 중풍, 당뇨, 고혈압에 효능을 보이며 눈을 밝게 해 주며, 만성피부병, 팔다리저림에도 도움됩니다.

3-5 신장

신장(K)

EPO

가바(GA)

구기자산수유(KS) 간과 신장에 뛰어난 약성을 보이는 구기자와 산수유의 3D파동을 담았습니다.

3-6 심장

심장(SH) 심장을 강화시키는 정보로 구성되어 있습니다.

인데놀(ID) 빈맥, 협심증, 고혈압에 효과를 보이며, 무대공포증, 발표불안 같은 불안장애, 편두통 치료제로 사용됩니다.

웅담(W) 웅담의 빌리루빈의 항산화효과에 의해 심혈관계 질환의 예방과 염증예방효과를 보입니다.

3-7 뼈치아 건강

뼈치아건강(BNT)

대마오일(HPO) 대마오일은 암, 파킨슨씨병, 간질을 비롯한 경련억제와 우울증을 비롯한 두뇌질환, 자가면역질환, 관절염, 당뇨 등의 난치병에 다양한 효과를 보이며 최근 뼈성장에 도움이 되며 골밀도소실을 방지하는 것이 보고되었습니다.

비타민D(VD) 비타민D는 대부분의 사람에 결핍되어 있습니다. 비타민D가 뼈를 강화시켜줍니다. 뇌졸중, 관상동맥, 심근경색, 심혈관계질환을 예방해줍니다.

P물질-SUBSTANCE-P(SP) 몸속의 줄기세포를 해당부위로 끌어 모아 퇴행성관절염의 진행을 막고 무릎연골을 재생시킵니다. 골다공증 예방과 치료에 도움되며 상처치유, 조직재생, 각막을 재생시켜주기도 합니다. SUBSTANCE-P(P물질)은 통증감각을 전달하기 때문에 과다 투여시 통증을 증가시킬 수도 있습니다.

탄닌(TN) 복합폴리페놀로 강한 항산화효과를 보이며 방광염 예방효과와 항암효과를 보이며, 충치예방효과, 피부노화억제와 항노화기능을 보입니다.

베타시토스테롤(BST) 잇몸치료제 인사돌의 유효성분으로 치아관련 항염증효과(치주염), 전립선비대증, 남성탈모 등에 도움이 됩니다.

황칠(YP) 항산화효과, 면역력상승, 뼈, 치아의 재생작용,

간보호효과, 항암효과가 보고되었습니다.

구판(KP) 녹용과 함께 신장을 보호하고 뼈를 튼튼하게 합니다. 최근 항염증효과도 발표되었습니다. 구판(귀판)은 신음(腎陰:신장의 음기)을 보하고 임맥(任脈)을 통(通)하게 합니다. 반면, 녹용은 신양(腎陽:신장의 양기)를 강장(强壯)케 하여 독맥(督脈)을 보(補)하는 효능이 있다고 합니다.

3-8 폐기관지결핵

폐기관지보호(LUB) 폐기관지를 보호하는 칼라파동으로, 석면, 매연, 부유입자 등으로부터 보호합니다.

결핵(TB) 결핵과 결핵관련 질환 치유 칼라파동입니다. 대부분의 척추간협착증과 일부 디스크의 원인이 결핵군의 파동이기 때문에 이들 질환에도 사용합니다.

BCG(10M) 결핵예방백신이지만 방광암치료효과와 천식치료효과를 보이며 최근 췌장세포가 자가면역에 의해서 파괴되는 것을 보호해서 1형 당뇨병을 치료하는 기능이 알려졌습니다.

4-1 해독

독성(TX) 알려진 독성물질들의 3D파동을 사용해서 자연치유력을 강화시킵니다. 독성카드의 성분(봉독, 뱀독, 옻, 복어독, B17, 유황)들은 각각 단일카드로도 공급합니다.

바이러스(V) 바이러스로부터 보호하고 인체에 내재되어 있는 바이러스의 파동을 해독합니다.

기생충(PAT) 기생충 파동을 해독하는 칼라파동을 담았습니다. 전체적인 두드러기나 염증에 도움이 됩니다. 천연구충제인 흑호도액, 인진쑥, 빈랑, 관중의 3D파동도 담겨있습니다.

박테리아(BC) 박테리아의 파동을 해독합니다. 박테리아로 인한 염증에 도움이 됩니다.

방사성(RD) 방사선으로부터 지켜주며 자연치유력을 상승시켜줍니다.

스테로이드(CR) 스테로이드는 염증과 통증에 효과가 크지만 부작용이 많습니다. 정보로서의 스테로이드는 물질의

부작용이 없어 스테로이드의 기능과 동시에 스테로이드 해독 효과도 있다 할 수 있습니다.

씀바귀민들레(SSM) 씀바귀와 민들레는 항산화작용과 항암효과를 보이며 시력향상, 면역력증강, 간보호효과, 위보호효과, 항염증효과 들을 보입니다. 진공증류방식으로 추출해서 기능을 극대화했습니다.

DRDTX 금주, 금연, 마약으로 인한 금단증상을 없애주며 디톡스 기능의 천연물질입니다.

4-2 박테리아바이러스해독

유익미생물(HBM) 인체에 유익한 미생물을 정리했습니다. 한국의 토종미생물 중에서 우연히 발견된 기능성이 뛰어난 유익미생물 4가지 종류와 EM을 포함합니다. 거의 만병통치라고 할 정도로 다양한 기능성을 발휘합니다. 탈모방지와 발모효과를 보입니다.

결핵(TB) 결핵 예방과 결핵관련질환의 치유를 위한 칼라파동입니다.

BCG(10M) 결핵예방백신이지만 방광암치료효과와 천식치료효과를 보이며 최근 췌장세포가 자가면역에 의해서 파괴되는 것을 보호해서 1형 당뇨병을 치료하는 기능이 알려졌습니다.

감기바이러스(CD) 감기바이러스 해독 칼라파동입니다. 감기예방 및 치료에 도움이 될 수 있습니다.

간염바이러스(CV) 간염바이러스로부터 보호하는 칼라파동입니다.

자궁보호(HPV) HPV는 자궁암의 원인바이러스이며 자궁암 뿐 아니라 생식기감염을 일으킵니다. HPV백신이 바로 자궁암백신입니다. HPV 해독 칼라파동과 자궁근종을 예방 치료하는 칼라파동을 담았습니다.

CMVHS CMV와 헤르페스(HS) 예방 및 해독합니다. CMV와 헤르페스 파동은 공기를 통해서, 집의 배관을 통해서 끊임없이 사람에 영향을 줍니다. 특별히 CMV는 잠재형으로 우리 몸에 잠복하다 면역저하 등의 원인으로 문제를 일으키는 형태의 바이러스입니다. CMV가 임상적으로 전신에 걸쳐 대단히 많은 문제를 일으키기 때문에 따로 공급합니다. CMV는 HS와 같이 공기를 통해서, 집의 배관을 통해서 끊임없이 사람을 공격합니다.

4-3 독성물질

봉독(BT) 봉독은 모든 염증을 개선시키고 자가면역질환에 효과적입니다. 특히 관절염 류마티스성 관절염에 효과적이면 파킨슨씨병을 개선시킵니다.

옻(UR) 면역기능을 강화시키며 거의 모든 질환에 치유효과를 보입니다.

복어독(TT) 물질로서의 복어독은 사망에 이를 정도로 맹독이지만 동시에 면역기능을 강화시키며 통증, 아토피, 빈혈, 항암효과 등 다양한 질환에 효과를 보입니다. 복어독의 3D파동은 매우 안전합니다.

뱀독(ST) 특별히 암을 이기는데 도움을 주며 통증개선과 아토피 및 피부질환에 도움이 됩니다.

B17 살구씨 등에서 추출되며 탁월한 항암효과 있습니다. 일반인에게는 면역기능을 정상화시킵니다.

SM(유황) 면역기능을 강화시키며 몸을 따뜻하게 해 줍니다.

보톡스(BTX) 물리적 신경손상으로 인한 통증, 항암치료로 인한 통증, 당뇨합병증으로 인한 말초 신경손상으로 인한 통증 등을 억제하는 것이 최근 보고되었습니다. 통증부위에 가까이 카드를 위치합니다.

4-4 인체보호

인체보호(UN) 인체를 수맥과 전자파와 같이 외부의 해로운 파동으로부터 보호하고 자율신경밸런스를 지켜주며, 외부에너지로부터 보호해주는 기능을 합니다.

송과체(PNG) 예지력과 창조력의 근원으로 알려진 송과체의 퇴화(석회화)를 막는 칼라정보를 담았습니다. 심층무의식(SCF) 표층무의식과 심층무의식에 담겨있는 해로운 에너지를 제거해줍니다.

인체보호칼라(HPT) 자율신경을 지켜주며, 두뇌를 보호하고, 인체를 외부 에너지로부터 지켜주는 칼라파동을 담았습니다.

인체회복(HR) 외부의 에너지를 제거한 이후에 인체를 정상적으로 회복시켜줍니다.

동조파보호(RSP) 원래 의사를 환자의 탁한 기운으로부터 보호하기 위해서 만든 칼라파동입니다. 일반인에게 적용할 때 외부의 탁한 에너지로부터 인체를 지켜줍니다.

액티바(ACTIVA) 나노 크기의 암석의 기본구조를 그대로 간직해서 촉매작용을 하며 물을 공진시켜서 강한 에너지를 발산하며, 혈액과 혈관을 정화해서 자연치유력을 회복시켜줍니다.

인체보호금속(PM) 인체를 보호하는 자연계의 강한 에너지를 갖는 귀금속인 금, 은, 백금, 다이어몬드와 게르마늄 그리고 공간에너지를 담은 금속인 알키미온의 파동을 한 카드에 담았습니다. 인체보호금속의 각 성분은 단일카드로도 만들어져 있습니다. 인체보호미네랄.(2-9)

빛소금(LS1000) 1000도 이상의 고열로 1000시간(총41일)을 가열하여 제작했으며, 아주 강한 에너지를 담고 있어서, 특별히 두뇌질환을 포함해서 많은 환자들에게 도움이 될 것입니다.

CMVHS CMV와 헤르페스예방 및 해독과 상념체로부터 보호합니다. CMV와 헤르페스바이러스 파동은 공기를 통해서, 집의 배관을 통해서 끊임없이 사람에 영향을 줍니다. 특별히 CMV는 잠재형으로 우리 몸에 잠복하다 면역저하 등의 원인으로 문제를 일으키는 형태의 바이러스입니다. CMV가 임상적으로 전신에 걸쳐 대단히 많은 문제를 일으키기 때문에 따로 공급합니다. CMV는 HS와 같이 공기를 통해서, 집의 배관을 통해서 끊임없이 사람을 공격합니다.

공간에너지(SE) 피라밋과는 다른 공간의 질서를 창출하는 강한 에너지를 담았습니다. 혼돈으로부터 질서를 유지하는 효과, 물을 6각수로 만드는 효과, 발효촉진효과, 질병치유효과 등 다양한 효과가 입증되었습니다. 응용미약에너지 2016년 12월호에 공간에너지의 질서유지효과에 대해서 발표되었습니다.

수처리스티커(UT) 물의 클러스터를 작게 하여, 물에 기능성을 부여하며, 파이프라인을 타고 들어오는 나쁜 외부에너지를 정화하는 효과도 있습니다. 스티커는 음식용기나 화장품 용기, 유엠 물병에도 부착하셔도 좋습니다.

공간정화스티커(UNSP) 배관을 타고 들어오는 수맥이나 바이러스파동과 같은 외부의 탁한 에너지로부터 보호해줍니다. 스티커를 모든 파이프라인, 샤워라인, 화장실 세면대, 변기, 베란다의 빗물이 내려가는 우수관 등에 부착합니다. 화장실의 배수구 밑에는 공간정화카드를 사용해서 외부에너지로부터 보호합니다.

5-1 남성종합

남성(MP) 남성에게 도움이 되는 정보의 종합입니다. 갱년기 여성이 사용해도 기력을 회복하는데 그리고 갱년기를 극복하는데 도움될 수 있습니다.

남성호르몬(M) 테스토스테론의 3D파동을 담았습니다. 갱년기 여성이 사용해도 도움될 수 있습니다.

성장(G) 회춘호르몬이라고 불리는 성장호르몬과 성장호르몬 촉진 물질들의 3D파동입니다.

갑상선(T) 갱년기를 지나면서 병증은 아니라도 갑상선호르몬이 낮아지면서 먹지 않아도 살이 찌고 피곤해집니다. 갑상선카드는 낮아진 갑상선호르몬을 보완해줍니다. 갑상선기능저하는 스테로이드 호르몬 부족에 기인하는 경우 많기 때문에 스테로이드 호르몬도 함께 사용하면 좋습니다. 그러나 스테로이드 호르몬은 낮에만 사용합니다.

뼈치아건강(BNT) 뼈와 치아건강에 도움이 되는 3D파동들입니다.

전립선(PS) 갱년기 남성의 전립선에 도움이 되는 물질들의 3D파동이 담겨있습니다.

BMP2 뼈, 치아, 연골 보호와 성장 그리고 골다공증 예방과 치료에 도움되는 단일 물질입니다.

베타시토스테롤(BST) 잇몸치료제 인사돌의 유효성분으로 항염증효과(치주염), 전립선비대증, 남성탈모 등에 도움이 됩니다.

근력회복(MR) 근력회복에 도움이 되는 칼라파동을 담았습니다. 대부분의 사람들이 근육이 굳어있고 근육과 관절 사이에 노폐물이 쌓여있는데 이를 다스리며 여러개 지니면 더욱 좋습니다.

FGF21(FG) 다이어트와 당뇨에 도움이 되는 호르몬이나 최근 갑상선을 보호하고 면역기능을 증진시키며 동물실험에서 수명을 40%까지 연장시켰다는 논문이 2016년 발표되었습니다.

프로게스테론(P) 여성에게는 여성암을 예방해주고, 남성에게는 탈모방지와 전립선비대증, 전립선암을 예방해주고 운동신경세포의 사멸을 억제하고 생존율을 높여서 근무력증에 도움이 될 수 있습니다.

EPO(Erythropoietin) 조혈기능을 촉진시킬 뿐 아니라 신경세포보호와 기억력을 향상시키고 신장을 보호하고 기력향상에 도움이 된다고 발표된 바 있습니다. 빈혈치료 뿐 아니라 일반적 건강에 도움이 됩니다.

기력증진(AIF) 항산화효과, 면역증강, 육체적 정신적 피로회복을 위한 파동들의 종합입니다.

남성페르몬(MPHR) 암컷을 유혹하기 위해서 곤충들이 사용하는 남성페르몬으로, 마우스에서 임신 전에 노출된 경우에도 태아의 두뇌발달을 촉진시키는 것이 최근 보고되었습니다. 여성을 편안하게 해줍니다. 남성페르몬은 남성의 정체성, 여성페르몬은 여성의 정체성을 더해줍니다.

5-2 남성파워

타다라필(TD) 시알리스의 성분입니다

네오비아그라(VN) 북한에서 개발된 천연성분으로 이루어져 남성기능 강화제입니다.

음양곽파극천(YP) 가장 대표적인 남성기능에 도움이 되는 약재입니다.

남성약재(MH) 브라질의 마카 그리고 남성기능에 도움 되는 한방의 천연물질들(보골지, 육종용, 홍경천, 야관문, 하수오)의 3D파동을 모두 담았습니다.

남성호르몬(M) 테스토스테론의 3D파동을 담았습니다.

도파민(D)
세로토닌(S)
아이코사노이드(PCE)
혈행개선(BL)

CGMP NO가 인체에 만병통치약과 같은 역할을 하는 것이 알려져 있고, 관련연구에 노벨의학상이 수상되었습니다. 비아그라, 시알리스와 같은 남성기능을 위한 약들의 타겟이기도 합니다. CGMP는 강력한 역할을 하기 때문에 명현반응도 나타날 수 있습니다.

카르니틴(CAR) 당과 지방의 연소를 도와주고 근육을 증가 시켜서 다이어트에 효과적이고 피로회복 및 인지능력 상승효과, 혈당감소, 남성기능향상 및 항노화효과를 보입니다.

5&6 운동능력

운동능력(AT) 운동능력을 상승시킵니다(근력과 지구력 상승). 순발력 상승을 위해서는 두뇌카드를 함께 사용합니다. 여성에도 피로회복과 기력향상에 도움이 될 수 있습니다. 운동전과 운동 중에 사용합니다. 교감신경을 긴장시키기 때문에 항상 사용하면 몸에 부담될 수 있습니다.

옥타코사놀(OT) 지구력증진, 체력향상, 신진대사활성, 순발력, 심폐기능향상 효과를 보입니다. 수천 킬로를 쉬지 않고 비행하는 철새들의 원동력입니다.

근력회복(MR) 근력회복에 도움이 되는 칼라파동을 담았습니다. 대부분의 사람들이 근육이 굳어있고 근육과 관절 사이에 노폐물이 쌓여있는데 이를 다스리며 여러개 지니면 더욱 좋습니다.

VD(VITAMIN D) 비타민D 정상적인 두뇌발달과 기능에 도움이 되며 자폐아에게 부족합니다. 비타민D는 대부분의 사람에 결핍되어 있습니다. 뼈를 강화시켜주고 운동능력을 상승시켜주며 뇌졸중, 당뇨, 류마티스를 비롯한 자가면역질환, 암 예방효과, 관상동맥, 심근경색, 심혈관계질환을 예방해줍니다.

S극(Spole) 활기 있게 하고, 기력을 주며, 식물과 동물성

장을 촉진시킵니다. 다른 카드의 기능을 증폭하는 작용을 합니다. 근육에 힘을 더해줍니다.

N극(Npole) 침착하게 하고 염증과 통증을 억제하고 암을 억제하고, 약한 근육을 탄탄하게 해줍니다.

6 여성종합

여성갱년기(F) 부작용없이 여성을 갱년기로부터 지켜줍니다.

성장(G) 회춘호르몬이라고 불리는 성장호르몬과 성장호르몬 촉진 물질들의 3D파동입니다.

여성호르몬(E&P) 에스트로겐과 프로게스테론의 3D파동을 담았습니다. 100세 이상 사는 분들의 95%가 여성입니다. 에스트로겐이 남성에게도 수명연장효과를 주는 것이 최근 발표되었습니다. 최근 에스트로겐이 각종 바이러스에 대한 저항성을 주는 것이 밝혀졌습니다.(여성암의 경우 F와 E&P 대신 프로게스테론(P)만 사용합니다. 프로게스테론은 유방암의 생존율을 높여주는 것이 최근 보고되었습니다.)

갑상선(T) 갱년기를 지나면서 병증은 아니라도 갑상선호르몬이 낮아지면서 먹지 않아도 살이 찌고 피곤해집니다. 갑상선카드는 낮아진 갑상선호르몬을 보완해줍니다. 갑상선기능저하는 스테로이드 호르몬 부족에 기인하는 경우 많기 때문에 스테로이드 호르몬도 함께 사용하면 좋습니다. 그러나 스테로이드 호르몬은 낮에만 사용하셔야 합니다.

FGF21(FG) FGF는 전체적인 인체의 대사작용을 조절해서 지방을 분해하고 다이어트 효과를 나타냅니다. 2016년 1월 갑상선을 보호하고 면역기능을 증진시키며 동물실험에서 수명을 40%까지 연장시켰다는 논문이 2016년 발표되었습니다. 2015년 12월에는 FGF21이 당분섭취와 알콜섭취를 억제해준다는 것이 보고되었습니다.

뼈치아건강(BNT) 뼈와 치아건강에 도움이 되는 정보들입니다.

BMP2 뼈, 치아, 연골 보호와 성장 그리고 골다공증 예방과 치료에 도움되는 단일 물질입니다.

아이코사노이드(PCE) 오메가3로부터 합성되는 대표적 좋은 아이코사노이드인 프로스타글란딘E1과 프로스타사이클린의 3D파동을 담았습니다. 면역조절, 아토피, 피부개선, 혈전방지 및 용해, 혈관확장, 남성기능촉진, 혈압조절, 다이어트, 우울증 등 광범위한 역할을 합니다.

CGMP NO가 인체에 만병통치약과 같은 역할을 하는 것이 알려져 있고, 관련연구에 노벨의학상이 수상되었습니다. 하지만 NO는 순간적으로만 존재할 수 있습니다. CGMP는 안정된 NO라고 볼 수 있습니다. CGMP는 강력한 역할을 하기 때문에 명현반응도 강하게 나타날 수 있습니다.

EPO(Erythropoeitin) erythropoeitin이 조혈기능을 촉진시킬 뿐 아니라 신경세포보호와 기억력을 향상시키고 신장을 보호하고 기력향상에 도움이 된다고 발표된 바 있습니다.

자궁보호(HPV) HPV는 자궁암의 원인바이러스이며 자궁암 뿐 아니라 생식기감염을 일으킵니다. HPV백신이 바로 자궁암백신입니다. HPV 해독 칼라파동과 자궁근종을 예방 치료하는 칼라파동을 담았습니다.

애엽(AY) 인진쑥에 비해 애엽은 뜨거운 성질을 갖습니다. 통증완화, 지혈작용을 하고, 특히 여성질환에 도움이 되며, 영성을 증가시키는 효능이 있습니다. 단군신화에 나오는 쑥이 바로 애엽을 말합니다.

13CDIM(13D) 식물(십자화과채소) 추출 여성호르몬 대체제로 암 예방 및 치료 효과가 있습니다.

여성페로몬(FPHR) 수컷을 더 편안하게 해주고 공격성을 없애줍니다. 공격적인 남성의 경우 폭력성이 줄어들 수 있습니다. 여성의 경우 여성의 정체성을 더해주고, 임신가능성을 높여준다고 합니다.

7 항균

라파마이신(RP) 항균제로 개발되었으나 항진균 및 항암기능, 자폐치료, 수명연장 효과를 보입니다.

MINOCYCLINE(MC) 항생제이며 최근 치매 파킨슨 루게릭병에 치료효과를 보이는 것이 알려졌습니다.

은(AG) 은의 기능성은 항균기능을 넘어서 거의 만병통치약의 기능을 합니다.

구리아연(CUZN) 항균작용뿐 아니라 항산화작용, 면역기능을 강화시키며, 남성기능에 도움이 됩니다.

프로폴리스(PP) 벌이 만들어내는 천연 항균제이며 면역기능을 강화시킵니다.

피톤치드(FT) 식물이 생산하는 천연 항균제로 다양한 인체 기능성을 발휘합니다.

마늘생강계피(VGCG) 마늘은 항균효과와 면역기능증강 항염증 항암효과 남성기능강화 등 다양한 기능성을 보입니다. 생강계피도 항균, 항염효과와 면역증강 및 몸을 따뜻하게 하며, 수족냉증에 도움이 되며, 남성기능을 강화할 뿐 아니라 여성에게도 도움이 되며, 최근 계피의 항암효과가 발표되었습니다.

8 백신종합

MMR(홍역 볼거리 성홍열)

DPT(디프테리아 백일해 파상풍)

BCG(결핵)

POLIO(소아마비)

HPB(B형간염)

CP(수두)

백신카드는 강도에 따라서 4단계로 총 24개로 구성되어 있습니다(30C, 200C, 1M, 10M).

필요한 백신카드만 사용하셔도 됩니다. 예를 들어 B형간염백신을 맞지 않았으면 사용할 필요 없습니다. 나머지는 기본 백신들이기 때문에 특별히 거부하지 않았다면 다 맞았다고 할 수 있습니다.

최근 백신이 자폐의 원인이라는 견해가 크게 대두되고 있습니다. 최근 번역된 '자폐증 및 행동발달장애 절망을 넘어서다', 'Impossible Cure-동종요법으로 자폐를 치료하다'와 같은 책을 읽어보시면 명확하게 이해하실 수 있습니다. 카페회원 분들 중에도 아이가 백신을 맞은 후, 열병을 앓고 그 후에 발달장애가 된 순간을 명확히 기억하는 분들

도 있습니다. 자폐와 발달장애가 아니라도 두뇌질환이 백신으로 비롯된 경우도 많이 있습니다.

백신에 의해서 자폐나 발달장애가 된 아이들을 해독하는 방법은 그 백신을 동종요법의 방식대로 사용하는 방법밖에 없습니다. 이독제독이라 할 수 있습니다.

동종요법을 적용하기는 매우 힘들고 시간이 걸리기 때문에 백신을 쉽게 해독하기 위해서 백신카드를 만들었습니다. 어릴 때 누구나 접종하는 MMR, DPT, BCG, 수두, 소아마비, 그리고 B형간염에 대해서 각각 강도(potency)에 따라 4가지 종류의 정보를 만들었습니다(총 24개의 정보). 이전에는 전체적으로 4개의 카드를 만들었고 효과를 뚜렷하게 경험한 분들도 있으나 강도가 너무 낮을 수 있다는 견해가 있어서 이번에는 훨씬 강하게 만들었습니다. 전체카드가 인체에 전혀 해롭지 않기 때문에 자폐나 발달장애 환자들 중에서 백신이 원인이 아닌 경우에도 사용하셔도 안전합니다. 백신카드는 낮은 강도부터 순서대로 사용합니다.

30C→200C→1M→10M

9 염증

염증(IM) 염증을 치료하는 다양한 물질들의 3D파동이 담겨있습니다.

봉독(BT) 봉독은 모든 염증을 개선시키고 자가면역질환에 효과적입니다.

NCS(N-ACETYL CYSTEIN) 강한 항산화작용으로 항염증 효과를 보이면 두뇌보호 우울증에 도움이 되며, 백내장을 비롯한 눈 질환에 치료효과를 보입니다.

GV(GV1001) GV1001은 세포의 수명을 연장하는 물질인 텔로미라제를 잘라낸 부분입니다. 암에 대한 백신으로도 사용되며, 항염증효과를 보이며 자가면역질환에도 치료효과를 보입니다.

글리시리진(GY) 감초의 주요성분으로 면역기능을 조화롭게 해줍니다.

프로폴리스(PP) 벌이 생산하는 천연항생제로 인체의 면역

기능을 증가시켜줍니다.

스테로이드(CR) 스테로이드는 염증과 통증에 효과가 크지만 부작용이 많습니다. 하지만 정보로서의 스테로이드는 물질에 비해서 안전하고 오히려 스테로이드를 해독하기도 합니다.

N극(Npole) 침착하게 하고 염증과 통증을 억제하고 암을 억제합니다.

10-1 아토피 알레르기 천식

염증(9)

화학물질아토피(CH)

엘러지(ALGY) 계란, 우유, 밀가루, 콩의 3D파동을 담았습니다. 엘러지 유발물질들에 대한 백신의 역할을 할 수 있습니다. 카드에 의해서 엘러지가 유발될 수 있습니다.

10-2 남성비염

비염(RN) 특별히 비염과 축농증에 도움이 되는 한약재들의 파동을 담았습니다.(온청음, 갈근부자지황탕, 갈근보중익기탕, 맥문동, 어성초, 유근피)

남성페르몬(MPHR) 암컷을 유혹하기 위해서 곤충들이 사용하는 남성페르몬으로, 최근 논문에서 마우스에서 비록 임신 전에 노출된 경우에도 태아의 두뇌발달을 촉진시키는 것이 보고되었습니다. 임신전후에 사용할 때 아이의 머리가 좋아질 수 있습니다. 남성페로몬은 남성의 정체성을 증가시킵니다. 비염에 도움이 될 수 있습니다.

10-3 여성비염

비염(RN) 특별히 비염과 축농증에 도움이 되는 한약재들의 파동을 담았습니다.(온청음, 갈근부자지황탕, 갈근보중익기탕, 맥문동, 어성초, 유근피)

여성페로몬(FPHR) 수컷을 더 편안하게 해주고 공격성을 없애줍니다. 공격적인 남성의 경우 폭력성이 줄어들 수 있습니다. 여성의 경우 여성의 정체성을 더해주고, 임신가능성을 높여준다고 합니다. 비염에 도움이 될 수 있습니다.

11 간염

염증(9)

카페인(CF) 콜라, 에너지드링크, 커피 등 카페인음료에 대한 해독작용을 하며, 피로회복에 도움이 되며, 간을 보호하는 효과와 파킨슨씨병에 대한 치료효과가 최근 보고되었습니다.

바이러스(V)

간염(HV) A, B, C형 간염 모두에 도움이 됩니다.

12 퇴행성관절염

염증(9)

관절염(BM)

BMP2 뼈, 치아, 연골 보호와 성장 그리고 골다공증 예방과 치료에 도움되는 단일 물질입니다.

뼈치아건강(BNT)

계족교(CFT) 토종닭발추출물에 한약재(녹각, 해동피, 두충, 오가피) 등을 첨가하여 만들었으며, 퇴행성관절염, 류마티스, 신경통, 디스크 등에 도움이 됩니다.

13-1 자가면역

자가면역(AI)

라파마이신(RP) 수명연장효과 외에 자가면역질환에 효과가 입증되었습니다.

날트랙손(NR) 알콜중독, 비만, 자가면역질환에 치료효과를 보입니다.

여성호르몬(E&P) 에스트로겐과 프로게스테론의 3D파동을 담았습니다. 100세 이상 사는 분들의 95%가 여성입니다. 에스트로겐이 자가면역질환에 치료효과를 보이는 것이 최근 보고되었습니다. 에스토로겐은 남성에게도 수명연장효과를 보여줍니다.

아세틸콜린(A) 창의력과 두뇌를 활성화시켜 줍니다. 부교감신경을 올려주기 때문에 안정시켜주는 역할을 하며, 스트레스로 인한 교감신경항진으로 인한 질환들-자가면역질환에 효과 있습니다.

염증(9)

13-2 자가면역 칼라파동

루푸스(LUP)

크론(CROH)

쇼그렌(SHO)

베체트(BECH)

건선(PSOR)

13-3 위대장 염증 및 궤양(크론 및 베체트)

염증(9)

자가면역(13)

위대장(GI)

크론(CROH)

베체트(BECH)

토파시티닙(TF) 류마티스 건선 치료제로 개발되었으나 최근 전신 탈모 및 원형탈모를 획기적으로 치료하는 것이 보고되었고, 궤양성 대장염에 대한 효과가 최근 발표되었습니다.

13-4 건선

염증(9)

자가면역(13)

건선(PSOR)

엔브렐(EB) 류마티스성 관절염과 건선에 치료효과를 보입니다.

화학물질카드(CH)

토파시티닙(TF) 류마티스 건선 치료제로 개발되었으나 최근 전신 탈모 및 원형탈모를 획기적으로 치료하는 것이 보고되었고, 백반증에도 효과있는 것으로 발표되었습니다.

13-5 류마티스관절염

염증(9)

자가면역.(13)

류마티스(RHA)

엔브렐(EB) 류마티스성 관절염과 건선에 치료효과를 보입니다.

엔도스타틴(ET) 종양 뿐 아니라 눈의 비상적인 혈관성장을 억제해서 황반변성을 치료하며 최근 류마티스관절염에 대한 치료효과가 보고되었습니다.

토파시티닙(TF) 류마티스 건선 치료제이나 최근 전신 탈모를 획기적으로 치료하는 것이 보고되었습니다.

메토트렉세이트(MTX) 류마티스의 대표적 치료제입니다.

계족교(CFT) 토종닭발 추출물에 한약재(녹각, 해동피, 두충, 오가피) 등을 첨가하여 만들었으며, 퇴행성관절염, 류마티스, 신경통, 디스크 등에 도움이 됩니다.

관절염(BM)

뼈치아건강(B&T)

바이러스(V)

CMV

14 근무력증

근무력증(ML)

자가면역(13)

로자탄(LST) 혈압약으로 개발되었으나 신경세포를 보호해주고 파킨슨, 치매 알츠하이머을 예방해줍니다. 미토콘드리아를 활성화시켜주고 근육소실을 방지해줍니다.

성장(G)

CGMP

성장호르몬(GH)

봉독(BT) 봉독의 중증근무력증, 강직성척추염을 개선시키는 능력이 최근 보고되었습니다.

운동(AT)

근력회복(MR) 근력회복에 도움이 되는 칼라파동을 담았습니다.

S극(Spole) 활기 있게 하고, 기력을 주며, 식물과 동물성장을 촉진시킵니다. 다른 카드의 기능을 증폭하는 작용을

합니다. 근육에 힘을 더해줍니다.

N극(Npole) 침착하게 하고 염증과 통증을 억제하고 암을 억제하고, 약한 근육을 탄탄하게 해줍니다.

프로게스테론(P) 여성에게는 여성암을 예방해주고, 남성에게는 탈모방지와 전립선비대증, 전립선암을 예방해주고 운동신경세포의 사멸을 억제하고 생존율을 높여서 근무력증에 도움이 될 수 있습니다.

CMV CMV 해독이 필수적으로 필요합니다.

15 통증(PA)

통증(PA)

옥시토신(O)

엔돌핀(EN)

가바(GA)

아난다마이드(AM) 마리화나와 같은 역할을 하는 뇌의 천연성분입니다. 면역기능상승 통증제거효과를 보이며 두뇌활성 및 전체 두뇌질환에 효과를 보이며, 최근 자폐 치료효과가 보고되었습니다.

봉독(BT) 봉독의 만성염증성통증을 개선시키는 능력이 최근 보고되었습니다.

현호색(HHS) 멜라초라고도 불리며 혈이나 기가 막힌 곳을 풀어주어, 통증을 제어해줍니다.

도파민(D) 최근 항염증약물과 도파민(L-DOPA)을 투여할 때 만성적 통증이 제어되는 것이 보고되었습니다. 항염증약물이 도파민수용체를 활성화시키기 때문입니다. 도파민의 3D파동이 통증을 제어합니다.

메틸렌블루(MB) 치매와 파킨슨씨병에 대한 치료효과와 미토콘드리아를 활성화시켜서 조로증을 치료하며 건강한 세포에서도 수명연장효과를 보이는 것이 최근 보고되었으며 통증제어 효과도 보입니다.

스테로이드(CR) 스테로이드는 염증과 통증에 효과가 크지만 부작용이 많습니다. 하지만 정보로서의 스테로이드는 물질에 비해서 안전합니다. 스테로이드 카드는 낮에만 사용하는 것이 좋습니다.

보톡스(BTX) 보톡스가 물리적 신경손상으로 인한 통증, 항암치료에 의한 신경손상으로 인한 통증, 근육마비로 인한 만성통증, 당뇨합병증으로 인한 말초 신경손상으로 인한 통증 등 신경관련 통증들을 억제하는 것이 최근 보고되었습니다. 통증부위에 가까이 카드를 위치합니다.

옥시콘틴(OX) 마약성진통제(모르핀계열)로 말기암환자의 통증치료에 사용합니다.

N극(Npole) 침착하게 하고 모든 염증과 통증을 억제하고 암도 억제합니다.

16 성장

성장(G) 성장호르몬을 비롯해서 성장에 도움이 되는 알려진 물질과 약재들을 포함합니다.

성장호르몬(GH) 성장호르몬 단일 물질의 3D파동을 강하게 담았습니다.

IGF 모발건강을 지켜주며 성장호르몬분비를 촉진합니다.

가바(GA) 성장호르몬 분비를 강하게 촉진합니다.

17-1 금연

금연(N)

도파민(D)

옥시토신(O)

하이포크레틴(H) 수시로 잠을 자는 기면증을 위한 정보입니다. 각성도를 높이며, 우울증에도 도움이 되며, 알콜중독, 니코틴중독이나 약물중독에도 도움됩니다.

NCS(N-ACETYL CYSTEIN) 두뇌보호효과와 함께 항산화효과 항염증작용을 보이며 조울증, 우울증, 정신분열증, 마약중독 및 자폐치료에도 도움이 됩니다.

니코닌(NICOTINE) 니코틴패치와 같은 역할을 합니다.

DRDTX 금주, 금연, 마약으로 인한 금단증상을 없애주며 디톡스 기능의 천연물질입니다.

씀바귀민들레(SSM) 씀바귀와 민들레는 항산화작용과 항암효과를 보이며 시력향상, 면역력증강, 간보호효과, 위보호효과, 항염증효과와 스트레스에 저항할 수 있게 해줍니다.

날트랙손(NR) 알콜중독, 니코틴중독, 마약중독, 비만, 자가 면역질환에 치료효과를 보입니다.

17-2 금주

알콜(AL)

알콜분해효소(ALDH) 알콜과 숙취의 원인물질인 알데하이드를 분해하는 효소입니다.

도파민(D)

옥시토신(O)

하이포크레틴(H) 수시로 잠을 자는 기면증을 위한 정보입니다. 각성도를 높이며, 우울증에도 도움이 되며, 알콜중독, 니코틴중독이나 약물중독에도 도움됩니다.

DRDTX 금주, 금연, 마약으로 인한 금단증상을 없애주며 디톡스 기능의 천연물질입니다.

씀바귀민들레(SSM) 씀바귀와 민들레는 항산화작용과 항암효과를 보이며 시력향상, 면역력증강, 간보호효과, 위보호효과, 항염증효과와 스트레스에 저항할 수 있게 해주며 해독효과를 보입니다.

FGF21(FG) FGF는 전체적인 인체의 대사작용을 조절해서 지방을 분해하고 다이어트 효과를 나타냅니다. 2016년 1월 갑상선을 보호하고 면역기능을 증진시키며 동물실험에서 수명을 40%까지 연장시켰다는 논문이 2016년 발표되었습니다. 2015년 12월에는 FGF21이 당분섭취와 알콜섭취를 억제해준다는 것이 보고되었습니다.

날트랙손(NR) 알콜중독, 니코틴중독, 마약중독, 비만, 자가 면역질환에 치료효과를 보입니다.

진공쑥(VS) 인진쑥과 콩나물을 진공증류방식으로 추출해서 기능을 극대화했으며 간질환에 도움됩니다.

18 카페인 설탕

카페인(CF) 콜라, 에너지드링크, 커피 등 카페인음료에 대한 해독작용을 하며, 피로회복에 도움이 되며, 간을 보호하는 효과와 파킨슨씨병에 대한 치료효과가 최근 보고되

였습니다.

도파민(D)

옥시토신(O)

하이포크레틴(H) 수시로 잠을 자는 기면증을 위한 정보입니다. 각성도를 높이며, 우울증에도 도움이 되며, 알콜중독, 니코틴중독이나 약물중독에도 도움됩니다.

NCS(N-ACETYL CYSTEIN) 두뇌보호효과와 함께 항산화효과 항염증작용을 보이며 조울증, 우울증, 정신분열증, 마약중독 및 자폐치료에도 도움이 됩니다.

DRDTX 금주, 금연, 마약으로 인한 금단증상을 없애주며 디톡스 기능의 천연물질입니다.

씀바귀민들레(SSM) 씀바귀와 민들레는 항산화작용과 항암효과를 보이며 시력향상, 면역력증강, 간보호효과, 위보호효과, 항염증효과와 스트레스에 저항할 수 있게 해주며 해독효과를 보입니다.

FGF21(FG) FGF는 전체적인 인체의 대사작용을 조절해서 지방을 분해하고 다이어트 효과를 나타냅니다. 2016년 1월 갑상선을 보호하고 면역기능을 증진시키며 동물실험에서 수명을 40%까지 연장시켰다는 논문이 2016년 발표되었습니다. 2015년 12월에는 FGF21이 당분섭취와 알콜섭취를 억제해주는 것이 보고되었습니다.

날트랙손(NR) 알콜중독, 니코틴중독, 마약중독, 비만, 자가 면역질환에 치료효과를 보입니다.

설탕(SGR) 설탕해독과 설탕을 먹고 싶은 마음을 줄여줍니다. 다이어트정보(25)에도 담겨있습니다.

19 남성탈모방지

남성탈모(HLM)

프로페시아(PF) 전립선치료제로 개발되었으나 발모효과로 더 유명합니다.

노긴(NG) 두뇌활성과 함께 탈모방지효과가 입증되었습니다.

FGF9 모낭을 생성하는 인자입니다. FGF9의 발모촉진 가능성이 최근 보고되었습니다.

IGF 모발건강을 지켜줍니다. 탈모예방과 발모촉진 기능을 보입니다.

HS 모낭줄기세포 촉진인자입니다.

유익미생물(HBM) 인체에 유익한 미생물을 정리했습니다. 한국의 토종미생물 중에서 우연히 발견된 기능성이 뛰어난 유익미생물 4가지 종류와 EM발효액을 포함합니다. 거의 만병통치라고 할 정도로 다양한 기능성을 발휘하면서 특별히 탈모방지와 발모효과를 보입니다.

스피루리나(SPR) 나선모양의 조류물질로 면역기능 상승, 항산화작용, 해독기능, 피부미용 등 다양한 효과를 보입니다. 복용 후 구내염, 원형탈모, 백내장, 노안개선 등의 효과를 보고하고 있습니다.(면역을 상승시키기 때문에 자가 면역질환에는 사용하지 않습니다.)

프로게스테론(P) 여성에게는 여성암을 예방해주고, 남성에게는 탈모방지와 전립선비대증, 전립선암을 예방해주고 운동신경세포의 사멸을 억제하고 생존율을 높여서 근무력증에 도움이 될 수 있습니다.

토파시티닙(TF) 류마티스 건선 치료제로 최근 전신 탈모를 획기적으로 치료하는 것이 보고되었습니다.

프로폴리스(PP) 많은 경우 탈모가 머리의 염증과 동시에 진행되며, 발모기능이 최근 보고되었습니다.

어성초(FH) 항암효과, 항균작용, 해독작용, 피부보호, 청혈작용, 소변배설촉진, 소염작용을 하는 건강에 큰 도움이 되는 약초이나 최근 발모효과가 알려져 어성초 발모팩까지 출시되었습니다. 그리고 외부에너지로부터 보호하는 효과를 보입니다.

신장(K) 탈모와 신장이 관계가 있기 때문에 신장을 강화시키는 것이 필요합니다.

20 여성탈모방지

여성탈모(HLF)

노긴(NG) 두뇌활성과 함께 탈모방지효과가 입증되었습니다.

FGF9 모낭을 생성하는 인자입니다. FGF9의 발모촉진 가

능성이 최근 보고되었습니다.

IGF 모발건강을 지켜줍니다. 탈모예방과 발모촉진 기능을 보입니다.

HS 모낭줄기세포 촉진인자입니다.

유익미생물(HBM) 인체에 유익한 미생물을 정리했습니다. 한국의 토종미생물 중에서 우연히 발견된 기능성이 뛰어난 유익미생물 4가지 종류와 EM발효액을 포함합니다. 거의 만병통치라고 할 정도로 다양한 기능성을 발휘하면서 특별히 탈모방지와 발모효과를 보입니다.

스피루리나(SPR) 나선모양의 조류물질로 면역기능 상승, 항산화작용, 해독기능, 피부미용 등 다양한 효과를 보입니다. 복용 후 구내염, 원형탈모, 백내장, 노안개선 등의 효과를 보고하고 있습니다.(면역을 상승시키기 때문에 자가 면역질환에는 사용하지 않습니다.)

토파시티닙(TF) 류마티스 건선 치료제이나 최근 전신 탈모를 획기적으로 치료하는 것이 보고되었습니다.

프로폴리스(PP) 많은 경우 탈모가 머리의 염증과 동시에 진행됩니다. 최근 프로폴리스의 발모기능이 보고되었습니다.

어성초(FH) 항암효과, 항균작용, 해독작용, 피부보호, 청혈작용, 소변배설촉진, 소염작용을 하는 건강에 큰 도움이 되는 약초이나 최근 발모효과가 알려져 어성초 발모팩까지 출시되었습니다. 그리고 외부에너지로부터 보호하는 효과를 보입니다.

신장(K) 탈모와 신장이 관계가 있기 때문에 신장을 강화시키는 것이 필요합니다.

21 실조증(ATAXIA)

실조증(ATX) 운동실조증에 도움이 되는 칼라파동입니다.

ISP 손상된 신경을 회복시켜줍니다.

바이러스(V)

미노사이클린(MC)

로자탄(LOSAT) 로자탄은 혈압약이나 신경세포를 보호해주고 파킨슨, 치매 알츠하이머를 예방해줍니다. 미토콘드

리아를 활성화시켜주고 근육소실을 방지해줍니다.

22 고혈압

고혈압(HP) 고혈압에 도움이 되는 물질의 3D파동들을 담았습니다.

혈행개선(BL) 혈행개선에 도움이 되는 물질의 3D파동과 칼라파동을 담았습니다.

로자탄(LST) 로자탄은 혈압약이나 신경세포를 보호해주고 파킨슨, 치매, 알츠하이머를 예방해주며, 미토콘드리아를 활성화시켜주고 근육소실을 방지해줍니다.

아이코사노이드(PCE) 오메가3로부터 합성되는 대표적 좋은 아이코사노이드인 프로스타글란딘E1과 프로스타사이클린의 3D파동을 담았습니다. 면역조절, 아토피, 피부개선, 혈전방지 및 용해, 혈관확장, 남성발기촉진, 혈압조절, 다이어트, 우울증 등 광범위한 역할을 합니다. 오메가3가 인체에 도움이 되는 이유가 좋은 아이코사노이드를 형성하기 때문입니다.

액티바(ACTIVA) 나노 크기의 암석의 기본구조를 그대로 간직해서 촉매작용을 하며 물을 공진시켜서 강한 에너지를 발산하며, 혈액과 혈관을 정화해서 자연치유력을 회복시켜줍니다. 액티바를 특별히 수용화해서 에너지를 강화했습니다.

CGMP NO가 인체에 전체적으로 만병통치약에 가까운 기능성을 제공하는 것이 알려져 있습니다. CGMP는 NO에 의해서 형성되는 다음단계의 전달물질입니다. 즉, CGMP는 NO와 같은 역할을 합니다.

ARTRIAL NATURIURETIC PEPTIDE(ANP) 심장에서 생산되는 천연 혈압조절 호르몬으로 체내에서는 대사속도가 너무 빠르나 3D파동으로 안정하게 디지털화하여 사용합니다.

BRADYKININ(BR) 혈관을 확장하는 호르몬으로 고혈압약의 타겟이기도 합니다. BRADYKININ은 프로스타사이클린과 CGMP를 통해서 작동합니다. 동맥경화(AS) 고지혈증과 동맥경화를 예방하고 치료하는 칼라파동정보입니다.

인체용수처리카드(UT) 다음은 수처리카드의 효능입니다. 수처리카드는 스티커의 형태로도 공급합니다.

1. 항균작용 : 여러 가지 세균에 대해 억제 이상의 역할.
2. 항바이러스작용 : 바이러스에 대해 억제 이상의 역할.
3. 항기생충작용 : 기생충억제 및 해독.
4. 혈전용해작용 : 혈액순환촉진 및 혈전용해.
5. 근력회복 작용 : 근육의 피로 뭉침 통증 등에도 매우 효과적.
6. 물 해독 : 파이프라인을 타고 물에 담겨 들어오는 나쁜 외부의 정보를 해독합니다.

고혈압이 혈관의 문제일 수도 있지만 동시에 마음의 문제일 수도 있습니다. 두뇌관련 카드(두뇌기본. 1-1, 1-2, 1-3, 1-4) 함께 사용하는 것이 좋습니다.

23-1 종양치료 자연물질

종양정보(C) 암을 예방하고 치료하는데 현대의학이 밝힌 대부분의 물질이 포함되어 있습니다.

종양(CPE) 강한 암억제물질인 P53과 ENDOSTATIN의 정보와 자석의 N극정보를 담았습니다.

종양면역(CIT) 암환자의 면역을 강화시킵니다. 일반인에게는 암을 예방하는 효과를 줄 것입니다.

바이러스(V) 바이러스로부터 보호하고 인체에 내재되어 있는 바이러스의 파동을 해독합니다.

종양칼라(CC) 각종 종양을 용해하고 방어하는 칼라정보를 담았습니다.

POLYMVA 미토콘드리아를 활성화시켜서 면역기능을 강화시켜서 암환자에게 특히 도움됩니다.

B17 살구씨 추출물질로 대체의학에서 항암치료에 가장 많이 사용하는 물질입니다.

VB(VITAMIN B) B3의 경우 사회성을 개선해주고, B9의 경우 암줄기세포를 정상세포로 재분화 시켜 주는 것이 최근 보고되었습니다.

RETINOIC ACD(RA) 비타민A가 만들어내는 물질로 다양한 기능성을 보입니다. 특히 신경세포의 성장, 분화, 성숙에 관여하며, 당뇨치료효과, 항암효과를 보이며, 눈 건강과 청력보호효과를 보입니다.

라파마이신(RP) 수명연장효과, 자폐예방 및 치료효과, 항암효과, 자가면역질환에 대한 효과가 입증된 라파마이신의 3D파동을 담았습니다. 심혈관질환예방, 항암효과, 뇌세포성장과 두뇌활성효과, 치매예방효과, 자폐치료 수명연장 효과를 보이는 메트포르민(MF)같이 사용하면 상승효과를 보이기 때문에 메트포르민(MF)의 3D파동과 함께 담았습니다.

프로게스테론(P) 여성암을 예방하는데 도움줍니다. 최근 유방암의 생존율을 2배 늘려주는 것이 보고되었습니다. 남성에게는 탈모방지와 전립선비대증, 전립선암을 예방해줍니다.

금당(KD) 북한에서 개발한 면역증강제(금당2)로 인삼의 다당체를 희토류와 착화합물로 형성하였다고 합니다. 에이즈, 조류독감 뿐 아니라 메르스에도 효과있다고 주장합니다. 북한에서는 암을 비롯한 모든 질환을 치료한다고도 선전하고 있습니다.

항암약초(HD) 평생 암연구에 매진하였던 한동규선생이 아마존에서 채취한 암에 효과적인 천연약초들로 만든 암치료제의 3D파동을 담았습니다.

씀바귀민들레(SSM) 씀바귀와 민들레는 항산화작용과 항암효과를 보이며 시력향상, 면역력증강, 간보호효과, 위보호효과, 항염증효과들을 보입니다. 민들레의 경우 암줄기세포를 정상세포로 재분화 유도하는 것이 최근 보고되었습니다. 진공증류방식으로 추출해서 기능을 극대화했습니다.

마늘생강계피(VGCG) 마늘은 항균효과와 면역기능증강 항염증 항암효과 남성기능강화 등 다양한 기능성을 보입니다. 생강계피는 몸을 따뜻하게 하며, 수족냉증에 도움이 되며, 남성기능을 강화할 뿐 아니라 여성에게도 도움이 됩니다. 생강계피도 항균기능 외에 면역기능을 강화시키며 강한 항염증효과 항암효과를 보입니다. 최근 계피의 피부암과 백혈병에 대한 치료효과가 보고되었습니다. 진공증류방식으로 추출해서 기능성을 강화했습니다.

GE(게르마늄) 만병통치약의 역할을 하는 게르마늄의 3D파동입니다.

SE(셀레늄) 강한 항산화작용을 하며 암치료효과를 보입니다.

AG(은) 생체재생을 촉진시켜주며, 암 치료에 도움이 됩니다.

MMS(MIRACLE MINERAL SUPPLEMENT) SODIUM CHLORITE를 안정화시켜 사용하는 암치료요법으로 대체의학에서 많이 사용합니다. 탁월한 암치료효과를 보이는 것으로 알려져 있습니다.

아피게닌(Apigenin) 항산화작용과 항염증작용을 하며 강한 항암효과를 보입니다. P53을 활성화시켜서 세포자살을 유도하고 신생혈관을 억제해서 전립선암, 자궁암, 유방암, 대장암에 치료효과를 보입니다. 최근 뇌세포의 성장을 촉진시키고, 뇌세포 간의 연결을 더 강력하게 해주어 치매, 알츠하이머, 파킨슨씨병, 정신분열증에 치료효과를 보인다는 논문이 보고되었습니다.

13CDIM(13D) 식물(십자화과채소) 추출 여성호르몬 대체제로 암 예방 및 치료 효과를 보입니다.

설포라판(SF) 브로콜리의 유효성분으로 자폐치료효과와 강한 항암효과를 보입니다. P21과 P53과 같은 암억제 유전자들을 발현시킵니다.

아브노바M(AM) 유럽에서 자연요법으로 주로 여성암에 사용하는 미슬토 추출물질입니다.

아브노바Q(AQ) 대부분의 암에 사용하는 미슬토 추출물질입니다.

N극(Npole) 자석의 N극은 암세포의 성장을 억제해줍니다.

23-2 종양치료 약물

토포테칸(TP) 난소암 소세포암에 효과적이며 자폐관련유전자의 발현을 억제하기도 합니다.

허셉틴(HR) 전이성 유방암 위암에 사용합니다.

타이커브(TC) 전이성 유방암 위암에 사용합니다.

ROSEBENGAL(RB) 최근 피부암에 대한 탁월한 치료효과가 보고되었습니다.

루피어데포(LD) 전립선암, 유방암, 자궁근종에 효과있는 호르몬 요법제로 동시에 성조숙증치료제.

메트포르민(MF) 원래 당뇨약으로 개발되었으나 항암효과, 심혈관질환예방, 뇌세포성장과 두뇌활성효과, 치매예방 효과, 자폐치료 효과 그리고 최근 수명연장효과도 보고된 바 있습니다.

PHENYLACETIC ACID(PA) 논란이 많지만 버진스키 클리닉에서 암환자의 치료에 사용하는 물질입니다.

GV(GV1001) GV1001은 세포의 수명을 연장하는 물질인 텔로미라제를 잘라낸 부분으로 암에 대한 백신의 역할을 합니다. 특히 췌장암예방과 치료에 효과적으로 보고되고 있습니다. 그 외 항염증효과와 자가면역질환에도 치료효과를 보이며, 특별히 외부의 에너지체로부터 보호해주는 효과를 보입니다.

옥시콘틴(OX) 마약성진통제로 말기암환자의 통증치료에 사용합니다.

24 백혈병

백혈병(CL) 종양정보와 같이 P53, 글리벡, EPO 등의 3D파동이 담겨있습니다.

글리벡(GL) 백혈병에 도움이 되는 글리벡의 단일 정보입니다.

메토트렉세이트(MTX) 류마티스의 치료제이나 최근 백혈병에도 치료효과를 보이는 것이 보고되었습니다.

종양(22-1)

25 다이어트 및 대사

다이어트파동(DK) 다이어트에 도움이 되는 천연약재의 3D파동과 칼라파동입니다.

다이어트(DT) 다이어트에 도움을 주는 렙틴, GLP-1을 포함하는 물질들의 3D파동.

렙틴(L) 식욕을 억제하는 렙틴의 단일파동으로 당뇨에도 효과가 보고되었습니다.

GLP 식욕을 억제하는 GLP-1의 단일파동

글루카곤(GLC) 포도당농도를 증가시켜서 식욕억제 효과가 있으며 금식할 때도 힘들지 않게 해 줍니다.

도파민(D) 행복감과 만족감을 주어서 식욕을 억제해줍니다.

갑상선(T) 갑상선호르몬이 부족할 때는 먹지 않아도 살이 찝니다.

성장(G) 성장호르몬 포함 성장에 도움이 되는 3D파동들의 종합.

성장호르몬(GH) 성장호르몬의 단일 파동. 성장호르몬은 근육을 강화시키고 젊음을 유지시켜주는 효과가 있어서 회춘호르몬이라고도 불립니다.

FGF21(FG) FGF는 전체적인 인체의 대사작용을 조절해서 지방을 분해하고 다이어트 효과를 나타냅니다. 2016년 1월 갑상선을 보호하고 면역기능을 증진시키며 동물실험에서 수명을 40%까지 연장시켰다는 논문이 2016년 발표되었습니다. 2015년 12월에는 FGF21이 당분섭취와 알콜섭취를 억제해준다는 것이 보고되었습니다.

카르니틴(CAR) 당과 지방의 연소를 도와주고 근육증가 시켜서 다이어트에 효과적이고 피로회복 및 인지능력상승효과, 혈당감소, 남성기능향상 및 항노화효과를 보입니다.

알파리포익산(ALA) 강력한 항산화제로 미토콘드리아를 활성화시키고, 당뇨와 복부비만에 효과를 보이며, 최근 텔로미라제를 활성화시켜서 동맥경화를 치료하는 것으로 보고되었습니다.

페닐에틸아민(PEA) 사랑받는다는 감정을 전달해주며 식욕을 억제합니다. 초콜렛에도 소량 함유되어 있습니다. 자폐와 ADHD의 경우 농도가 낮습니다.

설탕(SGR) 설탕을 많이 먹고 싶은 마음을 없애주고 설탕을 해독합니다.

캡사이신(CP) 통증수용체를 활성화해서 두뇌의 신경영양인자(CNTF) 발현이 증진되어 파킨슨씨병이 치료될 수 있다는 논문이 최근 발표되었습니다. 캡사이신은 항암효과와 다이어트 효과도 보입니다.

26 종합건강

종합건강(TH) 전체 건강에 도움이 되는 물질들의 종합입니다(80개의 물질).

비타민(VT) 비타민 B, C, D, E, CoQ, GSH, NADH, 엽산, MMS, 피루빅산, 레스베라트롤, POLYMVA.

천연영양물질(NT) 산삼, 태반, 웅담, 동충하초, 청국장추출물, 천마, 감초, 글리코영양소, BP, 대마오일 등 자연계의 기능성 물질들의 정보입니다. VT와 NT는 TH와 겹칠 수 있으나 TH보다 훨씬 더 강합니다.

미네랄(MI) 필수미네랄과 희귀미네랄들의 종합정보입니다.(CA, MG, GE, SE, I, AG, PT, AU, LI, CU, ZN, S)

줄기세포성장 및 면역(STC) GCMAF, Laminine, SE2, Transfactor의 3D파동입니다.

수명연장(AA) 수명을 연장시켜주는 효력이 의학적으로 입증된 텔로미라제, TA-65, 라파마이신, 레스베라트롤, 알파케토글루타린산, GDF11, KLOTHO들의 3D파동이 담겨있습니다.

CIT 암을 억제하고 면역을 강화시키는 물질들의 종합입니다. 일반인에게도 면역을 강화시켜서 암을 예방하는데 도움됩니다.

BL 혈행개선에 도움되는 칼라파동과 다음의 물질정보를 담고 있습니다.

은행, 회향, 양파, PL, 쑥, 부자, 생강, 계피, 맥문동, 나토, 웅담, 연잎, 연근, 봉독, 옻, 함초, 사향, 침향, 공진, 산삼.

BH 두뇌에 도움이 되는 약재들의 종합입니다. 뇌심사향, 카멜우유, 고로쇠, 구판, 금은화, 도라지, 모려, 백봉령, 부자, 석창포, 원지, 육미, 사상자, 속단, 영지버섯, 오미자, 와송, 용골, 우슬, 천마, 천문동, 침향, 토사자, 헛개나무, 사물탕, 팔미지황탕, 지황음자, 억간산가진피반하, 사향.

칼라종합(CB) 1000개 이상의 전체칼라파동을 종합했습니다. 만병통치약과 같은 역할을 합니다.

27 빈혈

빈혈(ANM) 빈혈에 도움이 되는 물질들의 3D파동들을 담았습니다.

EPO 적혈구부족인 일반빈혈에 사용. EPO는 신장을 보호, 기력향상, 두뇌보호효과도 보고되었습니다.

백혈구형성(GSF) 적혈구뿐 아니라 항암치료과정이나 재생불량성 빈혈과 같이 백혈구의 양이 적어졌을 때도 사용합니다. 철분이 부족한 경우는 철분영양제로 보충해야 합니다.

혈행개선카드(BL) 혈행을 개선시키는 물질과 칼라파동들의 조합입니다.

수처리카드(UT) 혈행개선에 도움이 되는 개인용 수처리카드입니다.

복어독(TT) 물질로서의 복어독은 사망에 이를 정도로 맹독이지만 동시에 면역기능을 강화시키며 통증, 아토피, 빈혈, 항암효과 등 다양한 질환에 효과를 보입니다. 복어독의 3D파동은 매우 안전합니다.

CUZN 구리와 아연이 결핍되면 빈혈이 될 수 있습니다.

28 혈우병(HM)

혈우병에 결핍되어 있는 팩터들의 3D파동과 혈우병에 도움이 되는 천연약재들의 파동이 담겨있습니다.

29 당뇨

당뇨정보(I) 인슐린을 비롯한 혈당조절 정보가 담겨있습니다.

당뇨파동(IK) 당뇨에 도움이 되는 칼라파동들과 천연약재의 3D파동입니다.

IGLP 인슐린과 못지않게 당뇨에 도움이 되는 GLP1의 3D 파동이 담겨있습니다.

글리백(GL) 글리백이 당뇨에 탁월한 효과를 보이는 것이 최근 알려졌습니다.

렙틴(L) 식욕을 억제하는 렙틴의 단일파동으로 당뇨에도 효과가 보고되었습니다.

메트포르민(MF) 원래 당뇨약으로 개발되었으나 혈당조절 효과 외에 심혈관질환예방, 항암효과, 뇌세포성장과 두뇌활성효과, 치매예방효과, 자폐치료 효과 그리고 최근 수명연장효과도 보고된 바 있습니다.

피오글리타존(PGT) 당뇨치료제이나 메트포르민과 같이 두뇌보호효과 치매예방효과가 보고되고 있습니다.

FGF21 전체적으로 인체의 대사작용에 도움을 주어서 당뇨치료효과를 보입니다.(인슐린 저항성개선)

BCG(10M) 최근 BCG가 방광암치료, 천식치료에 효과를 보이며 1형 당뇨에 대해서도 치료효과를 보이는 것이 알려졌습니다. 백신해독용 BCG(10M)을 사용하면 1형 당뇨의 예방 및 치료에 도움될 수 있습니다.

카르니틴(CAR) 당과 지방의 연소를 도와주고 근육증가 시켜서 다이어트에 효과적이고 피로회복 및 인지능력상승효과, 혈당감소, 남성기능향상 및 항노화효과를 보입니다.

알파리포익산(ALA) 강력한 항산화제로 미토콘드리아를 활성화시키고, 당뇨와 복부비만에 효과를 보이며, 최근 텔로미라제를 활성화시켜서 동맥경화를 치료하는 것이 보고되었습니다.

구리아연(CUZN) 구리와 아연은 항균작용, 항산화작용, 면역작용, 남성기능강화, 뼈 강화 등의 기능을 보입니다. 최근 아연이 당뇨의 발병과 치료에 중요한 역할을 하는 것이 보고되었습니다.

30 바소프레신(V)

신장에서 물을 흡수하도록 도와주기 때문에 요붕증에 도움이 됩니다. 뇌하수체 절제환자에게 특히 도움이 됩니다. 혈압을 안정되게 해 주며 특히 저혈압에 도움이 됩니다. 뇌에서는 옥시토신과 거의 동일한 작용을 합니다. 사회성을 길러주는 사랑의 호르몬으로 자폐아에 바소프레신의 농도가 매우 낮다고 보고되었습니다. 최근(2016년 1월) 조현병(정신분열증)에서도 바소프레신의 농도가 매우 낮다고 보고되었습니다.

31 바이러스

바이러스(V) 전체 바이러스를 해독하는 칼라파동입니다.

감기바이러스(CD) 감기바이러스 해독 칼라파동입니다. 감기예방 및 치료에 도움이 될 수 있습니다.

간염바이러스(HV) 간염바이러스 해독파동입니다.

인유두종바이러스(HPV, HUMAN PAPILOMA VIRUS) HPV 해독파동입니다. 자궁암의 원인바이러스이며 자궁암 뿐 아니라 생식기감염을 일으킵니다. HPV백신이 자궁암백신입니다.

CMVHS CMV와 헤르페스(HS) 예방 및 해독과 상념체로부터 보호합니다. CMV와 헤르페스바이러스 파동은 공기를 통해서, 집의 배관을 통해서 끊임없이 사람에 영향을 줍니다. 특별히 CMV는 잠재형으로 우리 몸에 잠복하다 면역저하 등의 원인으로 문제를 일으키는 형태의 바이러스입니다. CMV가 임상적으로 전신에 걸쳐 대단히 많은 문제를 일으키기 때문에 따로 공급합니다. CMV는 HS와 같이 공기를 통해서, 집의 배관을 통해서 끊임없이 사람을 공격합니다. CMVHS카드를 몸에 지니고 수처리스티커(UT)와 유엔스티커(UNSP)를 집의 모든 파이프라인에 붙이면 외부에서 침입하는 에너지로부터 보호할 수 있습니다.

다음은 CMV가 일으킬 수 있는 질환들입니다.

1. 두통, 기억장애, 치매 및 뇌신경장애
2. 눈의 방수순환장애(안압상승 느낌, 빡빡한 느낌)
3. 이명 난청
4. 코막힘 코골이
5. 잇몸의 붓기와 통증
6. 턱관절장애
7. 갑상선질환(바제도우씨병, 하시모토병)
8. 오십견
9. 식도염
10. 기능성 위장장애
11. 관절염 및 활막염, 관절변형, 굴곡장애(류마티스에서 특히 많고, 손목터널 증후군 등도 일으킵니다)
12. 간염
13. 췌장염
14. 지방종 , 비만 등

32 자석

N극(Npole) 침착하게 하고 염증과 통증을 억제하고 암을 억제합니다.

S극(Spole) 활기있게 하고, 기력을 주며, 식물과 동물성장을 촉진시킵니다. 다른 카드의 기능을 증폭하는 작용을 합니다.

액체자석(LMT) N극과 S극의 에너지를 동시에 갖으며 외부에너지로부터 보호하는 강한 능력을 보입니다.

33-1 피부용스티커

EGF 피부재생을 촉진하는 EGF와 식물성장호르몬 키네틴, 피부재생에 도움되는 성장호르몬과 IGF, 유황과 촉매미네랄의 3D파동을 스티커 형태로 만들었습니다. 스티커를 화장품에 부착하면 화장품의 기능성이 향상될 것입니다. 물병에 부착하기만 해도 뛰어난 피부용 미스트가 될 수 있습니다.

33-2 피부용카드

EGF 피부재생을 촉진하는 EGF와 식물성장호르몬 키네틴, 피부재생에 도움되는 성장호르몬과 IGF, 유황과 촉매미네랄의 3D파동을 카드 형태로 만들었습니다.

마유줄기세포(HOSTEM) 미백효과와 재생효과를 주는 줄기세포배양액과 피부에 탁월한 기능성을 보이는 마유(馬油), 카멜밀크, EM, 유기게르마늄, 유기셀레늄, 유기유황의 3D파동을 담았습니다.

34 환경용카드

해충카드(IN) 해충이 싫어하는 자연계의 물질의 정보를 담아서 모든 해충의 접근을 차단합니다. 인체에 해로운 물질은 전혀 사용하지 않아서 인체친화적입니다.

곰팡이카드(FG) 곰팡이의 성장을 억제하고 냄새를 제거하는 역할을 합니다. 인체에 해로운 물질은 전혀 사용하지 않아서 인체친화적이고 건강에 오히려 도움이 됩니다. 신발에 넣으면 냄새제거뿐 아니라 무좀치료에도 도움이 됩

니다. 냉장고의 냄새, 쓰레기통의 냄새 등을 제거합니다.

공간정화카드(UNSP) 수맥을 정화하고 전자파로부터 공간을 정화하는 역할을 합니다.

독성물질스티커(TX) 독성물질의 3D파동을 담았습니다. 부패를 억제하는 효과를 보입니다. 쓰레기통에 넣었을 때 냄새가 사라지고, 날파리가 사라집니다.

공간정화스티커(UNSP) 배관을 타고 들어오는 수맥이나 바이러스파동과 같은 외부의 탁한 에너지로부터 보호해줍니다. 모든 파이프라인, 샤워라인, 화장실 세면대, 변기, 베란다의 빗물이 내려가는 우수관 등에 부착해주세요. 동시에 수처리스티커도 함께 모든 파이프라인에 부착합니다.

35 산업용카드

축산어업용(UC) 축산이나 양식에서 성장촉진, 면역강화, 살균 등의 기능을 부여합니다.

농업용(UA) 식물성장촉진, 살균, 살충의 역할을 합니다.

36 수처리스티커(UT)

물에 기능성을 부여합니다. 파이프라인을 타고 들어오는 나쁜 외부에너지를 정화하는 효과도 있습니다. 스티커는 음식용기나 화장품 용기, 유엠 물병에도 부착하셔도 좋습니다. 다음은 알려진 수처리 스티커의 효능입니다.

1. 항균작용 : 여러가지 세균에 대해 억제 이상의 역할.
2. 항바이러스작용 : 바이러스에 대해 억제 이상의 역할.
3. 항기생충작용 : 기생충억제 및 해독.
4. 혈전용해작용 : 혈액순환촉진 및 혈전용해.
5. 근력회복 작용 : 근육의 피로 뭉침 통증 등에도 매우 효과적.
6. 물 해독 : 파이프라인을 타고 물에 담겨 들어오는 나쁜 외부의 정보를 해독합니다.

37 식품용(UF)

식품을 맛있게 오래 보관해줍니다. 식품용 카드는 몸에 지

녀도 건강에 도움이 될 뿐 아니라 다른 카드의 명현반응을
없애주는 효과가 있습니다.

38 자동차용(카드와 스티커)

연료용스티커 연료라인 공기라인 연료필터 등에 부착해서
자동차의 성능을 개선합니다.
배터리용스티커 배터리에는 배터리용 스티커를 부착합니다.
수처리스티커 냉각수라인에 수처리스티커를 부착합니다.
공간카드 자동차내부에는 공간정화용 카드를 사용합니다.
자동차용 전기정화기 유엘을 함께 사용하면 더 큰 상승효과
를 나타내서 차의 성능을 개선해줍니다.
자동차용 전기정화기 유엘은 자동차 내부의 에너지를 정
화하며, 에어컨의 바람도 인체친화적으로 바꾸어줍니다.

39 휴대폰용 카드(UMB)

휴대폰 배터리 안쪽에 부착합니다.
휴대폰의 기분 나쁜 열감을 줄여주고 휴대폰을 인체친화적
으로 바꾸어줍니다.
전기정화기 유엘을 사용하면 휴대폰 배터리에 충전되는 전
기가 처음부터 정화되어서 저장되기 때문에 휴대폰용 카드
의 사용보다 더욱 강한 효과를 나타냅니다.

40 All-In-One(AIO)

건강관련 모든 카드의 3D파동을 합해서 단일카드로 만들었
습니다. 각각의 카드보다는 효과가 덜 할 수 있지만 모든 물
질의 효과를 적절하게 나타냅니다.
건강한 사람들은 All-In-One 카드로 건강을 유지하는데 도
움이 될 수 있을 것입니다.
환자들의 경우 All-In-One 카드만으로도 치유효과를 경험
할 수도 있습니다.
민감한 분들에게 All-In-One 카드의 에너지가 너무 강해서
힘들 수 있습니다. 그런 경우 잘라서 사용하거나 몸에서 거
리를 두고 사용하시면서 적응되면 점차로 가까이 하시거나,
접촉시간을 줄이시거나 하세요.

※ All-In-One 카드와 휴대폰용 카드(UMB)를 별책부록으로 부착합니다.
책에 인쇄하는 경우 컴퓨터에서 디지털 3D파동이 직접 전달되는 것이 아니라 간접적으로 인쇄원판을 통해서 전달되는 것
이기 때문에 오리지널 카드 보다는 효과가 덜 할 것이나 효과를 체험하실 수는 있을 것입니다.
카드를 보호하기 위해서 코팅하셔도 됩니다.

※ 건강관련 카드는 헝겊주머니에 넣어서 사용하시는 것이 좋습니다.
배꼽근처나 가슴가운데에 접촉하는 것이 가장 효과적입니다.
주무실 때 배게 밑에 넣어서 사용하셔도 좋습니다.

부록 3

아! 반구대
지하수 - 반구대 암각화를 살리는 궁극적 해법

세계적 문화유산, 반구대 암각화

　2016년 7월 나는 문화재청장을 지냈던 고려대 변영섭 교수와 반구대 암각화가 발견된 이후부터 매년 암각화의 사진을 찍어온 수묵화가로 인물화의 새로운 경지를 개척한 것으로 평가받고 있는 김호석 교수를 비롯한 다양한 문화예술계의 인사들과 바이칼 호수와 알타이의 칼박타시 지방의 암각화를 탐사했다. 칼박타시 지방은 전체가 수천 개의 암각화로 이루어진 박물관이었다. 수도 없이 이어지는 암각화들에 입을 다물 수 없었다. 동시에 한편으로 가슴이 뿌듯해지는 것을 느꼈다. 바로 연전에 울산 반구대 암각화를 직접 볼 수 있었기 때문이다. 칼박타시의 어느 암각화도 반구대 암각화와 같은 문화적 역사적 예술적 가치를 지니고 있지는 않았다. 칼박타시의 암각화들을 보고 감동하면서 반구대 암각화를 새긴 분들의 시대를 초월한 예술성을 오히려 확인한 셈이다.

　다음은 인터넷 불교방송인 유나방송(www.una.or.kr)에서 내가 반구대 암각화와 지하수에 대해서 방송한 내용을 중심으로 다시 구성한 것이다.

반구대로 시작되는 한국미술 5천년

　안녕하세요. 제가 최근 큰 물에 관심을 갖게 되었습니다. 작은 물에 관한 연구가 개인의 건강에 도움이 되고 질병을 치유할 수 있는 물에 관한 연구라고 한다면 큰 물은 전체적으로 양질의 미네랄이 풍부한 물을 국민들이 마실 수 있도록 대량으로 공급하는 그런 연구를 말합니다. 아픈 딸아이 때문에 제가 작은 물연구를 시작했지요. 제가 큰 물에 관해서 관심을 갖게 된 계기가 있었습니다. 바로 울산의 반구대 암각화입니다. 울산에 반구대라는 지역이 있습니다. 먼저 반구대 암각화에 대해서 백과사전에 표현된 글들을 읽어 보겠습니다.

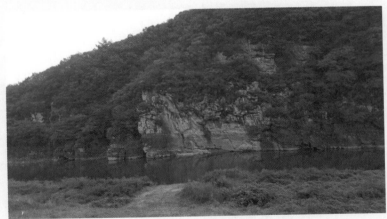

울산 태화강 상류 반구대

　"반구대 암각화는 1995년 6월 23일 국보 제 285호로 지정되었다. 울산으로 흐르는 태화강 상류 반구대 일대의 인공호 서쪽 기슭의 북쪽으로 향한 암벽에 새겨져 있다. 하류에 있는 사연댐으로 인해 평상시에는 수면에 있다가 물이

409
부록 3_아! 반구대
지하수 - 반구대 암각화를 살리는 궁극적 해법

마르면 그 모습을 보인다. 그 크기는 가로 8m, 세로 약 2m이고 조각은 암벽 밑에서부터 부분적으로 퍼지고 있으며, 밑에서부터 암각화 상단선까지 높이는 3.7m 쯤 된다. 반반하고 매끈거리는 병풍 같은 바위 면에 고래, 개, 늑대, 호랑이, 사슴, 멧돼지, 곰, 토끼, 여우, 거북, 물고기, 사람 등의 형상과 고래잡이 모습, 배와 어부의 모습, 사냥하는 관경 등을 쪼아서 표현하였다. 여기에 표현된 동물들은 주로 사냥 동물 대상이고 이들 동물 중에는 교미 자세를 취하고 있는 것과 배가 불룩하여 새끼를 가진 것으로 보이는 동물의 모습도 보인다. 이 암각화는 당시 사람들이 동물들이 많이 번식하고 그로 인해서 사냥거리가 많기를 기원 하면서 만든 것임을 알 수 있다. 이 암각화의 연대에 대해서는 신석기시대에서부터 시작해서 청동기시대의 작품이라는 여러 가지 설이 있다. 시기가 차이가 나는 표현양식과 내용 등이 있는 것으로 보아 암각화 그림 모두가 같은 시기에 만들어진 것은 아니고 상당히 오랜 기간 원하는 그림을 추가하는 등 신앙행위의 장소로 계속되어 사용되었던 것으로 짐작된다. 그리고 어로의 행위를 묘사한 고기잡이배와 그물에 걸려든 고기의 모습을 묘사한 것도 실제 그렇게 되기를 바라는 일종의 주술적 행위로 볼 수 있다. 아마도 그 당시의 반구대지역의 사냥과 어로의 풍요를 빌고 그러한 위령을 기원하는 주술 및 제의를 행하던 성스러운 장소였을 것으로 생각되어진다."

문화재청장을 지내기도 했던 유홍준 교수의 최근 글입니다.

국보 제285호 반구대 암각화가 여전히 보존문제로 관계자들을 고민 속에 빠트리고 있다. 울산시 언양읍 대곡리에 있는 이 암각화는 1971년 태화강 상류에 식수를 위한 사연댐을 만들게 되자 수몰예정지구의 문화재를 조사하던

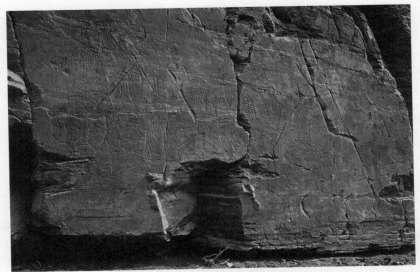

반구대 암각화의 실제 모습

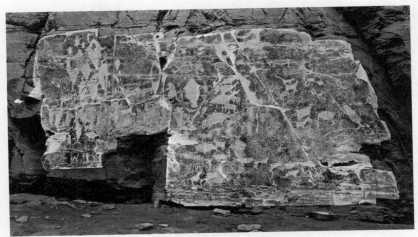

반구대 암각화의 탁본 모습

동국대 문명대 교수팀에 의해 발견되었다. 높이 4m, 폭 8m의 암벽에 고래 · 사슴 · 호랑이 · 멧돼지 등 동물 모습과 활을 쏘는 사람 등 인간 모습이 무려 231점이나 새겨져 있다. 이는 어로(漁撈)와 수렵(狩獵)으로 삶을 꾸려갔던 선사 시대 인들이 풍요(豊饒)를 기원하며 새긴 것으로, 특히 46점에 달하는 고래 그림은 신비감을 자아낸다. 그러나 사연 댐은 예정대로 만들어져 암각화는 수몰된 지 35년이나 되었고 어쩌다 이른 봄 갈수기에 잠시 모습을 드러내면 그 보존상태가 나빠져 가는 것을 보게 된다.

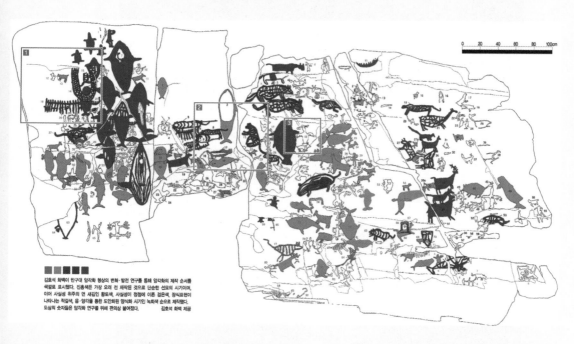

김호석 화백이 반구대 암각화 형상의 변화·발전 연구를 통해 암각화의 제작 순서를 색깔로 표시했다. 진홍색은 가장 오래 전 제작된 것으로 단순한 선묘의 시기이며, 이어 사실성 위주의 연 새김인 황토색, 사실성이 정점에 이른 검은색, 장식표현이 나타나는 적갈색, 물·암각을 통한 도안화된 양식화 시기인 녹회색 순으로 제작됐다. 도상의 숫자들은 암각화 연구를 위해 편의상 붙여졌다.   김호석 화백 제공

- 중략 -

선사시대 울산만의 자연환경은 바닷물이 태화강 중류까지 들어와 300m에 달하는 내만(內灣)이 형성되어 있어 지리학에서는 고울산만(古蔚山灣)으로 불

린다. 울산은 예나 지금이나 고래가 자주 나타나는 곳으로 먹이를 따라, 또는 얕은 바다를 찾아 고울산만으로 들어온 고래를 수심이 더 얕은 곳으로 몰아 '좌초' 시킴으로써 선사인들은 효과적으로 잡을 수 있었다는 것이다. 암각화에 그려진 망보는 사람, 여러 명이 탄 배, 그물, 어책(漁柵), 작살에 찍힌 고래 등은 실제 사냥 모습을 그린 것이라는 주장이다. 그리고 부산 동삼동 패총에서는 먹고 버린 고래뼈가 상당수 발견되었음을 상기시키고 있다. 그렇게 고래잡이가 가능했던 지질학적 시기는 6000년 전부터 3000년 전 사이라고 하니 신석기시대에 해당한다. 한편 반구대 암각화는 세계 동물학회에서 고래 연구의 출발점이 되었다고 한다. 연구는 이렇게 점점 깊어지고 있는데 암각화는 날로 병들어 가고 있다. 무슨 대책이 없을까?"

– 유홍준의 국보순례 2009년 10월 15일 조선일보

    '한국미술 오천 년'이라는 역사성을 내세울 수 있는 주된 문화유산이 바로 반구대 암각화입니다. 암각화에 의해서 한국미술의 오천 년이라는 역사성이 생명을 갖게 되는 것이지요. 미술뿐 아니라 역사와 문화도 마찬가지 생명력을 얻습니다.

반구대 암각화의 고고학적 가치

    세계문화유산으로 지정된 노르웨이 알타 암각화에는 여러 형태의 고래와 고래잡이 배를 타고 있는 사람 그림이 새겨져 있다. 세계 학계는 이 암각화를 6천 년 전 청동기시대 바이킹 이전에 살았던 사미족이 새긴 것으로 분석하고 있다. 이 때문에 세계적으로 인류의 포경역사는 노르웨이에서 시작됐다고 알려져 있다. 그러나 지난 2004년 영국 BBC 인터넷판이 "인류 최초의 포경은

한반도에서 시작됐고, 그 증거는 반구대 암각화"라고 보도해 기존 학설을 뒤엎었다.

세계포경사를 연구하는 세계적 석학인 프랑스 파리국립자연사박물관 호비노 교수도 최근 발간한 저서 〈포경의 역사〉 첫 장에 반구대 암각화를 게재하고 '세계 포경역사의 시발점을 말해주는 것은 반구대 암각화'라고 설명하고 있다. 그는 "반구대 암각화는 고래 종류가 다양하고 돌고래가 아닌 큰 종의 고래를 표현한 데다 고래사냥 모습이 새겨진 그림으론 세계에서 가장 오래 돼 큰 가치가 있다"고 밝혔다.

국립수산과학원 고래연구소 김장근 소장은 "반구대 그림에는 놀랍게도 18세기 스웨덴 생물분류학의 창시자 린네가 창시한 고래분류의 단서가 모두 들어 있다"고 말했다. 그는 "반구대 암각화는 전 세계 선사시대 암각화 중 가장 많은 고래를 정교하게 표현하고, 고래의 여러 외부 형태나 생태환경 등이 현대 과학 수준에 걸맞을 정도로 잘 그려져 세계 어느 암각화와 비교될 수 없는 중요한 가치를 지녔다"고 평가했다.

문화재청도 "반구대 암각화는 동물과 사냥장면을 생명력 있게 묘사하고 사물의 특징을 실감나게 그린 사냥·종교미술품이자 선사시대 인류의 생활풍습을 살필 수 있는 최고 걸작품"이라고 자랑한다.

- 2008년 부산일보에서

반구대 암각화의 가장 큰 특성은 46점에 달하는 고래 그림과 20여점에 달하는 호랑이 그림이라고 할 수 있습니다. 특히 고래그림은 세계 어느 암각화에서 볼 수 없는 정교함이 담겨있습니다. 다음은 반구대 암각화에서 고래그림을 집중적으로 보여주고 있습니

다. 작살 맞은 고래의 모습도 보이고, 새끼없는 귀신고래의 특성
도 그대로 보입니다.

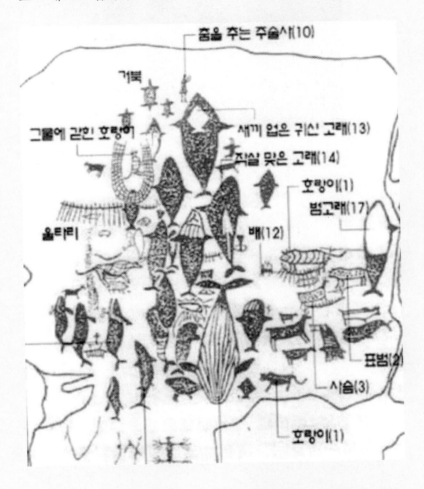

　　다음에서 암각화에 묘사된 고래그림과 실제 생물도감의 설명
과 비교해보겠습니다.

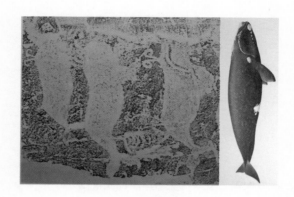

　북방긴수염고래의 아가미의 선과 등지느러미가 없는 특성이
그대로 표현되어 있습니다.

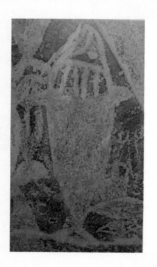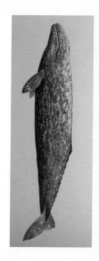

　귀신고래의 경우 목 부위 아래쪽에 길이 1-2미터의 깊은 홈이
2-5개 평행하게 나 있는데, 생물도감의 사진보다 더 자세히 표현
되어 있습니다.

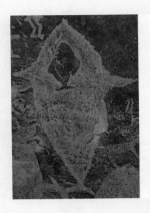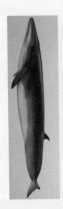

수염고래는 주둥이 부분이 돌출되어있고, 가슴지느러미 2개가 작습니다. 새끼를 머리 분기공 위에 얹고 물 밖에서 숨을 쉬는 속성이 있습니다. 생물도감의 표현 그대로입니다.

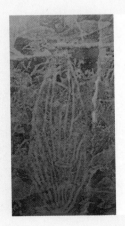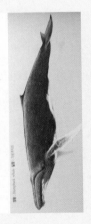

혹등고래는 홈이 복부에 14개에서 35개까지 길게 평형으로 나있는데 그대로 묘사되어 있습니다.

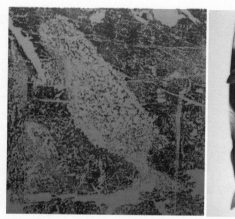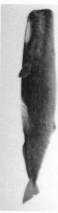

　향유고래의 경우 길이가 20미터에 달하는 지구상에서 가장 큰 고래입니다. 여러 번 영화화된 소설 모비딕(백경)의 주인공 고래입니다. 향유고래의 사각형의 머리가 그대로 표현되어 있습니다.

　살펴보았듯이 특별히 반구대 암각화의 고래그림이 현대의 생물도감에 표현되어 있는 그대로 매우 정교하게 묘사되어 있다는 것이 놀랍습니다. 국립수산과학원 고래연구소 김장근 소장의 표현대로 반구대 그림에는 놀랍게도 18세기 스웨덴 생물분류학의 창시자 린네가 창시한 고래분류의 단서가 모두 들어 있다고 할 수 있습니다.
　고래그림 외에 반구대 암각화에는 20여점의 호랑이 그림이 담겨 있습니다. 이것은 어느 곳에서도 나타나지 않는 한국문화의 특성입니다. 대부분의 암각화는 먹이로 사용할 수 있는 동물들을 그립니다. 먹이로 사용할 수 없는 호랑이 그림들은 호랑이에 대한 경외심과 친근감을 갖는 한국문화의 독특한 특성이라고 할 수 있습니다.

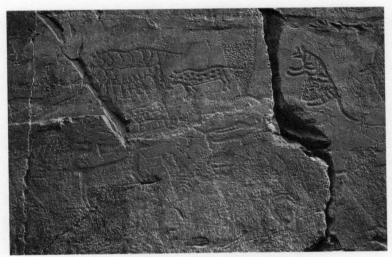
반구대 암각화에 표현된 호랑이 모습들

그런데 암각화 자체의 미술성도 세계적입니다.

"반구대 암각화는 바위에 새겨진 단순한 그림이 아니다. 예사 그림이 아니라는 것은 서북러시아 해안에 새긴 바위그림이나 몽골 알타이 지방의 암각화를 접해 본 사람은 알 수 있다. 울산의 반구대 암각화에 대한 찬사는 그칠 줄 모른다. 더구나 반구대 암각화의 형상이나 선묘를 한번이라도 그려 본 경험이 있는 사람은 더더욱 반구대 암각화에 대한 황홀경에 빠지게 된다는 사실이다. 반구대 암각화의 조형미는 시대를 초월해서 가장 앞서 있다. 바위에 새겨 넣은 여유로운 공간의 배치나 여백의 아름다움을 살려낸 절대미와 오묘하게 선묘된 음양각의 처리는 찬사와 예찬을 능가하는 초월적인 힘과 여유마저 느껴진다."

수장되고 있는 반구대 암각화

나는 부끄럽게도 최근까지 우리나라에 반구대 암각화와 같은 유적이 있는 것을 몰랐습니다. 끊임없이 반구대암각화 보존 운동을 하고 계시는 고려대학 고고미술 사학과 변영섭 교수*께서 저에게 반구대 암각화에 대해서 알려주셨습니다.

반구대 암각화는 울산 태화강 상류 대곡천에서 1971년 동국대의 문명대 교수가 이끄는 탐사팀에 발견된 이후로부터 지금까지 일 년에 반 이상을 물속에 갇혀 있다가 갈수기에만 모습을 드러내게 됩니다. 울산의 사연댐에 의해서 일 년의 대부분 수장되기 때문이다. 갈수기에 모습을 드러내지만 진흙이 엉겨 붙어서 형체를 알아볼 수 없습니다. 2주 정도에 걸쳐서 사람들이 그 묻어있는 진흙들을 다 떼어내면 그 때 모습을 드러냅니다. 현재 암각화는 1년의 대부분의 시간(9개월)을 물속에 잠기게 되면서, 물이 차고 빠지고 가 반복되면서 매년 급속히 훼손되고 있습니다.

* 변영섭 교수는 박근혜정부의 문화재청장을 지냈다. 변교수는 문화재청장으로서도 반구대암각화를 지키기 위해서 본인이 할 수 있는 일은 아무것도 없었다고 말한다.

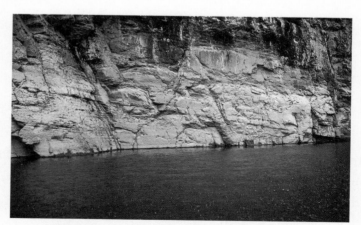

수장되어 있는 암각화. 비가 내려도 젖지 않는 천혜의 구조이다.

420

다음은 2008년 부산일보의 보도입니다.

울산시 울주군 언양읍 대곡리 선사시대 유물인 반구대 암각화(국보 제285호)가 매년 7~8개월을 물에 잠겨 침수와 노출을 반복하며 울산시와 문화재청의 보존방안을 둘러싼 지리한 공방 속에 훼손이 심화되고, 그 속도도 빨라지고 있다.

– 중략 –

반구대 암각화는 1965년 대곡천 하류 사연댐 건설 이후 33년간 반복적인 침수 때문에 훼손되고 있다. 암각화의 고래, 상어, 호랑이 등의 그림 상당 부분 표면이 떨어져나가는 등 훼손이 심각한 실정이다. 암각화가 발견된 1971년 직후부터 올해까지 매년 암각화 사진을 찍어온 수묵 화가 김호석 교수는 최근 '1972년과 2008년 촬영한 암각화 사진을 비교해 120곳이 넘는 훼손부분을 찾아냈다'며 관련 자료를 공개했다. 김교수의 자료에 따르면 암각화 오른쪽 끝 호랑이 그림은 머리 전체가 사라졌으며 암각화 왼쪽 끝에서 고래 3마리와 함께 유영하는 상어는 지느러미를 비롯, 중간 부분이 잘려나간 상태다. 왼쪽 상단과 중앙 하단의 고래들도 몸통과 지느러미 일부가 훼손됐고, 중앙 상단 고래와 노루 그림은 바로 위 표면이 크게 떨어져나가면서 함께 탈락될 위기에 처했다고 한다.

김교수는 바위그림 부분 중 하단부가 1970년대 이후 집중적으로 훼손이 진행돼 바위그림을 지탱하는 왼쪽 암석은 절리현상이 심각, 이 부분이 붕괴될 경우 자칫 바위그림까지 무너질 위험에 놓여 있다고 밝혔다.

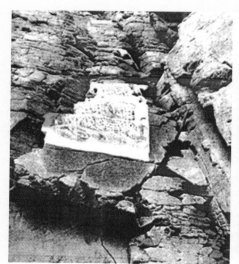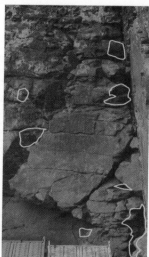

훼손되어가는 암각화. 표시된 부분의 암석 부분이 아예 사라지고 없다.

당장의 해법을 두고 계속 도는 다람쥐 쳇바퀴

이런 세계적인 유산이 아무런 해결방법을 찾지 못하면서 매년 훼손되고 있는 이러한 황당한 상황을 저는 이제야 알게 되었고, 어떻게 하면 반구대 암각화를 살릴 수 있을까 생각해 보았습니다. 나의 주위 분들 대부분 반구대 암각화에 대해서 모르고 있으며, 이렇게 훼손되고 있는지도 모르고 있습니다. 한없는 세월을 논쟁만 하고 있는 동안 수장되고 있는 반구대 암각화를 국민들에게 알려야 한다는 사명을 갖게 되었습니다. 모든 국민들이 반구대 암각화의 가치를 알게 되고, 동시에 귀중한 암각화가 계속 훼손되고 있는 실상을 알게 될 때 반구대 암각화를 살릴 수 있습니다. 지금 내가 이 글을 쓰고 있는 이유입니다.

사실 반구대 암각화를 살리는 해법은 너무나 간단합니다. 당장이라도 가능합니다. 사연 댐의 수위를 암각화가 침수되지 않도록 낮추는 것입니다. 사연댐의 수위를 52미터 이하로 유지하기만 하면 됩니다. 전 울산시장이었고 현 울산지역 국회의원 박맹우씨와 현 시장 김기현씨는 울산시민의 물 부족 현상이 더 심각하다고 주장하고 있지요. 하지만 아무리 울산시민의 물 부족현상이 심각하더라도(실제로 사연 댐의 수위를 52미터 이하로 낮추어도 울산시의 물 부족현상이 초래되지 않는다는 것이 이미 밝혀진 바 있습니다. 더구나 사연댐의 취수구는 거의 밑부분에 있기 때문에 수위가 50미터 이하로 떨어져도 울산시의 물 공급에 아무런 지장 없습니다. 울산시장은 울산시민을 볼모로 반구대 암각화를 파괴하고 있습니다.) 한반도의 미술뿐 아니라 역사와 문화를 5천년 이상 끌어올리는, 우리나라 뿐 아니라 세계적으로도 아주 귀중한 유물을 훼손시키는 것은 어떤 경우에도 용서할 수 없는 일이지요.

몇년 전 한국문화 관광연구원이 발표한 문화재의 공익적 경제적 가치분석 연구에 따르면 울산 반구대 암각화의 연간 경제적 가치는 4926억 원으로 가장 큰 것으로 나왔습니다. 다른 문화재의 경우 예를 들면, 창덕궁이 3091억, 팔만대장경은 3079억 원입니다. 그 만큼 반구대 암각화가 큰 의미를 가지고 있습니다.

2009년 5월 뉴스를 제가 읽어보도록 하겠습니다.

"울산시는 반복되는 침수로 훼손되고 있는 반구대 암각화가 물에 잠기지 않도록 임시로 차수벽을 설치하고 주변에 흙을 쌓는 방안을 마련해 문화재청과 협의에 나섰다고 밝혔다. 시는 암각화의 훼손손상태가 너무 심해 당장 댐에 물에 잠기지 않도록 조치해야 되지만 시와 문화재청의 입장이 상반되어서 근본적인 대책을 마련하는데 최소한 6~7년 이상이 걸릴 것으로 판단되자 이와 같은 임시방안을 마련했다. 암각화 둘레에 특수공법의 차수벽을 설치하고 주변에 흙을 쌓아 원래 있던 사연 댐의 수위가 높아지더라도 물에 잠기지 않도록 한다는 것이다. 그러나 이 임시조치에 사업비가 200억이나 드는 데다가 환경훼손이 불가피해서 문화재청이 수용할지는 미지수이다. 문화재청은 댐 수위 조절을 통해서, 울산시는 터널식 물길 변경을 각각 보존방향으로 내놓았지만 환경훼손과 식수확보 우려 문제가 제기되면서 조치가 늦어지고 있다. 한편 시민운동단체인 문화연대가 최근 박맹우 울산시장을 문화재보호법 위반 등의 혐의로 대검찰청에 고발 문화재훼손과 보존에 책임문제가 법정공방으로 비화할 조짐까지 보이고 있다."

반구대 암각화를 유네스코 세계유산으로 등재하려는 노력도 진행되고 있습니다. 그렇지만 차수벽을 설치한다든지 주위에 인공적인 구조물을 만들게 되면 유네스코 세계 문화유산으로 등재가 불가능해집니다*. 그것은 모든 사람들이 아는 상식입니다. 그런데도 불구하고 전 울산 시장 박맹우씨는 용수부족이라는 이유로 암각화를 계속 훼손되는 상황을 방치하며 비현실적인 제안만 반복하고 있었고, 이러한 정책은 현 시장 김기현씨에게로 그대로 이어지고 있습니다. 그러는 과정에 암각화는 계속 파괴되고 있는 것입니다.

* 최근 반구대에 설치와 해체가 가능한 길이 55미터, 너비의 16-18미터, 높이 16미터의 임시 물막이 옹벽을 세운다는 소위 '카이네틱댐'을 설치하는 계획을 세웠고, 몇 년의 시도 끝에 카이네틱댐의 모형실험이 28억의 예산을 투입한 끝에 불가능한 것으로 판명되었다. 처음부터 현실성이 부족한 이러한 일들을 반복하면서 시간을 끄는 동안 암각화는 계속 파괴되고 있다.

시민들이 지켜낸 포르투갈 코즈코아 암각화

매년 수장되고 있는 반구대 암각화와는 달리 수몰 위기에 처했으나 시민들이 지켜낸 포르투갈 코즈코아 암각화를 소개합니다. 코아강의 암각화도 댐 건설로 수몰될 위기에 처했으나 코즈코아 시민들이 지켜냈습니다.

코즈코아 지역은 겨울철 우기를 제외하면 고온건조한 기후가 계속됩니다. 이러한 기후조건에서 용수를 확보하기 위한 댐 건설은 국가차원에서도 매우 중요한 사업일 수밖에 없습니다. 댐 공사는 1990년대 이미 5000만 유로가 투입된 거대한 공사였습니다. 이 같은 정부의 댐 건설 사업은 댐 공사와 함께 시작된 발굴조사에서 고고학적으로 매우 암각화 유적들이 발견되면서 중대 기로에 서게 되었습니다. 댐을 건설하려는 측과 암각화를 보존하고자 하는 측의 심각한 갈등이 초래된 것입니다.

암각화 발굴에 참여했던 포르투갈 고고학자들과 암각화 유산을 지키려는 NGO를 시작으로 지역주민들까지 가세해 댐 건설을 반대하고 나섰습니다. 이와 같은 주민운동은 거의 1년간 세계적인 이슈가 되었다. 결국 포르투갈 정보와 인구 9000명의 코즈코아 시민들이 충돌은 전 국민들의 지지를 받으며 주민들의 승리로 돌아갔습니다. 94년 새로 들어선 정부는 댐 건설에 이미 막대한 예산이 들어갔음에도 주민들과의 약속에 따라서 댐 건설을 완전히 멈춘 것입니다.

비록 댐 건설로 수혜를 받을 수 없게 되었지만 코즈코아 시는 이 갈등을 계기로 '주민들의 힘으로 세계 유산을 지켜낸 자랑스런 도시'로 전 세계에 각인되었습니다. 주민들이 지켜낸 이 지역 암각화는 지난 1998년 유네스코 세계문화유산으로 지정되면서 포르투갈의 자긍심이 되었고, 코즈코아는 세계가 주목하는 도시가 되었습니다.

코즈코아 시장이 자랑스럽게 얘기합니다. "댐은 다른 지역에도 건설할 수 있지만 인류의 유산이 물에 잠겨버리면 그것으로 끝입니다." 울산시의 있지도 않은 물부족을 볼모로 반구대의 암각화가 매년 수장되고 있는 현실을 울산시민들도 직시해서 코즈코아와 같이 자랑스런 도시로 거듭날 수 있기를 기대합니다. 울산시민 만이 죽어가고 있는 반구대 암각화를 살릴 수 있습니다.

지하수-반구대 암각화를 살리는 궁극적 해법

변영섭 교수를 통해 만난 성익환 박사를 소개하겠습니다. 성익환 박사는 한국지질자원연구원에서 근무하다 최근 은퇴하고, 대구의 '동네우물 되살리기' 프로젝트를 진행하다, 현재는 태국에서 물 부족문제를 도와주고 있습니다. 제가 작은 물 연구, 사람들을 건강하게 하는 그런 물 연구를 하고 있지만 원래 물 연구를 하던 사람은 아닙니다. 하지만 성익환 박사는 정통 물박사입니다. 경북대지질학과를 졸업하고 국내에서 박사학위를 받았고, 또 파리6대학에서 박사학위를 받았습니다. 국내의 1호 지하수 전문가라고 할 수 있습니다. 성박사를 만나서 큰 물(양질의 물을 다량으로 국민에게 공급할 수 있는 연구)에 관한 이야기를 듣고 또 해결 방안이 너무나 다양하다는 것도 알게 되었습니다. 오늘 방송에서는 반구대 암각화를 살리는 것이 울산시장이 마음만 먹으면 가능하다 는 점과 단순히 울산시나 우리나라의 물 부족 문제뿐만 아니라 세계의 물 문제까지 해결할 수 있는 방법에 대해서 얘기를 하겠습니다.

청정하고 안전하고 건강에 도움이 되는 지하수

지구상에 바닷물이 97.5%고 담수, 짜지 않는 물이 2.5%입니다. 담수 중에서 그 중에서 빙하나 만년설이 70%를 차지하고 지하수가 30%정도 됩니다. 그리고 우리가 먹는 물로 사용하는 호수나 하천의 물은 0.39%뿐이 되질 않습니다. 우리는 그 물을 사용하고 있는 것입니다. 한국 수자원 총량에서 27%를 우리가 활용하고 있습니다. 그 중 하천수가 13%입니다. 다시 말하면 한 50% 가까이 되는 것이죠. 그런데 현재 사용하고 있는 지하수는 3%정도입니다. 사용할 수 있는 가용지하수가 굉장히 많은 것이지요. 우리는 지하수를 활용하는 문제를 지금쯤 다시 생각해 볼 필요가 있겠습니다. 지하수는 하천수에 비해서 다음과 같은 이득이 있습니다.

첫 번째 지하수는 청정합니다. 현재 공장 폐수나 생활 오수로 인해서 하천의 물을 담아놓는 정수장이 또 침수되거나 수해로 인해 침수되거나 상수원이 공장폐수나 생활오수로 오염됨으로 인해서 끊임없이 우리가 마시는 물에 안정성에 대해서 문제가 제기되고 있습니다. 반영구적으로 사용할 수 있는 청정한 수자원인 것입니다.

두 번째 지하수는 안전한 비상용수가 됩니다. 예를 들어 전쟁이 일어났다고 했을 때 적군이 팔당댐에다가 얼마든지 독을 투여할 수 있겠죠. 환경오염에 우리 수자원이 항상 노출되어 있는 것입니다.

2005년 중국 지진성에서 벤젠공장이 폭발하면서 송화강을 80km나 오염시켰습니다. 엄청난 식수 대란이 벌어졌습니다. 우리나라도 낙동강에서 두산전자에 의해서 페놀 방류 사건이 있어서 엄청난 식수 대란이 일어났던 것들을 여러분들이 기억하고 계실 것입니다. 우리가 하천 물을 수자원으로 쓸 때는 언제나 이런 문제가 생길 수 있습니다.

또 세 번째 지하수의 이득은 바로 풍부한 미네랄이 있는 양질의 물이라는 것이지요. 우리가 사용하는 수돗물은 하천의 물이고 연

428

수입니다. 빗물이 미네랄이 스며들 틈이 없이 바로 흘러나오는 곳이기 때문에 미네랄이 거의 없죠. 마찬가지로 하천수로 만든 수돗물에는 미네랄이 거의 없게 됩니다. 지하수는 특히 우리나라의 지하수는 바로 생수라고 보시면 됩니다.

현재 판매되고 있는 생수보다도 더 뛰어난, 세계적인 생수 에비앙과 비교해도 손색없는 그런 양질의 미네랄을 가지고 있는 물들이 우리나라의 지하수입니다. 특히 대구나 울산지방의 지하수는 아주 양질의 미네랄을 갖고 있습니다. 다행히 대구시는 최근 40개의 양수공을 뚫어서 대구시민에게 양질의 지하수를 공급하기로 결정하였으나, 막상 울산시는 반구대 암각화를 살리는 해법에 전혀 관심이 없습니다.

물 부족국가를 살리는 경제적인 지하수

현재 우리나라는 1인당 수돗물 급수량이 계속 줄어들고 있습니다. 97년 409리터였는데 2003년에는 395리터로 지속적으로 감소되고 있습니다. 그런데 우리나라는 많은 분들이 물 부족 국가라고 하지요. 유엔 산하기관에서도 우리나라를 물 부족 국가로 분류했습니다. 그런데 물 부족국가란 게 뭘까요? 강수량이 변하진 않았는데 왜 물 부족 국가가 되었을까요? 그것은 우리가 맘 놓고 쓸 수 있는 물의 양이 줄어든다는 얘기죠. 그런데 사실은 수돗물은 남아돌고 있습니다. 그야말로 아이러니칼한 이야기지요. 정수장의 평균 가동률은 전국적으로 49%밖에 되질 않습니다. 지방상수도의 경우 55% 정도만 가동되고 있습니다. 정부에서는 수돗물을 안전한 물로 만들어서 생수와 같이 공급하려고 아리수라는 개념도 만들어내고 했지만, 실제로 수돗물을 그대로 마시는 사람은 거의 없습니다. 통계적으로는 1~2%만이 수돗물을 그대로 마신다고 합니다. 그만큼 수돗물에 대해서 불신하고 있는 것이지요. 그리고 아까 말했듯이 여러 가지 정수장이 침수나 오염 등에 의해서 엄청난 문제가 생길 수 있다는 생각을 해 봅니다.

물 부족국가 한국의 해법은 바로 반구대 암각화의 문제를 해결하는 방법이기도 합니다. 바로 지하수입니다. 현재 한국에서 당장 개발할 수 있는 지하수 양이 116억 톤에 해당합니다. 이걸 돈으로 환산해 보겠습니다. 예를 들어서 지하철에서 흘러나오는 지하수. 약품투여도 할 필요 없이 바로 음용수로까지 사용할 수 있는 물입니다. 그런 지하수가 연 6200만 톤입니다. 이것을 비용으로 수돗물 비용으로 환산해 보면 12조원입니다. 그렇다면 116억 톤이나 되는 돈으로 2천조 원 정도 되는 그만한 가치를 지닌 양질의 지하수, 수돗물보다 더 뛰어난 바로 쓸 수 있는 물을 우리는 땅에 가둬 놓고 있습니다. 우리가 이러한 물을 쓰는데 지금 댐을 건설하는 것보다 1/100도 안 되는 비용으로 가능합니다.

오염된 지하수를 살리는 케이싱

현재는 모든 지하수는 먹는 물이 아니라 허드렛물로만 사용하고 있습니다. 여러 가지 이유가 있지요. 업자들이 지하수 시추공을 뚫는데 물의 양을 늘리기 위해서 아예 시추공의 바로 아래부터 옆으로 구멍을 뚫어 지표수가 흘러들어오도록 하고 있습니다. 그래서 당장은 물의 양이 많지만 점차적으로 지표수가 시추공 속으로 흘러들어서 1년 안에 대부분의 물이 마실 수 없는 물, 냄새가 나는 물로 전락할 수밖에 없는 것이 현재의 실정입니다. 우리나라에 총 200만 개 정도의 폐기된 지하수 공이 있습니다. 이런 것들을 다시 재활용을 하든지 원상복구하면 따로 돈을 들여서 새롭게 지하수 공을 팔 필요도 없고 원래의 목적을 그대로 성취할 수 있습니다.

성익환 박사에 의해서 개발된 방법으로 시추공의 옆면에 케이싱을 하면 오염물질의 유입이 차단되어 지금 눈으로 보기에도 냄새나고 오염이 되어 있는 지하수가 순식간에 다시 살아납니다. 그리고 아주 간단한 정수시설을 도입하게 되면 마을 곳곳 마다 상수도로 사용할 수 있는 아주 양질의 지하수 개발이 가능합니다.

현재 지하수 이용률을 살펴보면 한국은 12.8% 일본은 14.1% 프랑스는 18.9% 미국은 22.4%입니다. 그만큼 지하수 우리나라의 지하수 이용률이 낮습니다. 먹는 물 중 지하수 이용률을 보면 더 차이가 많이 납니다. 호주의 경우 지하수 이용률이 무려 97%에 달합니다. 호주 국민들이 마시는 물의 대부분은 지하수인 것입니다. 그리고 덴마크의 경우에도 98% 이태리는 91% 프랑스는 70% 미국의 경우에도 75% 독일의 경우 64%, 그만큼 상수도원으로, 먹는 물로, 지하수를 활용하고 있다는 것입니다. 이 나라들이 우리나라보다 후진국이 아니라 더 잘 사는 나라들이죠.

제가 본 다큐멘터리에 의하면―독일 뮌헨시를 보여주는 다큐였습니다.―뮌헨의 경우 하천물을 우리나라처럼 정수장을 통해서 상수도로 사용하는 것이 아니라 생수보다 더 뛰어난 그런 양질의 지하수를 어디에서든지 사용하고 있었습니다. 다큐를 보면서 '저런 것들이 가능하구나, 어떻게 하면 한국도 저렇게 될 수 있을까'하고 생각해 보았습니다. 그러면 앞으로 어떻게 해야 할 것인가? 함께 생각해 보지요.

현재 전국에 난개발 된 지하수 공이 이미 200만 개이고 그런 지하수 공들이 처음에는 우물과 같이 동네에서 상수도원으로, 마시는 물로 활용할 수 있었죠. 그런데 지금은 우물을 파서 마시는 물로 사용할 수 없습니다. 지표수에 의해서 지하수가 오염이 되어 있기 때문에 그래서 우물을 다 폐쇄할 수밖에 없게 된 것이죠. 지표수는 축산폐수와 농약에 찌들어 있는 농업폐수라고 볼 수 있을 것입니다. 그런데 아까 말씀드린 대로 성익환 박사의 케이싱을 활용하면 이미 개발된 100만 개의 지하수 공을 그대로 살려서 우물로도 사용 할 수 있고 아주 편리하게 수도관같이 상수도원으로도 사용할 수 있습니다. 오염된 지표수도 지층을 통과하면서 자연적으로 여과되어서 지하수층에 도달할 때는 양질의 물이 되어서 지하수는 끊임없이 생산됩니다.

도시의 물 문제를 해결하는 중수도

도시는 어떨까요? 도시의 경우에는 도심지역에 공공용으로 지하수를 약 5만 개 정도만 파면 모든 물 문제를 해결할 수 있습니다. 예를 들어서 서울에서 지하철을 파면서 나오는 그래서 버려지는 6천2백만 톤의 지하수, 사실 이 물이 청계천의 물을 공급하고 있는 거죠. 사실 청계천에 유입되는 물은 그야말로 '새발의 피'라

432

고 볼 수 있습니다. 더 많은 물들이 그대로 하수구로 가서 또 하수 처리 비용으로 쓰이는 것입니다. 그 깨끗한 물을 하수구로 버리고 하수 처리하는 비용으로 이중 낭비하는 셈이지요. 현재 도심 지역에 있는 지하철과 같은 공공용 지하수를 이용하거나 대부분의 건물마다 솟아나오고 있는 지하수, 또 새롭게 아파트를 건설할 때마다 지하수 공을 함께 판다든지, 기존의 지하수 중에 수질의 양이 많은 그런 지하수 공을 연결해서 많은 부분 물 부족 현상을 해결할 수가 있습니다.

또 신도시를 건설할 때 행정복합도시 혁신도시 기업도시를 건설할 때 지하수 공급을 위한 중수도 설계를 반영해야 합니다. 중수도라는 것은 두가지 물을 사용하는 것입니다. 상수도를 다 없앨수는 없겠지요. 그렇기 때문에 상수도와 허드렛물로 사용할 수 있는 수도라인를 동시에 처음부터 설치하는 것입니다. 사실 상수도보다 허드렛물로 설계한 지하수가 더 좋은 물일 가능성이 더 많습니다. 그렇게 지하수 물을 다양한 용도로 활용하는 방안이죠. 그러니까 물의 원천이 다른 것이지요. 그래서 중수도라고 표현합니다. 마시는 물도 취향에 따라 선택할 수도 있겠지요. 저라면 상수도물을 오히려 허드렛물로 사용할 것 같아요. 우리나라의 경우 신규아파트 건설시 조금만 더 깊이 파면 지하수가 없는 지역이 없습니다. 기존의 아파트의 경우도 지하수 공급용으로 수공을 다시 팔수도 있겠지요. 그렇게 해서 우리나라가 물 걱정 없는 나라 물 풍족 국가가 될 수 있을 것입니다.

이것이 바로 반구대 암각화 문제를 해결 할 수 있는 길이기도

하고 또 우리나라의 물 문제를 영원히 해결할 수 있고 또 국민건강에 이바지 할 수 있는 그런 길인 것입니다.

지하수 – 궁극적인 답

특히 대구와 울산 지역은 퇴적암 층으로 오랜 시간에 걸쳐서 자연적으로 정수되고 인체에 필요한 양질의 미네랄이 녹아있는 최상의 물이 지하에 가득 차 있습니다. 기존의 생수보다는 오히려 세계적인 에비앙 생수에 못지않은 물들의 바다에 울산시가 떠 있습니다. 이런 상황에서 울산시민의 물 부족을 해결하기 위해서 세계적인 문화유산인 반구대 암각화를 계속 망가뜨리고 있는 것입니다.

제가 보기엔 너무나 당연한 것 같은 이런 견해가 안타깝게도 소수의 의견일 뿐입니다. 많은 분들이 토목공사를 좋아합니다. 가장 큰 토목공사가 댐공사입니다. 그래서 댐을 만들고 빨리 건설을 하고 산을 부수고 이러한 일들을 좋아하지요. 그것이 건설 경기를 활성화하는 그런 긍정적인 면이 있기도 하겠지만 자연을 훼손하고 또 지하수를 활용하려는 그런 길을 막는 상황이 계속 그 커다란 토목공사에 의해서 만들어지고 있습니다. 다시 말하면 여러 가지 복잡한 경제적인 정치적인 이유가 있기 때문에 지하수를 아주 저렴한 가격에 쉽게 활용하는 방법이 정책적으로 채택이 되지 않는다고 볼 수 있습니다. 적어도 이 책을 읽으시는 독자 분들께서 댐을 건설하는 것 외에 다양한 방법들이 있고 이런 것들로 인해서 우리나라가 아주 풍족해지고 행복해지고, 또 반구대 암각화도 살릴 수 있다는 것을 인식할 수 있는 계기가 된다면 더 바랄 것이 없겠습니다.

　세계적으로도 지하수를 개발하는 연구를 한국이 앞장서서 진행할 수도 있습니다. 한국은 외국에 비해서도 아주 양질의 지하수원이 도처에 있습니다. 실제로 물만 마시고 난치병들이 치유되는 그런 기적의 물도 많이 있습니다. 한국의 뛰어난 기적의 물은 의료관광(물을 중심으로 하는 Medical Tourism)으로까지 발전이 가능하다고 봅니다.

　하지만 아무리 뛰어난 '기적의 물'이 많이 있어도 먹는 물의 기능성에 대한 전체적인 인식 변화가 없으면 물 관련 의료관광은 불가능합니다. 이미 휘발유 값과 생수가격이 차이 없습니다. 물은 최고의 블루오션입니다. 마시는 물의 기능성에 대해 이제 눈을 뜨기 시작했을 뿐입니다. 이 세상을 선점해서 우리나라가 전 세계 물의 '메카'가 되었으면 합니다.

　한국에서 성공한 이러한 기술은 만성적인 물 부족에 시달리는 아프리카 국가들에 우물지원 프로젝트로도 발전시킬 수 있습니다. 어린아이들이 특히 여성들이 아프리카 오지에서 물이 부족하기 때문에 물을 긷느라고 하루 종일 왔다 갔다 하다가 아무 일도 못합니다. 공부도 못 하지요. 그래서 아프리카에서 여권이 신장될 수 없는 것입니다.

　바로 지하수를 통해서 물 문제를 해결하는 것이 한국뿐 아니라 세계평화를 위한 길이기도 합니다. 특히 여성의 인권을 향상 시키는 길이기도 하고, 그리고 건강을 지키는 지름길이기도 하고, 그리고 그것이 바로 반구대 암각화를 살리는 길입니다.

반구대 암각화를 위한 당장의 해법

이 책은 장기적인 해법으로 지하수를 제안하고 있습니다. 하지만 죽어가는 반구대 암각화에 주어진 시간이 많지 않습니다. 문화재청장을 역임했던 고려대 변영섭 교수와 반구대 암각화에 대한 사랑으로 매년 반구대 암각화 사진을 찍고 계시는 수묵화가 김호석 교수의 글들은 당장 시행할 수 있는 해법을 제시합니다.

먼저 2010년 보내주신 변영섭 교수의 글입니다.

물고문을 당하고 있는 반구대 암각화

김교수님께, 선생님께서 이렇게 반구대 암각화를 챙겨주시니 고맙기 그지 없습니다. 반구대를 살려야 하는 일이 우리 모두의 일이긴 해도 선생님처럼 어떻게든 살려내야 한다고 작정하고 마음 써 주시는 분은 드뭅니다. 잠시 말씀 드렸던 대로 반구대가 더 이상 훼손되지 않으려면 단 한 길, 사연댐 수위를 낮추는 수밖에 없습니다. 긴 세월 모색해 본 여러 방안에 대한 최종 결론입니다.

울산시는 여전히 "물 부족"을 내세우고 있습니다. 흔히 물이 부족하다면 도리가 없으려니 하고 문제의 심각성이 희석되고 맙니다. 외관상으로는 문화재청과 울산시가 팽팽하게 대립하는 것으로 비치고요. 그 때문에 최근 국무총리 조정실에서 물 문제에 대한 구체적인 데이터를 가지고 관련 부처(국토해양부, 문화재청, 울산시)와 수차 논의 끝에 사연댐 수위를 낮추기로 정책결정을 하기에 이르렀습니다. 세 기관에서 동의하여 내린 결론이지만 울산시가 거부하고 있는 것이 현실입니다.

　반구대 일이 이렇게 오래 끌게 된 사연이 '물 부족' 문제에 걸려 있었기 때문입니다. 정말 물이 부족한가를 밝히는데 대부분 시간과 노력이 소모되었던 것이지요. 국토해양부 수자원공사가 문화재보존 문제에 끼어들게 된 것도 그 때문이고요.

　울산시가 물이 부족하지 않다는 것은 울산시 자체의 판단이기도 합니다. 울산시가 문화재청 간담회 때 제출한 보고서에서도 확인할 수 있습니다. 울산 출신 국회의원들도 다 알고 있는 사항입니다. 그러나 이제 또 울산시측 주장은 맑은 물을 마셔야 하고 사연 댐에서 그 일부를 조달하기 때문에 수위를 낮출 수 없다는 것입니다. 반구대가 물에 잠기지 않을 만큼 수위를 내리면 하루에 8만 톤 정도 부족하다더니 그 후 3만 톤 정도로 수치를 줄였다가 이제는 또 다시 늘어나 있습니다. 국무총리조정실에서 제안한 것은 2만 톤짜리 소형 댐 2개를 건설해 주겠다는 것인데 그것으로는 미래에 턱없이 부족할 것이고 또 정부의 예산집행을 믿을 수 없다는 이유로 거부하는 것입니다. 과연 울산시가 물 문제 해결 의지가 있는 걸까요. 물을 구실로 삼기에는 세월이 길게 흘렀습니다. 반구대 암각화가 걸려있는 만큼, 의지가 있다면 이미 해결해내야 했던 시간이 흐른 것입니다.

　김교수님! 식수와 문화재가 함께 해결될 수 있도록 해야 하는 것이 국가의 책무가 아닌가 합니다. 그러나 지자체 제도 아래에서는 지역의 이해관계를 무시할 수 없으므로 문화재 보호에 어이없는 일이 발생하고 만 경우입니다. 문화재청에서는 왕릉과 숭례문 등만 직접 관할하고 나머지는 지자체가 관리책임을 집니다. 남대문 화재 때에도 일단 서울시에 책임이 있으나 사안의 중요성과 국민적 관심의 비중 때문에 문화재청이 관리하게 된 것입니다. 그렇다보니 반구대처럼 중차대한 문화재도 지자체의 입장에 따라 물에 빠진 채 볼모의 신세를 면치 못하는 처지가 되었습니다.

문자가 없던 시절 이 땅의 조상들이 만든 위대한 문화재 가운데 맨 첫 장을 여는 반구대 암각화의 운명을 생각할 때 가슴이 조여 오는 것을 금할 수 없습니다. 개발과 문화재 보존이라는 문제는 흔히 보듯 대립할 수 있는 사안으로 알려집니다. 그러나 문화의 세기에 문화적 가치라는 입장에서 본다면 동등하게 놓고 대립할 수 없는 경우가 있다는 사실을 환기하고 싶습니다. 이 땅에 문화 가치 개념이 자리 잡힌 후에 반구대를 돌아보려 한다면 이미 사라지고 만 다음이 될지도 모릅니다. 여전히 정치적·사회적·경제적 기준이 우세한 것이 엄연한 현실이고 그 통에 반구대 일도 물 문제와 동등하게 취급되는 상황입니다.

세계문화유산으로 등재하여 인류가 함께 누려야할 문화유산과 여느 문화재와는 그 가치의 차이가 뚜렷하다는 사실을 받아들여야 할 것입니다. 그렇게 되면 반구대를 볼모로 물고문을 시킬 수는 없을 것입니다.

무엇보다도 우선되어야 하는 가치가 있는 것입니다. 우리는 숭례문이 불탄 사실 앞에 눈물을 흘렸습니다. 퇴적암인 반구대가 물에 빠져 시달리는 것은 목조기둥에 불이 붙어 타고 있는 형국입니다. 숭례문은 수백 년 나이가 들었지만 반구대 암각화는 수천 년 되었습니다.

반구대 암각화는 한국문화의 보편성인 한국성을 잘 담고 있는 최초의 예술품이자 바위에 그림으로 새긴 역사책이기도 합니다. 세계에 암각화가 많지만 초대형 화면에 300여 가지의 소재가 그려져 있고 특히 역동적인 고래그림은 세계적으로도 희귀한 유산입니다.

가장 큰 문제는 이제 더는 물고문을 시킬 수가 없다는 사실입니다. 반구대 암각화의 훼손단계는 퇴적암 4-5단계여서 다음은 흙으로 돌아가는 마지막 순서라고 합니다(울산대 문종규 교수님 보고서에 의하면).

물에 들어갔다 나왔다 하는 것이 퇴적암에 가장 치명적이라고 합니다. 해

438

마다 9개월을 물 속에 잠겼다가 온갖 오물을 뒤집어 쓴 채 노출되기를 반복하고 있습니다. 흐르는 물의 유속 때문에 암각화 아랫부분이 파여서 공동화가 심하게 일어났습니다. 어느 한 쪽이 무너지면 어떻게 될지 모르는 상황입니다.

서울시립대 이수곤 교수님이 여러 차례 경고한 바가 있습니다. 김호석 교수의 자료에 의하면 표면에 새겨진 암각화가 이미 120여 군데 이상 눈에 뜨이게 떨어져 나갔습니다.

우리의 무지가 이와 같습니다. 이제 3만 불 시대의 우리들이 돌보아야 할 문화재 문제가 한 둘이 아닙니다만 반구대 암각화가 가장 시급합니다. 선생님 같이 문화재에 대하여 마음의 눈을 뜬 분들이 지켜주실 수밖에 없습니다. 나중에 모두 함께 누릴 수 있게 되겠지요.

두서없이 적었습니다. 동지를 만난 안도감으로 그저 고맙기만 합니다.

다음은 그 후 문화재청장을 역임한 후 변영섭 교수께서 아! 반구대라는 제목으로 2016년에 보내주신 글입니다. 똑 같은 상황이 아직도 반복되고 있습니다. 변영섭 교수님의 글은 15년간 반복되고, 원위치에서 다시 시작되는 반구대 암각화 문제의 명확한 해법을 보여주고 있습니다.

아! 반구대

김교수님께, 아직도 반구대의 기구한 사연을 말씀드려야 하는 현실을 어떻게 이해하면 좋을지요. 지난 15년간 간곡한 저의 기도는 허공에 흩어지고만 것일까요. 정녕 역사의 신이 반구대를 외면하는 걸까요. 김교수님께서 지속적인 관심을 가져주시니 든든하고 고맙습니다.

● 지난 15년은…

사람이 해볼 수 있는 모든 것을 다 해보았습니다. 반구대 사안이 떠오른 대목마다 수없이 서명을 받고 기자회견을 하고 성명서를 발표하고 요로에 인사들을 찾아 "반구대를 살려달라" 호소하며 다녔습니다. 외아들을 구하는 어머니의 심정으로 진정을 다해 노력하였습니다.

울산에 물이 부족하여 반구대를 어찌할 수 없다니 처음 저도 도리가 없는 일로 위축되기도 하였습니다. 과연 물문제가 무엇인지를 알아보려고 관계기관과 물 관련 전문가들을 찾아 사실을 알게될 때까지 많은 시간을 보냈습니다. 그리고 울산 물문제의 진실을 알게 되었습니다. 울산시 식수가 부족하지 않다는 사실을 알았습니다. 수자원공사의 데이터가 말해주는 물의 진실을 울산시 당국과 국회의원 등 관련 인사들이 인정하고 있다는 것도 알았습니다. 그럼에도 울산시의 물에 대한 부정직한 입장표명이 어떻게 가능할까 놀라면서 물을 구실로 삼는 정치적 행보가 현실인 것도 배웠습니다.

15년 동안 목적성을 가진 정치논리가 통하였습니다. 억지가 통하여 반구대의 문화재적 가치와 경제 가치는 실종되었습니다. 전 울산시장은 울산시장 3선을 거쳐 국회에 입성하였습니다. 그 분 입장에서 반구대를 그렇게 대할 수밖에 없었던 나름의 명분이 있었다 하더라도, 성공하고 떠난 정치인의 뒷그림자 꼬리를 여태 붙들고 15년이 지난 오늘 현 울산시장이 아직도 같은 억지주장을 외치는 건 합리적 출구를 찾지 못한 지도자의 속성일까요. 반구대를 돌보지 않고 '물고문'으로 학대하여 역사에 지은 죄를 대를 이어 새 시장이 이어받는 사연이 무엇일까요. 무엇인가 노리며 부정직한 데이터를 가지고 주장하는 목소리가 이토록 긴 세월 통하는 사회가 의아합니다.

반구대 보존방안을 두고 울산시와 문화재청이 첨예하게 대립한다는 인상을 주는 것이 현실입니다. 그러나 실은 문화재청은 힘이 강한 지자체의 불통 주장을 억지인줄 알아도 달리 대처할 방법이 없는 것 또한 현실입니다.

문화재청과 학계가 그토록 울산시의 물문제의 진실을 모르고 문화재적 가치만 고집할 수 있었겠습니까. 잠시 돌아보면 '울산의 물'이 그토록 중요하다면서 15년이 된 오늘까지 반구대 타령을 하는 울산시의 노력은 과연 무엇이었을까요. 반구대를 볼모로 정치적 행보를 한 것 말고 실질적인 노력은 무엇이었을까요.

반구대가 중요하다고 하면 할수록 '반구대는 울산만의 문화재가 아니고 대한민국 것이요 인류의 것이니 울산이 요구하는 물 내놓으라!' 는 자칫 그럴듯하지만 거짓되고 비합리적인 주장이 받아들여진 사회, 진실을 검토하지 않은 채 첨예한 문제라고 치부하면서 아무런 결정도 내리지 못하는 사회가 우리의 현실이라니 참담합니다.

울산시의 '물 문제'를 굳이 말씀드리는 것은 이유가 있습니다. 첫째 진실을 밝히는 것이 중요합니다. 둘째 문화재청과 학계가 일관성 있게 울산시 물문제를 충분히 고려하고 '수위조절 안'을 주장했다는 사실입니다.

지난 15년간 울산 물의 무엇이 문제인가를 깊이 들여다보고 얻은 결론은 정치적 목적성이 심각하다는 사실이었습니다. 그러나 반구대가 무너져 내리는 시급한 상황이므로 진실이 어떠하든 울산의 요구를 들어주고 반구대 살려달라고 요로에 호소하였습니다.

● 그 동안…

2003년 울산시 용역에서 3가지 반구대보존방안이 제시되었습니다. 제1안 수문설치하여 수위조절 제2안 암각화 앞에 제방설치 제3안 물길 돌리는 유로변경. 그 가운데 제1안을 제외하고 제2안과 3안을 검토(?)하느라 12년이 걸렸습니다. 그러다 카이네틱댐이라는 만화영화 같은 방안이 돌출하였고 그걸 검토한다고 3년, 합하여 15년이 흘렀습니다.

그러는 사이 암각화는 1/4이 무너지고 특히 바위가 흙이 되는 과정 5단계 중 반구대는 이미 4단계로서 매우 위험하다는 조사 보고가 있었습니다. 반구대는 물에 취약한 퇴적암이어서 물에 잠기는 것은 목조인 숭례문이 불타는 것과 같은 상황이지요.

울산시는 제방을 쌓는 토목공사를 제안하였다가 문화재위원회에서 부결된 후 '생태제방'*이라는 이름으로 다시 제안을 하여 역시 부결되었지요. 카이네틱댐까지 해볼 건 다 해본 마당에 이제 남은 건 제1안 수위조절 안입니다. 그러나 이제와 다시 반구대 보존방안을 원점에서 검토한다는 소식이고 그것도 부결된 '생태제방'을 다시 내세우고 있는 형편입니다.

박근혜 대통령께서 의원 시절, 사연댐 수위조절을 위한 수문설치 예산을 두 번이나 챙겨주셨습니다. 그러나 기재부의 허락이 나지 않아 용역 한 번 못 해보았지요.

* 결국 반구대 앞에 '생태제방'이라는 댐을 쌓는다는 뜻이다.

● 공룡발자국이 수없이 발견되었는데도 불구하고…

반구대 경제가치가 연간 5000억이라는 연구결과도 있지요. 이는 국내 문화재의 경제가치 중 가장 높은 것입니다. 경제정의도 외면당하고 문화정의도 실종된 채 물타령으로 지새우는 울산시, 이제 상생의 길로 나서야하지 않겠습니까.

반구대가 발견되고 한 번도 발굴조사를 하지 못하던 것을 카이네틱댐을 한다고 해서 부분 발굴을 할 수 있었습니다. 놀랍게도 반구대 앞을 흐르는 물 밑에서 공룡발자국이 81개나 나왔지 않습니까. 세계 최고의 암각화 앞에 공룡발자국이 이렇게 많이 발견된 것은 다시 없는 중요한 예입니다. 제가 문화재청에

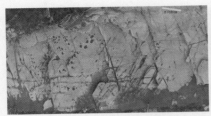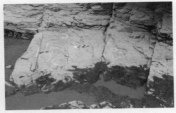

반구대 암각화 주변에서 발견된 공룡발자국

있을 때 공룡발자국이 나오기 시작하여 얼마나 반가웠는지 모릅니다. 내키지 않는 업무협약을 할 때 막히면 돌아가는 지혜와 문화재보호법에 따라 사상 첫 발굴을 하면 카이네틱댐 계획은 중단될 것이라는 속셈전략이 있었지요. 기대 속에 시작된 발굴에서 이곳이 유서 깊고 신성한 장소라고 인증해준 공룡 발자국 도장이 쏟아졌으니 이제 전면발굴을 할 수 있고 그러면 반구대가 원칙대로 보존될 수 있겠다 싶었습니다.

기쁨은 잠시였고 저는 문화재청을 떠나게 되었고, 공룡발자국은 다시 물에 덮혀버렸습니다. 반구대 보존의 기회가 다시 늦추어지고 만 것입니다. 암각화만으로도 세계적인데다 공룡발자국까지 겸하게 된 반구대 암각화! 그러나 최상의 문화유산으로서 위상을 높일 수 있는 모든 여건이 무시당하고 몰가치의 늪으로 빠졌습니다.

숱한 우여곡절을 겪고 난 이제, 반구대를 세계문화유산에 등재하고 지구촌 사람들이 몰려올 수 있도록 역사문화 환경을 마련하고 스토리를 개발하여 울산이 고급 한류를 선도할 수 있는 절호의 기회입니다. 반구대가 경제적 가치로나 문화적 가치, 울산시민의 자긍심이라는 사회적 가치, 그리고 상생으로 이끈 정치적 가치를 모두 도모할 수 있는 최고의 자산이라는 사실에 눈뜬 지도자가 절실히 요청되는 시점입니다.

● 수위조절 안으로 상생의 희망을…

사연댐 수위를 조절한다는 것은 이렇습니다. 사연댐은 수문이 없는 소위 '멍텅구리댐'이어서 폭우가 내리면 만수위 60미터까지 차게 됩니다. 그러나 현재는 50미터를 유지하고 있습니다. 암각화가 물에 잠기지 않는 수위가 52미터 아래입니다. 따라서 수문을 만들고 폭우가 내릴 때 52미터까지만 수위를 조절하면 됩니다. 그동안 50미터 수위에서도 울산시 물문제에 아무런 지장이 없는 것이 증명되었습니다. 더구나 울산시 물 공급을 위해서 사연댐에서 취수하는 취수구가 댐 맨 아래 부분에 있습니다. 그러므로 물이 바닥을 드러낼 때까지 취수하는 것이 아니라면 저수량이 많고 적은 것은 전혀 문제되지 않습니다.

울산시의 물이 과거에도 현재에도 부족하지 않은데도 몇 십 년 뒤 미래에 부족할지도 모르는 물까지 다 챙긴 후에 반구대를 보존하겠다는 주장은 문화재를 볼모로 잡는 것일 뿐 달리 무엇이겠습니까. 그것이 울산시를 사랑하는 지도자의 견해일까요.

문자가 없던 시절 그림으로 쓴 역사책, 반구대 암각화 보존의 상생 가치는 곧 문화대국으로 나아가는 우리 민족 문화 융성의 바로미터입니다. 초창기 열성을 낼 때는 사람의 일이니 가능성이 있을 것이라는 믿음이 있었지만 지금은 희망의 문이 닫힌 느낌을 숨길 수가 없습니다. 나이가 든 탓도 있겠지만 15년 내내 구태 주장을 할 수 있는 우리 문화수준에 질려 무언가 말씀드릴 기운이 빠지고 우울합니다. 아픔과 서글픔이 가슴 밑바닥에서부터 차오릅니다.

반구대는 인재(人災)입니다. 정치, 사회, 경제, 문화를 고루 돌보는 안목의 부재에서 오는 재난입니다! 반구대 문제는 언제든 방향 한 번 제대로 잡으면 모두의 상생이 가능한 일입니다. 울산시민과 우리 국민이 반구대의 가치와 진실을 알 수 있도록 도와주신다니 진심으로 감사합니다.

반구대 암각화의 예술성, 역사성, 문화성

마지막으로 반구대 암각화가 발견된 이후 매년 암각화의 사진을 찍어 온 수묵화가 김호석 교수께서 보내온 글을 소개합니다. 이 글은 반구대 암각화의 예술적, 역사적, 문화적 가치를 객관적으로 조명했습니다.

반구대암각화 왜 지켜야 하는가?

선사유적 중에서 반구대 암각화가 가지는 독특한 가치는 이루 말할 수 없다. 우선 한국사의 첫 장을 여는 가장 오래된 유적으로 한국 선사시대의 구체적 증거, 선사시대의 해양문명, 유목의 기억을 가진 정착시기의 그림, 하나의 바위 면에 육지동물과 해양동물들이 모두 표현된 특이성, 사냥과 수렵보다 먹이 동물의 영혼을 천도하려는 목적의 제의 공간, 물과 바람으로부터 보호되는 환경조건, 세계에서 유례를 찾기 힘든 북향의 위치선정, 비로부터 보호 되는 안전한 공간 선택, 공룡 발자국과 함께 하는 고고학적 가치 등등 이루 말하기 어려울 정도이다.

또한 반구대 암각화에는 선사시대 인류 문명사의 근거이면서 문화사의 구체적 정황이 국제적 보편성을 가진 채 독자적 조형 어법으로 형상화 되어 있다.

반구대 암각화는 한국뿐 아니라 인류의 귀중한 유산이다. 모든 문제를 떠나 반구대 암각화는 살려내야 한다. 반구대 암각화는 세계적 문화유산에 걸 맞는 대접을 받아야 한다. 한낱 지역적인 문제 때문에 문화의 본질을 흐릴 수 있는 여지를 만들어서는 안 된다.

반구대 암각화의 지정학적 특성

울산 대곡리 반구대 암각화는 세계의 다른 암각화들과 다른 매우 독특한 지정학적 특성을 보인다. 암각화가 그려진 바위 면은 비가 몰아쳐도 빗물로부터 보호되는 천혜의 요지에 위치한다.

암각화가 새겨진 반구대 바위 바로 앞의 물 밑에서 공룡 발자국 화석이 81개나 확인 되었다. 이런 점은 반구대 암각화 제작 집단이 위치 선정에서 역사성이 있는 장소를 충분히 고려했을 것으로 보인다.

반구대 암각화는 북향에 위치한다. 세계 암각화의 대부분은 동남향에 위치한다. 태양빛의 동선과 직접적으로 연관되어 일출 또는 태양과 관련된 중요한 의미를 부여한다. 때문에 이런 방향성은 반구대 암각화의 성격을 규명하는 데 중요한 시사점을 제공한다. 반구대 암각화는 예외적인 특성이라고할 수 있을 것이다.

반구대 암각화도 그림이 새겨진 앞면에 물이 흐른다. 대부분 세계 암각화 유적의 위치는 물과 연관된 곳이 다수를 차지한다. 물과 연관된 유적에서 발견되는 그림은 목축의 구체적인 정황을 나타내거나 부족의 이동 모습 또는 동물과 인간에 의해 진행되는 수렵 광경이 대부분이다. 이런 점은 반구대 암각화가 단순히 그림으로서의 의미를 벗어나 제사 유적으로서의 가치가 있는 것으로 볼 수 있다.

반구대 암각화의 조형적 특성

반구대 암각화의 주제는 육지 동물의 경우는 호랑이나 표범 등의 맹수류, 사슴 종류, 산양, 멧돼지 등이고 해양 동물은 고래, 바다거북 그리고 고래잡이 및 어로와 연관된 도구 등이다.

반구대 암각화는 하나의 거대한 바위 면에 육지 동물과 해양 동물이 모두 표현되어 있으며, 육지 동물은 수평 방향으로, 해양 동물은 수직 방향으로 배치되어 있어 구도가 독특하다.

반구대 암각화는 전 세계 선사시대 암각화 중 가장 많은 고래를 정교하게 표현하고, 개별 고래의 생물학적 특성은 물론 생태학적 특징까지 사실적이다. 이는 현대과학 수준에 걸맞을 정도로 잘 그려진 것으로 세계 어느 암각화와 비교될 수 없는 중요한 가치를 지닌다[*].

반구대 암각화의 경우 전체 화면의 정적인 구도와 단아한 형태 표현, 부드럽고 완만한 조형 효과 등이 잘 표현되어 있다. 그러면서 전체 화면에 적용된 수직 수평의 배열에 의해 생동감과 긴장이 발생한다.

반구대 암각화에 적용된 미의식은 원거리 시각으로 형태를 파악하여 단순화 객관화된 형식으로 공간을 구성하고 있다는 점이다. 이런 이유 때문에 전체적으로 암각화에서 풍기는 느낌은 소박하고 정돈된 인상이 짙다.

형상을 파악하는 시각의 경우 측면성과 정면성을 동시에 사용하고 있다. 동물 그림에 적용하고 있는 시각은 측면에 시선을 고정시켜 파악했고, 이런 방식을 기본으로 단순화한 각 개체를 나열시켜 화면을 구성하고 있어 긴장미와 역동성은 약하다[**]. 추상형의 경우 정면상의 원리가 일관되게 지켜지고 있다. 시각 예술에서 정면 원리는 게시성을 중시한 것으로 강력한 전달력을 지닌다.

세계적 암각화의 조형적인 특성은 왜곡과 과장을 통해 감정이입이 적극적으로 행해지고 장식성에 의한 예술적 변용이 가해지면서 회화적 공간으로 재창조된다. 그러나 반구대 암각화는 객관성을 유지한다. 반구대 암각화가 갖는 독자성으로 이해 할 수 있을 것이다.

[*] 암각화의 고래 그림은 아주 정확하다. 현대의 생물도감에서 표현하는 각각 고래의 특성이 그대로 그림에 표현되어 있다. 고래를 보고 단순화해서 그린 것이 아니라, 수도 없이 많은 관찰을 통한 과학적인 시각으로 고래를 묘사했다. 화가는 예술적 시각 뿐 아니라 과학적 시각을 동시에 갖고 있었다.

[**] 울산 천전리 암각화 유적에서처럼 한 쌍의 암수를 그리거나 사슴 무리의 정황을 그리는 등 구체적인 장면을 고려한 구성 방식이 나타나는 경우도 있다.

반구대 암각화의 역사성과 문화성

반구대 암각화에 묘사되는 고래 그림들과 고래사냥 모습은 세계 최초의 포경의 역사를 보여준다. 반구대 암각화의 고래 그림은 돌고래에서 다양한 큰 종의 고래들까지 다양하다. 최근 울산지역에서 골촉(동물의 뼈로 만든 화살촉)이 박힌 고래 뼈가 발견됨으로써 실제 고래잡이가 선사시대부터 일반화한 수렵 행위였음을 유추케 한다.

반구대 암각화에는 20여점의 호랑이 그림이 담겨있다. 이것은 북방아시아에서도 볼 수 없는 한국문화의 특성을 보여주고 있다. 모든 암각화에는 먹이로 사용할 수 있는 동물의 모습들이 담겨있다. 하지만 호랑이는 먹이감이 아니다. 호랑이에 대한 경외심과 친근감은 한국문화의 독특한 특성이라고 할 수 있다.

반구대 암각화가 물가에 그려진 점, 하나의 장소를 선택적으로 이용한 점과 수렵 동물의 형태 묘사에서 정확성이 떨어지고 모호하게 표현하고 있는 점, 그리고 동물을 나무 울타리에 가두거나 묶은 형상 등으로 표현한 것으로 보아 암각화를 제작한 집단이 이동보다는 정착 형태의 삶을 영위했던 문화집단으로 추정된다.

개는 인간의 삶과 직접적으로 연결된 동물로서, 수렵 방식이나 수렵 활동을 묘사할 때 등장하는 중요한 요소이다. 한국 암각화 중 수렵 동물을 그린 암각화에서 개가 그림 소재로 등장하지 않은 것은 암각화의 제작 목적이 수렵 활동의 적극적 표현에 있지 않은 것으로 해석된다. 개와 더불어 소나 말의 형상이 존재하지 않는 것도 알타이 지역 암각화와 한국 암각화가 다른 점이다.

세계 암각화의 경우 인간의 표현에서 남녀의 구별은 매우 흥미롭다. 남성은 사냥꾼으로서 야외에서 활동하는 모습으로 그려지고 있는 반면, 젊은 여성은 아름답게 치장하고 바람에 머리카락을 날리는 예쁜 모습으로 표현되어 있다. 그리고 동물 표현에서도 역시 암수를 구분하고 짝짓기의 형상을 표현한 것이 일반화되어 있다. 소 · 사슴 · 말 등 동물의 경우 성기는 발기된 채 과장된 형태로 강조되어 있다. 독특하게 반구대 암각화에서는 성별 표현이 일반화되어 있지 않다.

반구대 암각화는 그림이 북쪽을 향하는 하나의 바위 면에 집중되어 있다. 이런 점은 세계의 암각화 현장과 다른 독특한 현상이다.

대형 암각화가 새겨졌다는 것은 그 시대 공통의 사회의식이나 절실함 등이 객관화되었다는 것이고, 통합된 공동체 사상이나 의식을 가지고 제작했다는 것을 의미한다. 반구대 암각화는 서구와 중국 중심의 미학과는 또 다른 축을 형성하고 있는 북방아시아의 미학 전통을 보여줌으로써 예술의 역할과 기능에 대해 폭넓은 정보를 제공함은 물론, 균형 잡힌 시각을 갖게 함으로써 세계예술사를 이해하는데 크게 기여할 것이다. 역사적 문화적 관점에서도 반구대 암각화는 다른 지역의 문화들과 차별되는 한국의 선사시대의 역사와 문화를 보여주는 귀중한 자료라고 할 수 있다.

마지막으로 – 나는 아름다운 꿈을 꾸어본다

수몰될 위기에 처한 암각화들을 지켜낸 인구 9000명의 포르투갈의 코즈코아 시는 세계적 문화유산을 지켜낸 자랑스러운 도시로 전 세계에 각인되었고, 매년 수도 없이 많은 관광객들이 코즈코아 시를 방문합니다.

당장 죽어가는 반구대 암각화를 살리기 위해서는 사연댐의 수위를 낮추면 문제가 해결됩니다. 하지만 나는 그것만으로 부족하다고 생각합니다. 반구대 앞에서 발견된 81개나 되는 다양한 공룡의 발자국들, 역시 물 밑에 담아두기에는 너무 아까운 유물입니다. 울산시가 반구대 암각화와 함께 공룡발자국도 세계의 유물로 살려야 합니다.

그러기 위해서는 사연댐을 아예 없애야 합니다. 이 글에서 살펴보았듯이 울산시는 생수보다 더 품질이 뛰어난 지하수의 바다 위에 떠 있습니다. 울산시의 지하수를 개발하는 것만으로도 사연댐이 없이도 울산시의 물문제는 해결될 수 있습니다.

그렇게 해서 울산시가 코즈코아 같이 문화유산을 지킨 자랑스런 도시로 거듭나고, 한국을 방문하는 누구나 꼭 찾는 세계적인 관광지, 울산의 반구대를 찾기 위해서 많은 사람들이 한국을 방문하는 아름다운 꿈을 꾸어봅니다. 울산시가 세계적 문화유산을 매몰시킨 대표적인 도시로 알려지는 악몽은 생각만 해도 아찔합니다.

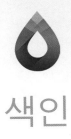

색인

All-In-One(AIO)

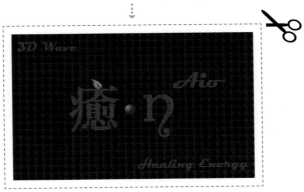

휴대폰용 카드(UMB)

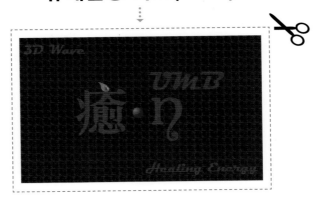

All-In-One(AIO)

건강관련 모든 카드의 3D파동을 합해서 단일카드로 만들었습니다. 각각의 카드보다는 효과가 덜 할 수 있지만 모든 물질의 효과를 적절하게 나타냅니다.

건강한 사람들은 All-In-One 카드로 건강을 유지하는데 도움이 될 수 있을 것입니다.

환자들의 경우 All-In-One 카드만으로도 치유효과를 경험할 수도 있습니다.

민감한 분들에게 All-In-One 카드의 에너지가 너무 강해서 힘들 수 있습니다. 그런 경우 잘라서 사용하거나 몸에서 거리를 두고 사용하시면서 적응되면 점차로 가까이 하시거나, 접촉시간을 줄이시거나 하세요.

휴대폰용 카드(UMB)

휴대폰 배터리 안쪽에 부착합니다.

휴대폰의 기분 나쁜 열감을 줄여주고 휴대폰을 인체친화적으로 바꾸어줍니다.

전기정화기 유엘을 사용하면 휴대폰 배터리에 충전되는 전기가 처음부터 정화되어서 저장되기 때문에 휴대폰용 카드의 사용보다 더욱 강한 효과를 나타냅니다.

All-In-One(AIO)

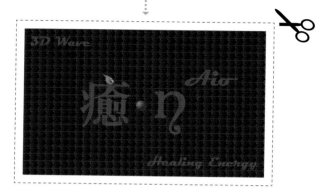

휴대폰용 카드(UMB)

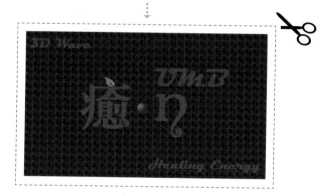

※ All-In-One 카드와 휴대폰용 카드(UMB)를 별책부록으로 부착합니다.
책에 인쇄하는 경우 컴퓨터에서 디지털 3D파동이 직접 전달되는 것이 아니라 간접적으로 인쇄원판을 통해서 전달되는 것이기 때문에 오리지널 카드 보다는 효과가 덜 할 것이나 효과를 체험하실 수는 있을 것입니다.
카드를 보호하기 위해서 코팅하셔도 됩니다.

※ 건강관련 카드는 헝겊주머니에 넣어서 사용하시는 것이 좋습니다.
배꼽근처나 가슴가운데에 접촉하는 것이 가장 효과적입니다.
주무실 때 배게 밑에 넣어서 사용하셔도 좋습니다.